ELECTRIC BODY, ELECTRIC HEALTH

不費力的身心充電法

反映身心議題的人體電磁場祕密

艾琳·戴·麥庫西克（Eileen Day McKusick）——著　王譯民——譯

目錄

第二部　人體生物場解剖

【推薦序】

讓你一次搞懂各種靈性療癒工作

文／「阿乙莎靈訊系列」作者 譚瑞琪

人類的身體蘊藏著龐大的宇宙智能，在過去，科學無法解釋的現象歸類為玄學或靈性，而當今靈性世界的諸多現象，也慢慢可以從量子科學的角度來詮釋。靈性其實是人們尚未理解的宇宙現象，近年來發現不論是從科學、生物學、醫學和靈性等各個不同的領域的專家，都同時指向人類的身、心、靈和宇宙萬物是相互連結並存在於統一場域的生命訊息。

生命訊息無所不在，本書作者以電磁學的角度將科學和靈性一以貫之，以電磁理論為縱軸，將圍繞在靈性治療的各種方法，不論是脈輪、聲音共振、呼吸、情緒體、乙太體、靈氣、氣功和阿卡莎紀錄等琳瑯滿目的靈性療癒工具，在過去處於無法被科學證實的舊模式中，透過作者臨床的實際經驗和體會，重新以電磁學的角度，將人、身體和宇宙全數納入嶄新的生物訊息場的統一範疇，此舉將靈性和科學無縫接軌，讀者閱讀的過程並不需要理解物理學或難以捉摸的量子科學理論，就可以透過簡單的原理，理解到萬事萬物在電磁的共振影響下，持續不間斷地追求平衡的真理，一次搞懂各種靈性療癒工作，明白這一切都和恢復身體電磁場的平衡息息相關。

我認為本書第二部分的人體生物場剖析內容非常難能可貴，每個章節聚焦一個生物場調頻會處理到的主要能量中心，從腳、膝蓋，以及從海底輪到頂輪在內的七個主要脈輪。將人們最常遇到的情緒、心智模式，以及出現在脈輪能量中心的不平衡狀態和阻礙的現象進行說明，並將情緒位在偏陰極或偏陽極的現象整理出來。對於要深入乙太精微體的調整、能量補足或釋放、回復生物體平衡的能量工作者或自學者，都是很值得參考和研究的領域。

電磁學的範疇不只和生物訊息有關，相信讀完此書，你會對於人之於地球生態乃至於整個宇宙有更清晰的藍圖和視角。是的！現在地球上出現的疫情、不斷變異的病毒和異常氣候，何嘗不是我們居住的環境和地球整體的生命訊息場失去平衡而產生的現象？人類透過內在宇宙就可以與萬物共振，也因此，當今社會和地球正面臨的所有問題的解決之道，也都在我們的內在。讓我們的身體回復健康與平衡，啟動和運用自己原本的能力，就能創造和諧共存的地球環境，以及每個人生命極致的體驗。

【推薦序】

聆聽身體的訊息

文／音療工作坊帶領人　楊寧芙

十年前，在我學頌缽的課堂上，當老師把頌缽放在一位年輕女助理身上敲的時候，我幾乎是同時地喊了一聲「老師……」。老師回首，看見淚眼汪汪的我。此時我才察覺到自己的失態——我怎麼了？為什麼缽聲會讓我哭出來？

我把到嘴邊的話吞回去，但心裡非常確定：在那個缽聲裡，我聽到了女助理童年的某個歷程，彷彿有著流不盡的眼淚。即使那個年輕女孩的笑容很甜美，外表歡樂明朗。跟那女孩相熟之後，委婉地問了她這件事，她提到童年某次去看書展走失了，找不到家人，帶給她很大的恐懼，即使成年後，仍多次從走失的惡夢中哭著醒來。

為什麼聲音可以聽到一個人的歷程與故事？

這過程是如何發生的？

如何確定一個音療師接收到的聲音反饋、解讀的訊息是正確的？

在每一次個案身體的訊息浮現時，我們該做些什麼？

作為一個能莫名感知聲音振動反饋的人，這是一條漫長而孤獨的道路。台灣未曾有過這方面的書籍與研究探討，也無從得到任何教導，只能從大量的個案實作中去學習。無論是音叉、頌缽、泛音、鼓聲……聲音自然療法雖歷史悠久，但被世界各地廣泛運用、有系統地實證與研究，也不過是這幾十年的事。

因此，看到艾琳．麥庫西克這本《不費力的身心充電法》，感覺如獲至寶。終於有一位資深的前行者，能夠提出完整的學理，從生命的電磁本質，去探討人體的能量場，以合於科學又條理分明的方式，把一些似乎虛幻縹緲的靈性感知，有系統地整理歸納。既有完整的學理、又能以作者獨特的天賦，向人們揭露聲音與振動裡所呈現的生物場訊息。

作者耗費二十五年研究提出的「生物場解剖學假說」，認為人體生物場是一個散布出去的電磁媒介，儲存並記錄著生命歷程。我們這一生的所思所想、甚至過往的祖先記憶、經歷，都以特定的波動形式儲存在這電磁場裡，特定的區域裡儲存著特定類型的故事。

讀到上述的內容時，我非常興奮，心裡大喊著：「是的！是的！在過往幾千個音療個案的實作裡，人們的生命經歷，就像黑膠唱片上的音軌，是可以被讀取的。不管此生，或是更久遠的過去。」這並不是祕密，不同感知系統的人，使用不同的方式。有些人用聲音作為唱針，透過音叉、頌缽等音療工具，去讀取振動的反饋；有些人透過手的觸覺，去感覺人體不同區塊的溫度、脈動與訊息；有些人只是靜坐，感受一個人的磁場波動，而這磁場波動，就像地球與大氣層的關係，只是研究大氣，就可以知道地球的狀態；而有些人則能看到每個人氣場的顏色、光度與厚度。

在施作音療的過程中，我發現身體的不同脈輪、區塊，各自會以不同的振動模式，保存著特定的情緒、或是生命故事。音療就像中醫的把脈一樣，能夠從這些振動的呈現，去感受個案的能量狀態、生活模式與某些生命歷程。我們聆聽音療工具進入身體的振波反饋，可以感知個案不同於他人的特殊脈動，以及某些特定的波動裡，可能呈現的訊息與意義。振動反應的不僅是肉身，也包含情緒、思想、脈輪狀態，甚至環境及家族世代某些頻率的傳遞。因而有時可以從個人訊息，去還原一個環境與故事。如同作者說的：

「藉由身體與聲音的交流，聆聽返回的訊號，就會顯示出每個人都會有的一種普遍模式。生物場就像大腦一樣分成不同區塊，不同的情緒經驗會被儲存在不同的平流層位置。情緒經驗跟記憶一樣，是被儲存在人體周圍的駐波。不同的情緒會有不同的頻率特徵，所以我才能辨識出它們。這不是什麼高深的學問，我也沒有特別厲害的聽力。」

這本書另一個非常吸引人的部分，是作者提出的「人體生物場解剖學」。露易絲．賀夫人在《創造生命的奇蹟》一書裡，率先提出了身心對應表，表列了各種症狀與思想型態的癥結；而中醫裡，則有五臟與五志的對應。瑜珈的七個脈輪，每個脈輪都有對應的身體位置與靈性意義。作者則在使用音叉為人療癒的過程裡，聽到個案電磁場中異常的聲音，她除了去調整，也從大量個案經驗裡，整理出不同部位對應的生命議題。

敏銳的音療師，雖然可以感知每個人不同的身體反饋，但那些聽起來不太一樣的聲音，到底代表的是什麼呢？如何驗證？我在這條路上孤獨摸索，可以交流的人並不多。因而看到麥庫西克的生物場剖析，針對腳、膝蓋、海底輪、薦骨、太陽神經叢、心輪、喉輪、眉心輪、頂輪，在生物場所代表的課題與能量意義，提出她個人的觀察研究，細膩而深入，我彷彿在一條孤獨的旅程，看見前方出現了引路人。作者提出的洞見，除了需要對聲音某種天賦的敏銳，更需要大量的個案經驗啊！

對一個療癒師來說，聽到電磁場裡不和諧的振動波頻，透過工具調頻使其回到和諧，是初步工作。而這條道路更迷人且值得探索的是：我們如何去幫助個案看見這些不和諧，它可能對應我們生命的哪些課題？針對問題發生根源的覺察，才是最終的療癒。

然而這樣的聆聽與讀取，對於不是聲音感知型的人，又有什麼意義呢？

我們來做一個假設：如果有一天，你可以看到別人的光體以及自己的光體，每個人的能量狀態，是這樣毫無遮掩地呈現；如果當你碰觸他人，就可以透過振動的反饋，去感知他的脈輪振動，以及身體儲存的情緒、意念、生活樣貌。這樣的發現，對你的生命會帶來什麼樣的變化？

當我在聲音裡覺察到個人與宇宙都是同一個訊息場，在訊息場裡沒有祕密與隱藏時，那份震撼遠遠超越我所接受過的一切靈性教導。

這份體悟，可以協助人們成為一個真實的人。

所謂的真實，是我們可以誠實地面對自己的情緒、感受、內在的意圖與渴望，如實地表達。沒有壓抑，沒有討好，也沒有對這世界的權謀運用與虛偽；因為在宇宙裡，沒有祕密，一切歷程都會以波動的形式如實地記錄及呈現，包含那善惡的念頭、言語與行為。

這份真實，也意味著「覺知」，當我們如實面對自己，我們可以覺察與發現喋喋不休的瘋猴之心、我們習慣創造的劇本，或是靈性的植入與自我催眠，進而真正回到和諧。

麥庫西克說：「我在工作中看到的最大問題之一，是人們如何用對他們無用的方式在誤用心智的力量——把他們的心智能量浪費在受害者情結、匱乏與限制的故事上，或是在惡劣的內在批判與內在監督上……其實，你的心智及意圖是調整能量系統的最佳工具。你是一個有磁性的存在，你有能力運用心智來影響自己的磁場。」我們是否能理解，我們不斷地對這宇宙發射意念波，這些波動通過我們的身體、磁場，進入宇宙，其中的歷程，都留下痕跡，都可以被讀取。我們也會從宇宙得到回應，我們活在自己創造的波動帶來的回流裡。那麼，我們是否可以對自己心智與意圖正在創造的能量，多一點覺知？

很謝謝遠流出版這本書，並分享給我，這真是一個很棒的禮物。即使你不是一個療癒工作者，但書中提出的「你有能力透過心智來影響自己的磁場」、「解決問題的五個步驟」、如何面對及看待情緒、如何透過生物場解剖學，跟自己身體建立更多覺察與對話，還有附錄一中的「提升電力的十五個簡單技巧」，都是非常實用的內容。而對一個音療工作者或療癒師來說，本書兼具學理與實務，還有作者二十多年豐厚經驗的體悟，是一本非常真誠且無私分享的好書。

國內外各界推薦

訊息、能量、氣可以用很多種面向來描述，此書不用虛無縹緲的名詞，改由常人可理解、具體的電磁場入門，貫穿各種抽象概念，一窺身體、心理和環境，如何細緻結構成我們可感知的世界，如何運作、交流。運用同步性原理，在身體、心智、情感三方面，由呼吸、中央通道出發，調理基本的電磁場，和我重視的食氣流動、穩定中軸相呼應。最實用的是，以實際的人生經驗，詳細說明身體各部位和意念情感之間的關係，透過聲音和電磁共振，簡潔優雅地恢復整體的平衡。

——劉慧君／自然食氣導引師

萬事萬物都是頻率，身體的能量場更是我們調整頻率展現的核心源頭。

本書作者提到「等離子」的電磁場與身體脈輪的調頻方式，與我所研究的十三月亮曆法概念吻合。

人體生物場的充電，回到生命本源的自然健康之力，更是身心靈健康的一大要素。相信閱讀此書的你，都能夠與這些文字的概念同頻共振，提取生命智慧給予我們的電力，獲得健康與平衡。

——陳盈君，諮商心理師／左西人文空間創辦人

作者在本書第一部對靈修上常提及的乙太體、光體、環式場等，以其扎實的身體工作實務經驗，從電磁場的研究角度，做了獨特而詳細的闡釋說明。

但我個人尤其喜歡本書的第二部，將各脈輪左右側能量所對應的心智情緒狀態做了詳細的定義，然後再給予恢復平衡的改善建議。很完整地解釋了心思和情緒對身體（生物場）會產生的影響。這就像是提供了一張很好的「電磁場呼應生物場的結構地圖」，是幫助我們了解身心能量互動關連的指南。非常推薦給對人體精微能量場和脈輪有興趣的研習愛好者，這是一本很好的必備參考書。

——周介偉／光中心創辦人

本書邀請我們把身體、健康與周遭的世界視為「電磁場」，是一種深具開創性的概念。我最愛這本書的地方，是那些讓人們能自行提升自身電力的簡單工具與練習，電力

可轉變成更多的能量、專注力，與真實的活力。

——東尼・羅賓斯（Tony Robbins）／《喚醒心中的巨人》作者

麥庫西克是能量醫療界真正的先驅。她寫出了有關人類身體、情緒與生命本身的電磁本質的終極入門書。本書簡單易懂，有時又令人大為驚奇，將改變你看待自己與世界的方式。

——傑克・坎菲爾德（Jack Canfield）／《祕密》心靈導師、《心靈雞湯》系列作者

麥庫西克在這本了不起的著作中，分享了我們作為電磁生物的真實存在本質，以及改變我們的身體、心理與情緒健康是多麼簡單。這世界比以往任何時候都更需要書中涵蓋的資訊。非常推薦你閱讀本書，好好利用它來提升你的電力。

——布萊利・尼爾森（Bradley Nelson）／《情緒密碼》作者

偶爾你會讀到某一本感覺非常有道理的書，不懂科學界與大眾文化圈怎麼都不知道？本書就是其中之一。任何對混亂的營養補充品或嚴格周密的飲食規範感到厭煩的人，這個用易懂、優雅的口吻寫成的「好方案」，或許能讓你在每個層面都更健康。

——塔瑪・基芙絲（Tama Kieves）／暢銷書《今天，我比昨天勇敢一點點》作者

本書徹底顛覆了傳統療癒身心的方法！若你試過各種方法要讓自己變好，卻沒有得到你想要的進展，這本書就是為你而寫的。

——克麗絲・費拉羅（Kris Ferraro）／《顯現：創造理想生活簡要指南》作者

麥庫西克讓我們可以輕鬆理解關於我們的電磁體的簡單真相，以及如何調頻、讓它變得和諧。強烈推薦給所有想讓自己的豐盛、創意、潛力、健康與成就升級的人。她是位真正的大師，閱讀與練習她的技巧能改變你的人生。

——潔若琳・格拉斯（Jeralyn Glass）教授／音樂家與煉金水晶缽音頻療癒先驅

麥庫西克在本書中描述的觀念與技巧，在古老薩滿文化的技巧中可以找到根源。現代西方的科學觀經常把我們內在與周遭的魔法去神祕化，但這本具開創性的作品給了我們絕佳機會，去重新喚醒我們的內在療癒力，同時又與現代觀點連結。

——薩里納・科皮里娜（Zarina Kopyrina）／OLOX音樂計畫共同創辦人，新薩滿療癒發展領域先驅

本書是部振奮人心的作品。對所有曾思考過我們身體運作方式與組成要素的人來說，都是必不可少的資訊。

——鄂文・拉胥羅（Ervin Laszlo）／諾貝爾和平獎提名人選、匈牙利科學哲學家與古典音樂家

在本書中，作者提供了實用且能改變人生的精采智慧。「電磁式思考」是了解我們的健康與世界一塊遺失的拼圖。閱讀這本啟發人心的著作將讓你走在生物電學革命的最前端——別錯過了！

——瑪西・許莫芙（Marci Shimoff）／暢銷書《快樂，不用理由》《心靈雞湯》（女性版）作者

本書提供了一個迷人的理論，可能大大促進我們對自己為何生病與需要療癒之處的理解。

——琳恩・麥塔嘉（Lynne McTaggart）／暢銷作家、《念力的祕密》系列作者

作者在本書中說明了現代醫學遺失的一片重要領域：人體生物場與其電磁的本質。

她與我們分享了她在人體生物場解剖學與功能上的發現，同時加入生物學、物理學與宇宙學方面的論據。請開始相信它，並讓你的電磁本質開始發光吧！

——保羅．密爾斯（Paul J. Mills）博士／加州大學家庭醫學與公共健康教授

書中充滿了要提升你的電力所需的觀念與方法，讓你能活出最理想的心理、情緒與身體健康狀態。一如往常，麥庫西克的作品出色、前衛，而且非常實用。

——麗莎．坎皮恩（Lisa Campion）／《同理者的能量療癒法》（Energy Healing for Empaths）作者

麥庫西克的開創性研究開闢了一個結合科學與靈性的全新思想典範。透過直接的經驗，她帶領讀者經歷一次革命性的觀點轉換，讓我們了解，我們基本上是電磁與振動。衷心推薦這本書給所有在尋找自我成長與療癒工具的人。

——埃薩克．寇倫（Isaac Koren）／「寇倫兄弟」（The Brothers Koren）聲音潛能開發公司共同創辦人

【前言】

可見與不可見的光

二〇〇九年十二月的冬至夜晚，兒子昆恩跑來餐桌旁問我與我先生，是否知道物質有第四種型態叫「**等離子態**」（plasma，亦稱電漿）——宇宙有百分之九十九．九九都是由這種帶電氣體所組成，並把星球、行星及整個銀河都連結成巨大的光網。在那之前，我只知道物質有三態：固態、液態及氣態，竟完全不知道有個物質的第四態！尤其是一種其實存在於所有眼見之處的型態，這是我後來才得知的。那個簡單的疑問，讓我掉進了一個探索不盡的無底洞，也因而改變了我的研究方向、工作內容，甚至是整個宇宙世界觀。

那時，我的體重超重九公斤，不只破產、債務纏身，還深受慢性背痛、消化不良、滿臉痘痘、布滿雙腳的足部疣，以及衝突不斷的婚姻所苦。我要同時應付工作、養育孩子，還是個全職的大學新鮮人。即使我從十八歲就開始踏上探索健康與人類潛能的旅程，這種人生各方面的掙扎仍然根深蒂固，而儘管數十年來，我不斷閱讀各種自我成長書籍、參加工作坊，讓自己接觸各式各樣的療法，我依舊沒能變得苗條、豐盛與滿足。一點都沒有。

發現等離子態為我開啟了通往一道全新世界的門——一個充滿光與連結的世界，跟我從小被教導的那個深不可測、缺乏連結且機械化運作的世界完全不同。那也與我念碩士班時正在研究、並試圖透過學術與科學管道找到答案的問題完全吻合且同步出現。之前我花了十五年的時間從事聲音療癒與獨立研究，探索音叉發出的協調純音（pure coherent tones）對人類健康與福祉的影響，發現了許多令人費解的現象，因此正希望深入鑽研科學的世界，能為我點燃一些啟發之光。

而它確實發出了光芒。這份突如其來對人體的基本電磁觀點，以及我們與周遭世界的電磁連結的解釋——我在本書中會詳細說明——為我一直在追尋的事物揭開了全貌。也把我之前在聲音與振動、科學與靈性、健康與人類潛能等領域的發現連結在一起。一旦我了解這一切，便領悟到這份對一切事物中的光之連結的認知——不只是從靈性或宗教，而是從科學的角度——就是我一直在尋找的。我「見過那道光」，某種程度滿足了我的理性頭腦與靈魂，於是我的尋求之旅就此告一段落。

花了幾個月盡可能地研究關於等離子的一切（我真的把它變成碩士學位的獨立研究

主題）之後，我開始將自己研發的聲音療法傳授給我的第一批學生。時間回到一九九六年，當時我便把一組「療癒音叉」引入我的業餘按摩療程中。透過好奇與探索，我意外發現了一種特別的療癒法，現在稱之為「**人體生物場調頻法**」（Biofield Tuning）。這是個簡單、非侵入性的高效療法，可以透過在人體上方及周圍使用音叉，有效地「調整」身體失衡的能量場。透過音叉產生的協調聲音，我誤打誤撞地找到一種釋放阻塞能量的巧妙方法，從而在身體、心理及情緒層面產生深刻、強大的正面影響。我在個案身上使用這種療法將近十五年，看著他們因而變得更輕鬆、開朗且健康之後，有了這批新學生，我自己終於有機會可以接受療癒了。

幾乎就在一瞬間，我的病況就因為接受「調頻」（tune-ups）而開始得到療癒。首先好轉的是我的足部疣。我凍結的能量開始回歸正常的循環，體內的電力也開始提升，雖然很慢，但我很確定所有困擾我許久的問題都開始獲得解決。如今我得到了這個新的意識，可以運用這份新的自然勢能作為資源，事情便開始以強大的方式轉變。彷彿我內在不斷擴展的光照亮了周遭世界，讓我能感知到各種解決方案，並將之前我無法留意到的事物連結起來。

發現生命的電磁本質，以及開始訓練學生這套我已練習多年的聲音療癒法，儘管這兩件事看似毫無關連，卻聚合成我人生中一場徹底的改變。透過學習光與連結的全新宇宙故事，透過接受這群新學生的調頻，我對健康、生命與宇宙的整體看法，擴展至超乎想像的程度。我開始認識到其他思想、感覺及行為的可能性，那是我從前想都沒想過的，也為我來了嶄新而有效的結果，而非一直卡住我的老舊相同迴圈。

雖然我利用音叉與人體生物場調頻法讓自己的能量場恢復正常運作，但我不希望本書與坊間許多書籍一樣，只是為了推銷課程、工具與諸如此類的東西（雖然我確實有許多你應該會想利用的東西）。在這趟旅程中，我最大的收穫就是學會用更清晰、有效且健康的方式使用我的心智（mind），也就是我自己的生物場。你的能量場是心智的地圖，基本上來說，**你的心智是你所擁有最強大的工具**。我將提供你許多小技巧及練習，不只能讓你的心智以更佳方式運作，也使你的能量場更強大、輕盈、光明且更有彈性，接著你的身體狀態也會隨之改變。

基本上，我是不經意地想出了一個贏得這場人生遊戲的好方法，一旦加以理解與應用，就能更輕鬆地增進健康、內在與外在的富足，以及創造力。這方法有兩個基本要素：**了解電磁的原理與處理情緒問題**。我們的情緒與感受，只是自然穿越人體存在的電磁波，就像海洋中的波浪——除非我們否定、打壓或抑制它們，它們就會在我們的身體、電磁場中凝結與阻塞，產生阻擋健康能量流的阻抗與靜電噪音。要讓我們的電磁體更強壯與協調，主要是透過有效的情緒管理（還有其他簡單的技巧）。在接下來的篇幅中，我會深入探討這些主題。

寫這篇前言時，正值二〇一九年的冬至，我坐在牙買加內格里爾的海灘上，腳埋在沙子裡，對面坐著的是我結褵二十三年的丈夫，我們曾一同經歷過許多風風雨雨。我的身材已經從中年發福變回青少年時的緊實、苗條，我既沒有透過運動，也沒有嚴守潔淨飲食以保持身材，只是巧妙地運用聲音療法，以及善用我稱之為「適度享樂主義」（moderate hedonism）的練習（這些書中也會討論到！）。

如今我已擺脫債務與疼痛，吃任何想吃的東西也不會發胖，可以與所愛之人從事喜愛的活動，並享受高品質的能量。我經營著一份生意興隆的全球性事業，讓我可以自由地到各地旅行，這也是我的最愛之一。最近我又把焦點放回研究與音樂上，這些是我真正充滿熱情的事。

我說這些並非是自我吹噓，而是想與你分享我的旅程。在這趟旅程中，我從在佛蒙特州山區忙著搜刮身上僅剩的零錢，為我那部價值八百美元的速霸陸加油，腹部贅肉還一邊從二手店買的牛仔褲頭擠出來，到找到解開綑住我的複雜繩結所需的資訊與靈感。那些結都以某種方式捆住了我們所有人，讓我們無法釋放潛能。

我想與你分享的資訊是來自我的臨床觀察，以及我對一些令人振奮的新科學領域的研究。這些資訊讓我得以在人生這場遊戲中「升級」，本書正想邀請你跟我做同樣的事：建立能點燃你自身光芒的內在覺知，專注提升你的電力，將閃耀的光芒照亮周遭世界，並透過內在啟發之光，去看見自己與他人的老問題的新解方。這得經由允許自己去充電，去遵循會令我們開心大叫的事，去真實表達自己，以及有勇氣去聽從直覺。

基本上，在擔任聲音療癒師與學術研究者的同時，我更像是個老師。我是整合教育碩士，這聽來有點模糊不清，但對於我所做的工作卻是很好的描述。我教導人們了解事物的連結方式。學員們常常告訴我，了解自己是個帶電生物體，幫助他們把自己生命中發生的事件與每個階段的健康狀態串連起來。這樣的理解提升了我們對一切事物連結方式的覺察力，並幫助我們識別、鎖定問題的根源。我的一位學員說那就像是：「終於窺見了面紗後面的景象。」

最主要的真相是：**你就是自己一直在尋找的光**。你的光早就被點亮[1]了，因為就生物學上的真實性而言，你就是一個光的存在，深入到DNA、細胞與數萬億個充滿你整體存在的生物光子（biophotons）中。即便是身體密度最高的骨頭，也是壓電性（piezoelectric）的結晶結構，被壓縮時會產生電力（光）。而這份賦予你力量的光，就是賦予太陽、星星、閃電與螢火蟲，以及整個宇宙力量的光。因此，我們都是沐浴在以

1 編按：enlightened 一字也有開悟、啟蒙之意。

電力相連結的真實狀況中的電磁體。

這就是我們將在本書深入探討的主題，當我們注意到一種對真實世界的新認知，那將改變你的觀點與人生，就像我與其他人所經歷的一樣。我們將攜手走出那些看似黑暗的時刻。

你是廣大、包羅萬象的。所有持續阻礙那份理解與存在的，只是一個故事；空間裡被扭曲的波幅都可以被調回原本的完美和諧狀態。在那些訊號的雜音、受害者情結與掙扎的故事背後，你都是統一場（unified field，也就是宇宙本身）的一份子——你就是宇宙。而就此觀點而言，一切都是可能的。

【自序】

提升你的電力

根據西方科學界盛行的典型說法，我們是化學元素組成、機械化運作的生物體。不過有個新的典型正開始出現，意指我們的本質是電磁波與振動頻率。這也代表我們及我們稱之為「家」的宇宙，都是由光波與聲波頻率組成，其橫跨的頻率範圍之廣，令人難以想像。

就像水中的魚兒，我們也無時無刻在寬廣的能量海裡游泳。看看我們四周，一切都是能量！我們所見的一切事物，都是電磁光譜的一部分。不只是燈泡、電腦、iPhone，還包括行星、動物、恆星與整個宇宙，全都與電有關。你正在閱讀的這一頁、坐的椅子、腳下踩的地面、居住的這個星球，以及照亮這顆星球的太陽等，歸根究柢都只是電磁能量以不同頻率振動的呈現——換句話說就是電。萬物皆是能量、頻率與振動。在我們看得到的宇宙裡，每一件事物都在原子或亞原子的層面上不斷運行，就連看似靜止不動的石頭也一樣。正如理查・費曼（Richard Feynman）這位偉大的物理學家所述：「一切都在晃動。」或者我喜歡這樣說：「一切都在跳舞。」多虧了正向與負向勢能的交換，才能成就這樣的能量之舞。

當我們認真思考，就會發現沒有什麼東西是「名詞」，因為一切其實都是個**過程**。（有趣的是，霍皮族〔Hopi〕的語言中並沒有名詞，反而更適切反應了我們周遭世界本質上的流動性。）當不同的振動碰在一起，便會開始以一種自然的自我組織方式，同步共振為相同的頻率，這也就是物理學說的「和諧共振」（sympathetic resonance）。這種共振也可能是我們稱之為**意識**或智慧的基礎，科學界也不斷發現意識是一種能量的基本性質，因此也是所有物質的基本性質。

儘管量子物理學、生物電與其他方興未艾的科學支派蓬勃發展，但只要探討到**能量**的問題，我們就會踩到科學與靈性的分界線。對於能量醫學中的「能量」，學界並沒有一致、標準的定義，特別是所謂的「精微能量」（subtle energy），這個組成人體能量場的原料，或許以不同的密度，也組成了所有生命與宇宙。因為少了明確定義，又缺乏足夠敏感的工具能做出可靠測量，精微能量便一直被歸類到靈性領域。

自我青少年時開始探索人體健康與福祉的旅程以來，這種靈性與科學的分歧便一直困擾著我。我喜歡將自己視為**兩者皆是**，所以我採行「**雙邊主義**」（bothism），也就是選擇以「**是這個／也是那個**」、而非「**不是這個／就是那個**」的角度來看待事物，在黑與白的中間探尋灰色的影子，而不是非黑即白的二元對立。每當談到科學與靈性的事，我們便會分別站到自己的意識形態陣營，不斷說出很多術語，也造成許多困惑。但說實在的，我們真的知道自己在討論什麼嗎？有沒有可能我們只是在用不同的字詞形容同樣的事物呢？有沒有可能宗教指的**精神**與**靈魂**，與科學所稱的**電流**也是相同的？在本書中，我們將探討一種概念：我們住在一個以電磁連結的宇宙，而最終，一切都是同一種光、同一種電流、同一種能量源、同一個宇宙電磁場，不斷自我旋轉成那些我們可見與不可見的光。

執行聲音療癒法多年來，我都是從能量場（又稱**生物場**）著手療癒患者的身心問題。我充滿好奇與疑問的大腦，很快就讓我對自己到底在做什麼工作展開深入且長期的調查。在能量醫學的脈絡中，當我們談到這種稱為能量的不可見物質，很明顯地是指**電磁能量**，而非其他像是動能、熱能與化學等能量。那麼什麼是電磁學（electromagnetism）呢？簡單來說，就是充電粒子的移動，以及那種充電所產生的磁場。換句話說，就是可見與不可見光的光譜（或者以聲音的形式呈現，我們之後會提到）。

但是當我更深入理解電學，便發現一個有趣的問題：有好多混淆且矛盾的資訊。我的好友迪恩・拉丁博士（Dr. Dean Radin），這位思維科學研究所（Institute of Noetic

Sciences）的超心理學先驅曾對我說：「艾琳，沒有人真正了解電，妳要是找得到這樣的人請跟我說！」如果你問大部分人電是什麼，他們會引述在學校學到的標準答案：「電就是電子在電線裡的流動。」不過根據某些觀點，電子根本不存在。另一種觀點則指出，這些被宣稱的電子根本不會在封閉、交流電路（alternating current）的電線中移動。電子會待在某處前後晃動，同時電力則會**在電線周圍的場域**雙向移動。我這才了解，單單忽略這個電流的**場域**觀點，就是理解電、以及在我們自己身體周遭移動的能量場域的一大問題。

不過還有其他的問題。一方面，電不只受限在那條啟動手機、電腦與其他現代科技產品的電線中流動。事實上，電無所不在，不只在我們的周圍，也出現在我們經常沒有意識到的地方，像是空氣、太陽、太陽風[2]、光線、腳下的土地、內臟裡的細菌以及我們整個身體。這點我們之後會討論。

在理解電時被我們忽略的另一點，是來自「電磁波不需要透過媒介就能傳遞」的想法。人們告訴我們，光可以在真空的虛空中傳遞，但事實並非總是如此。早期探索電的科學家，包括尼古拉・特斯拉（Nikola Tesla），都把電或光理解為能量穿越乙太的移動，這也代表這些電磁波動是在一種「無所不在的純淨光海」裡穿梭。我這才發現，將這個純粹潛能的統一場（這點之後會更深入探討）觀念移除，似乎就是造成困惑的一大原因，讓我們無法了解電的本質，以及電在我們的自然環境中是無處不在的。

這就好比試著研究海浪，卻不承認海浪正在流經的水。在探索電的時候，我們必須把兩種新的物質狀態（等離子與乙太）帶入方程式中，那將有助我們更了解身體、心智與周遭世界的本質，最終讓我們產生更強大的賦權感（正如 empowerment 的字面意義：「給予力量」）。

我們所稱的**電壓**是一股促使電流動的勢能，又稱為**電動勢**（Electromotive Force）。電壓越高、電流就越強。你體內的電壓越強，就代表有更多能量穿過體內線路，讓你內在的光更加明亮。當流經身體系統的電壓量降低，我們的能量就比較少，提供給身體所有運作需要的電力也比較少。最後，這種低電壓狀態就會導致身體疾病與缺乏活力。

電磁體與電磁場健康

科學家研究人類生物電學（bioelectricity）超過一百年，過去十年的新技術與發現，更全面地將人類電磁體揭露為大眾所知。每個月似乎都有越來越多研究發表，不斷支持

2 編按：solar wind，太陽表面放射的離子組成的離子流。

與證實我在人體電磁系統（electromagnetic system）上的臨床經驗——一九九四年，美國國家衛生院（National Institutes of Health）的研究團隊已將人體電磁系統視為「生物場」（biofield）。

不過幾個月前，我參與了一場首次舉辦的「人體電磁場」線上研討會，會中我針對聲音如何影響電磁場健康發表了一場演講。除了我之外，還有三十六位先驅者與會，他們各自從不同角度思考與研究人體電的本質。這場研討會關注的不僅是我們自身的健康，也是全世界的福祉，能夠親眼目睹到如此嶄新的方式，顯示越來越多人開始「用電力來思考」，我感到激動莫名。

我的發現與形成本書的主要前提是，用照顧你的電磁場健康來處理健康問題，是一種比標準的化學機械方法更簡單、有效，甚至更有趣的方法。之所以比較有效，是因為我們的電磁體是**基礎**與**原因**，因此從這個層面著手，可以讓我們直指問題核心。電磁體是人體生理學的藍圖，也是引發體內產生問題的模板。電磁系統主要會因為抵抗或扭曲而以疼痛、不舒服的情緒與不良嗜好來顯現，當我們解決電磁系統的問題，身體的問題就會自然痊癒。對於讓我們苦惱的健康問題，這是個優雅、又有點像是走後門的解方。

在本書中，我們將探討許多透過「提高電壓」來促進電磁體健康的方式。當人體電壓高，就會有充足的「電力」穿越細胞膜，以保持身體運作順暢，讓我們可以處理更大的電荷（electric charge）。以電池為例，電壓指的是正負極間電位（electric potential）的不同，也就是電荷的差異。而提高電壓意味著增加正負極間的電荷，讓電池的電力更強大。想想看，一個高電壓的燈泡就是因為具有更強的電位，才能發出更明亮的光，

這就是人體電磁系統中實際運作的狀況。**你的身體真的就是顆電池**。你的體內滿載著鹽水可以傳導電力，人體的每個細胞膜都帶著電荷，每個器官與系統也有獨立的電磁場。我有個簡單的裝置叫「電力測試棒」，是個兩端都有電極的透明燈管，當你雙手分別握著兩端的電極，便形成一個完整的電路，燈管隨即亮起，並發出電流的嗡嗡聲。這是個非常有用的工具，可讓人們了解人體事實上是電的導體（conductors）與發電器，我們需要一個封閉的迴路，好讓能量在體內流動。此外，讓一群人手牽手圍成一個圈來使用這個裝置，也是個有趣的方法，倘若某人鬆開了隔壁夥伴的手，中斷了電路，燈便會熄滅，電流的嗡嗡聲也會停止。

將人體的生物系統視為可重複充電的電池後，我們便可開始根據「充電」與「放電」這兩個簡單的概念來思考：你的電量是多少？什麼會讓你耗盡電量？什麼可以補充你的電量？你需要多少電量才能讓身體機能運作得最好？要確認自己的電量狀態很簡單，大多數人都可以馬上知道答案，也會很快意識到自己消耗的能量遠超過補充的能量。我們現在就來檢查一下，問問自己，用一到一百來衡量，你現在的電量是多少？你

期待的電量是多少？

不知道你有沒有發現，當你的手機電量低於百分之四十時，電力似乎掉得更快？這就跟我們的健康狀態一樣。我們不會想低於某個點，因為下坡的速度會更快。

我喜歡讓自己保持在接近百分之百的能量狀態，因為能量高的時候，我的表現最好。一旦電池電量開始下降，我就會失去專注力與效率。我的耗電量會變差，也無法再達到我需要達到的產能。反之，如果我的電池充飽電力，身體就會強壯又健康。我可以順利完成工作，保持家中整潔，彈性面對日常壓力來源，照顧身體健康。

這些年來，我協助過數以千計的慢性病患，對於當今的流行疾病，像是：ＥＢ病毒、萊姆病、克隆氏症、慢性疲勞、纖維肌痛症與慢性疼痛等等，我有一些不同的見解。我想請你重新思考一下，這些疾病的基本狀況都是低電量電池。低電壓是由於太多的抗拒阻擋了身體系統內自然、健康的能量流動。少了更新及補充人體所需的能量，我們就會像電池電量不足的手電筒一樣黯淡無光。

用雙手與音叉處理過數千人的能量場問題後，我觀察到這些疾病的特點全都是低電壓，也就是電池電力不足的結果。這只是因為缺乏能量或精力。你所消耗與給出的，已經比你補充與接收的還多。你的細胞需要透過細胞膜補充定量的電力以進行自我再生。當我們體內有足夠的電力在流動，身體便能自我修復。當能量流受到阻礙，身體便缺乏自我修復、以及恢復自然節能的體內平衡狀態所需的能量。回到高度充電狀態時，人體天生的療癒智慧便會引導能量至需要之處。

電壓如同酸鹼值

在研究電學與生物場多年後，我才發現大衛・田納特博士（Dr. David Tennant）的作品。在田納特的作品中，我第一次碰到「**低酸鹼值等同於低電壓**」的概念。對我來說，「酸鹼值如同電壓」這個等式，就是真正讓一切水落石出的基礎。如果從化學的角度來看待健康，要改變酸鹼值只能做這些事：吃綠色蔬菜、排毒淨化、補充保健品。但如果從電磁場的角度來看，我們可以做**很多**事來提升自己的電壓（我們將在後續章節中討論）。

由此可見，嚴守潔淨飲食、補充少量保健品，並不是維持健康、避免生病的唯一方式。當我們以電磁角度來看待，就有這些新工具可用來獲得健康與解決問題。這對一向不愛吃一堆蔬菜的我來說，特別感到興奮。

身為眼科醫師的田納特博士，也是有執照的順勢療法及另類醫學醫師，並著有《療癒即電壓》（*Healing Is Voltage*）一書，他認為療癒最關鍵的地方，在於人體製造能正常發揮功能的新細胞的能力。當細胞自我再生時，我們會希望有清楚的振動藍圖，好讓細胞們知道該做什麼與如何去做。

田納特博士解釋，酸鹼值（或是電壓）在細胞再生的過程扮演著關鍵角色。在生命進展的過程裡，我們經常破壞、磨損自己的身體系統，而不斷產生新細胞就是我們自我更新的方式。我們無時無刻都在做這件事：像是你的腸道內壁只有三週大、皮膚六週大、神經系統是八個月大。我們保持健康，讓傷口癒合、疾病痊癒，最首要的就是靠製造新細胞——而只有當我們失去這種能力時，才會產生疾病與早衰。如果身體缺乏製造新細胞的能量，生病的器官就無法康復並進行再生。當電力下降時，由於少了足以保持器官正常運作的活力，熵就會開始在我們體內出現。

以下是酸鹼值扮演的角色：身體就是為了保持最佳的酸鹼平衡以及最佳的約負五十毫伏（millivolts）電壓而設計的。在適當的鹼性狀態、酸鹼值介於七．三五與七．四五間、穿越細胞膜的電壓為負二十五毫伏時，我們的細胞會處於最佳運作狀態。根據田納特的說法，當一個細胞處於某種程度的痛苦或惡化中，身體電壓必須到達負五十毫伏的最佳水準，療癒才會發生。此外，田納特博士也說，細胞被設計成在負二十五毫伏（酸鹼值七．四五）的狀態下運作，但是需要負五十毫伏的電壓才能製造新的細胞。

一旦酸鹼值（電壓）低於上述值，被稱為**自由基**的分子便開始增生。自由基是缺少一個電子的不穩定分子，它們出現在低電壓的環境中，那裡沒有充足的帶電能量可以四處擴散，因此它們會製造出更多酸性物質（低電壓）。所有毒素都是電子偷竊者（electron stealers），也被稱為自由基。田納特用「電子偷竊者」這個詞，是因為這些分子缺少電子，於是它們指望從任何能取得的地方搶奪電子——最後成了我們的細胞！（另一方面，**抗氧化劑**是擁有過多可以分送出去的電子的分子，所以對我們很有益處。）我們的細胞**需要**電子才能完成工作。一旦電子被竊取，細胞就會受傷或被摧毀。新的研究也顯示，部分癌細胞會藉由竊取周圍細胞的電力而增生，導致更進一步的疾病與衰退。

因此當有人說酸性體質會導致疾病發生，也可以用電的角度來解釋：他們真正的意思是，低電壓會導致疾病發生，在低電壓的狀態下，身體就會變得虛弱，然後由電子偷竊者掌握一切，讓「熵」找到機會開始進行分解作用，最後的結果就是不健康的身體。

跟我一樣，田納特觀察到大多數疾病都始於某種情緒事件。此時，情緒被我們儲存在體內及周圍的電磁場裡，並產生相對應的分子潛藏在人體各處。如果某個器官與某部分生物場有很多壓抑許久的情緒，該處就會產生抗拒與緊張，讓電流更難以通過。就電的角度來看，如果我們想變得更健康，首要之務就是調查那些積壓的情緒，這些振動頻率會堵塞人體電路，阻礙我們保持健康又有活力的自然能量流動。

情緒與電磁體健康

在本書中，你會發現為何情緒是影響電磁體健康的關鍵。害死我們的經常都是情緒，更確切地說，是管理不當的壓力或壓抑情緒。在生物場調頻中，我們不會把情緒視為負面或壞事。它們都是值得歡迎的貴客，值得在我們的生命中得到發言權。這是獲得高電力的最佳技巧：不批判、壓抑任何情緒，而是試著加以適當管理。那跟學習理解並掌控你的情緒，以及讓這些情緒流經你的身體有關。

所有能量都是電磁的，會在我們的身體中移動。當我們學會隨著情緒的移動順勢而流，跟著自己覺得最好、最適當的自然傾向移動，我們就學會了掌握能量的保存，這能讓我們保持自身的電力穩定充足。這並不容易做到，因為大部分人都被教導要**抑制**而非**表達**自己的情緒及感受，我們的文化也提供了無數抑制情緒感受的方法。

據我觀察，現在許多有健康意識的人都有以下特性：吃健康食物、喝芹菜汁、練習瑜伽、靜坐冥想、遵循自我照護守則。但因為沒有關注情緒健康，我們依舊感覺很糟。我花了好多年嘗試各種保健品，老實說我從來沒有發現任何顯著差別。我並不是說這些保健品無效，只是它們對我無效。我花了許多錢，家裡堆了無數的塑膠瓶，最後都只能丟棄。我有個朋友在廚房的櫥櫃裡堆積數以百計的保健品，卻沒有一種能解決她的問題，因為她的問題根植於未被療癒的情緒傷痛。這些情緒問題本質上都是電磁，無法使用藥丸這種化學的方式解決。

我的學生及客戶的一致說法是：「一旦我開始處理情緒上的不平衡，我的問題便得到解決。我開始變得更有能量、感覺更好，也不再生病了。」如果在做了所有正確的事之後，卻沒有得到自己人生中想得到的，那麼這就是你旅程的下一步：真正了解自己身體的情緒領域，也就是**電磁體**，並好好與它合作。

最近我聽說有位女士，她看過世界上最好的醫生，盡她所能地做了「每一件」該做的事，包括：紅外線三溫暖、喝蔬菜汁、注射維生素、針灸……等等，只想從嚴重的黴菌中毒中康復，最後她才在偶然間發現了生物場調頻法。與她合作的一名生物場調頻師幫助她了解到，儘管她一直透過許多外來的干預，想由外而內地回到理想的健康狀態，但她需要的卻是由內而外的治療——療癒並釋放壓抑的情緒，藉由處理因受困情緒與凍結的創傷導致的停滯能量與舊有傷痛，她的身體才會擁有內在資源得以進行自我療癒。

她第一次的調頻療程便引發劇烈的情緒釋放，且立刻讓她感覺更輕鬆有活力。隨著療程的持續，她發現身體上的疼痛，以及她承載多年的恐懼、焦慮，就如此簡單地解除了。當她邁向更完整的自己，卸下那些阻礙她這麼久的情緒阻塞，帶著新發現的活力，她作為演說家與作家的影響力也隨之提升。

接下來，我會談論許多關於生物場調頻法的事，這並非要推銷它有多好（跟大多數療法一樣，這個療法也有其限制），而是因為這是我一直在執行的療程架構，是它讓我看見我想分享的內容全貌。一旦你了解情緒在生物場的運作方式，並因而開始做好情緒管理，你就會釋放出大量的能量。儘管這聽來很簡單，但接下來還是要用一些篇幅，來詳細說明其運作的進一步細節。

聰明運用你的心智

一生中，我一直沒有允許自己去感覺，甚至完全沒意識到那些感覺深埋在內心。直到我開始去感覺與表達這些事，我才開始擁有更多能量，並有能力去解決人生的問題。直到我發現那些我**相信**與**述說**的事，會對我的幸福與能量層次造成最大影響，並開始加以改變之後，我的人生才開始朝著我想要的方向前進。

事實上，心智會令人生病，也會令人健康。那些我們告訴自己的故事，比任何保健品都要強大。如果你一直說「我有這種障礙」「我破產了」「我沒時間」「我沒有創造力」，如果你告訴自己自身之外才有解決之道，就等於交出了自己的力量。**心智創造問題，也可以解決問題**。

許久前我班上有個學生說她得了橋本氏症（Hashimoto's disease），我針對那個陳述為難了她一下。「橋本是誰？」我開玩笑地盤問她，「妳怎麼會得了他的病？」這讓她開始質疑她對自己的說法與信念。接著，透過掌握心智所編造的故事，她整個健康狀況完全改變。後來我見到她的時候，幾乎不認得她。她看起來像個完全不同的人。當我們改變對自身與人生的**曲調**，我們的身體也會改變。

某些原住民文化中的長老們說，如果你的人生中有什麼不順利，就代表你需要一個新的故事。他們認為你可以丟掉一個壞故事，用個好故事來取代，就能療癒你的疾病。這些文化認為心智是由所有故事組成的，包括我們告訴自己與別人的故事。我認為他們的話隱藏了重要的訊息。

我在工作中看到的最大問題之一，是人們如何用對他們無用的方式在誤用心智的力量——把他們的心智能量浪費在受害者情結、匱乏與限制的故事上，或是在惡劣的內在批判與內在監督上。本書會幫助你如何更聰明地運用你的心智。我的終極目標是幫助你發現，光用心智就能更換自己的能量模式。其實，你的心智及意圖是調整能量系統的最佳工具。你是一個有磁性的存在，你有能力運用心智來影響自己的磁場。

這是我最近應用這個過程的實例：我是敏感體質，過去曾令我窒息的事物之一，就是化學製品的氣味，就連雜貨店的清潔用品貨架我都無法靠近。如果在搭公車或飛機時，鄰座的人噴了太重的香水，我就必須換座位，不然整個旅程我都會很痛苦。直到某天，我才發現，我是在扮演這些情況中的受害者，告訴自己一個那些惱人的氣味比我還強大的故事。所以我用心智創造了一個不一樣的故事。我想到我有一頂很大的羊駝毛帽，在佛蒙特惡劣的寒冬中，可以吸收掉我頭上的冰雪與寒氣，具有極佳的保暖及防雪效果。我決定想像自己身上穿著一件「等離子皮衣」，可以在那些氣味分子接觸到我之前，就把它們吸收掉。結果這真的有用！只要想著我有一件能量防護罩，我就可以自在地大步走過清潔用品區。自從我改變腦中的這個故事之後，問題便不再出現。想想看你在哪些故事裡扮演受害者的角色，或許只要改變你的故事，問題就能簡單解決。不妨給自己一次機會，看看你會發現什麼。

幾乎我們生命中每一種功能障礙與身體問題的核心，都有一個特別普遍的故事：**我不值得**。但那只是個故事！只是文字與不協調的波形。為了要恢復ＤＮＡ的完美、和諧，也就是我稱之為我們的**原廠設定**，我們都想要把這些無益的心智結構移除。剛開始做這份療癒工作時，我很驚訝地發現，原來在每個人的嘈雜噪音背後，都有著完美的和諧訊號。在表層的靜電噪音之下，其實都有一首如彩虹般美麗動聽的歌曲。有一部分的我們不只是與宇宙同步，而且還是相當同步——同步得很美麗、喜悅，甚至驚人。我們本來就只是在管理一群造物分子，我們不是大自然的一部分，我們**就是**大自然。茂盛富足的大自然就是我們，問題是我們認不出來，因為我們都被牢牢困在艾克哈特・托勒

（Eckhart Tolle）所說的「**受苦肉身**」裡——有部分是自己一生製造出來的傷口與創傷，以及我們祖先的創傷。不過，無論有多少噪音阻擋著訊號，我還沒遇過有哪個人缺少這個和諧完美的潛在模板。

我很喜歡具有三項醫學專業執照的美國醫師查克・布希博士（Dr. Zach Bush）把健康描述為「與自然完全連結」的說法，也就是與源頭的和諧本質共振。我們來自那裡，也應該回到那裡。要回到那個地方，我們必須經過解構的過程，解構那些使我們感到不值得、內疚與「不夠」的強大潛意識程式設計。我們要放棄那些讓我們的心理硬碟無法運作的舊故事與信念，移除那些在訊號與場域中製造靜電噪音與扭曲的心智病毒。我們將痛擊那些因為不明白有其他看待事物的方式，而盲目接受的觀念，包括質疑曾讓我們脫離現實與削弱我們力量的「靈性」概念。那代表要深入挖掘我們的模式，那是根據我們的童年、家庭、設定好的教育與社會程式所建立的模式，我們就是被困在這些捕龍蝦簍裡無法脫身。

提升電力，而非頻率

在我們繼續之前，要先提出一個重要警告：我所談論的提升電力，與時下流行的「提升頻率」概念非常不同。

我比較不喜歡用「提升振動頻率」的說法。身為一名聲音療癒的探索者，我花了很多時間與心力思考頻率與振動。在別人說話的時候，我也會花很多時間仔細聆聽他們說話的內容及語氣。每當我聽人們談論到提升振動頻率，他們大部分指的是「揚升」（ascension）的概念。這個概念是，我們想以某種方式上升到自身或周遭世界的任何醜陋、不好或不對之上。我們不喜歡感覺憤怒或羞愧，只想要感覺愛與美好的氛圍。當我們將能量焦點放在試圖提升頻率，其實是在創造這種上升與脫離的內在移動（可能是不知不覺地），像是靈魂出體、離開地面、向上飄入宇宙。

那真的是我們想做的事嗎？人在經歷過創傷後，常常藉由與身體分離來應付。他們有一種感覺：**這世界實在太令人不愉快、充滿太多痛苦，我只想不斷往上升，然後離開**。心理學家將此稱為**解離**（dissociation），薩滿巫醫稱之為**靈魂碎片**（soul loss）。當我們將自我療癒與成長視為一種提升頻率的過程，那就是我們會走的方向。據我觀察，這種思考方式常與「靈性逃避」（spiritual bypassing）與只聚焦於某一點的思考有關，我常把它戲稱為「染紫」（purple-washing）。事實上，我們真正想做的是落地（descending）——居住在我們神奇、驚人的身體中，從地球汲取能量給自己，真正投入於處在當下。

我們需要強化與處於自己較低的能量中心，而非一談到覺知與靈性，就只將焦點放在較高能量中心。這就是所有活力所在的地方！我們希望人生各方面都充滿樂趣。本書也會探討將意識集中在肚臍周圍，讓光由太陽神經叢往四處散發的概念。當我們變得更輕盈、光明，就會有更多光從我們最核心之處擴散出來。那不是能量高或低，而是在各方面都變得更強大。

在地球這艘太空船上沒有乘客，只有機組員，而為了整體的利益，船上的每個人都需要彼此分享天賦與能力。我們不需要更高振動頻率或是腦袋飄在雲端的人，他們不會撿拾自家附近的垃圾。今天，我們的世界正需要全體總動員，地球上的每個人都必須提升能量層次，聽從靈魂的引導，走出去做些不同的改變。

請容許我內心的語法狂發作一下——這個高低頻率的等級制也是不正確的語言！我們什麼時候決定了較高頻率就是比較低頻率更好？所有的頻率皆是造物的一部分，我們已知的宇宙中也有超乎想像的低頻率，光是從高峰到低谷就有幾光年的距離。你為何不想與它們有所連結？就腦波頻率而言，頻率越低，你就會越平靜。僧人進入深度冥想時，腦波是非常低的，而這當然不是因為他們的磁場不好！

一談到「低頻率」，我想大家真正要談的是缺乏**連貫**（coherence）。這個詞是了解我們的電磁體運作的關鍵，所以會在本書中不斷看到。我們所描述的「低」或「不好」的振動，其實只是一種混亂、不和諧的振動。那是訊號中的雜訊，一首走調的內在交響樂。從聲音療癒師的觀點看來，我們想要的是**淨化**、**協調**與**調整**我們的振動。我的工作內容就是：將訊號中的靜電噪音移除，並找到我們自身音調表達（tonal expression）的最佳位置。

你會發現，在這份工作中，聲音是無價的工具，無論是唱歌、哼唱、吟誦、重複肯定句、梵唱、調音、聆聽音樂。在我們對聲音與電磁體的理解中，我常觀察到一種失去連結的狀態。許多學生問我，為什麼我的工作看似聚焦在聲音，卻跟他們談這麼多與電有關的事？你接下來會學到，從電學來看，其實沒有各自分離的聲音，光與聲音都只是以不同頻率振動的波。我們不用掉入非常複雜的（而且還是無法了解的）物理學泥淖中，其基本概念非常簡單：**萬物**（包括你的身體）**都是帶電的**，而**聲音可以直接影響電流**。聲音就是振動，也是電磁光譜的一部分，只是有著不同的振動頻率，而不同頻率也會彼此交互影響。

在使用音叉的過程中，我發現可以用振動的音叉作為磁鐵與調音器，來調整控制身體帶電系統的頻率、模式與流動。這對神經系統甚至是全身都有直接的影響，因為我們全身都在傳遞著電子訊號。不妨回想一下，當聽到一首令你想要起身跳舞的歌曲，你的感覺是多麼充滿活力：那就是聲音在為你帶電的身體注入能量，讓你全身都熱情高漲！聲音不斷影響著我們的感受，不管是大自然的舒緩音樂，還是紐約時代廣場的嘈雜噪音。

雖然我會提供一些聲音療癒工具，但本書談的並非聲音療癒。如果你有興趣學習有關聲音的本質與如何應用在療癒上，可以參考我的著作《人體生物場調頻法》（*Tuning the Human Biofield*），書裡會有詳盡的討論。

有效解決問題：人體健康的關鍵

為何我的療法能成功，以及為何我能在人生道路上不斷前進，是因為我想出了一個解決問題的好方法。以電的原理思考就是一個能讓你大幅升級的好方法，因為在看待、思考與解決問題的方式裡，你得以增加了額外的物質狀態：等離子與乙太，還有額外的自然勢能：熵與輕力（levity）。一旦擁有這些額外的工具，你就可以更快、更有效地解決問題。

我了解我們都是不自覺地把自己困在那些捕龍蝦籠裡，我只是隻比較聰明的龍蝦，想出辦法逃離了許多籠子——飲食失調、食物上癮、慢性疼痛、消化困難、財務困擾、婚姻問題，還有其他更多問題！但解決之道並非透過傳統思維，也不是傳統的自我成長。我大多是透過電的思考方式及學習處理情緒問題，將人生問題一個接一個解決。

有時候我們只需要以不同的角度來看待事物就會發現：**天啊！原來解決問題比想像**

中簡單。你會明白**當身體充滿能量，它就會有自然的智慧把能量引導至需要療癒的地方**。不管面對任何人生挑戰，你都知道自己有那份內在力量可以去克服。你有韌性、有適應力，也有清晰的思考力。當你增加自身電磁體的訊噪比（signal-to-noise ratio），就能聽見內在指引的聲音並依照它採取行動。你會開始在生活裡創造不同的結果，不必再使勁費力地處理事情。若你的訊號夠清晰、電壓夠高，你的身體與人生就會進入一種順流的狀態。

除了我們在全書中會探討的電磁場健康的資訊與工具（包括「聲音」）之外，我也喜歡使用一個解決問題的基本架構。閱讀本書時，若遇到任何身體、心智、情緒或人生上的挑戰，都可以運用這個解決方法。

解決問題的五個步驟

一、**發現問題**。清楚承認、歸類，並對自己陳述問題是什麼。

二、**相信問題有辦法解決**。這是我們經常受到阻礙之處。我會幫助某些人發現某個他們尚未解決的問題，然後說：「請跟著我說：**我相信問題有辦法解決**。」他們說了那句話之後，身體馬上就會出現緊張與壓力，顯示出他們打從潛意識就不相信問題有可能解決，而那就是他們沒有解決問題的最大原因。你必須讓身體的每一部分都準備好，這樣當你說：「**我相信問題有辦法解決**」，這個陳述的真實性才能引起身體的共鳴。

三、**全心渴求**。你必須下定決心堅持到底、解決問題。持續與那份渴望的感受，及其背後的**原因**保持連結。

四、**相信手中已握有解決問題所需的資源**。因為你相信自己能取用那些資源，你就能找到它們。

五、**運用那些資源解決問題**。接著再處理下一個問題！

在閱讀本書的過程中，每當你遭遇到卡住的情緒，或是困住你的舊有故事或程式，都可以執行這個架構來協助自己克服。這真的有效！在我小孩的成長過程，我都是把這方法用在他們身上。當他們跑來跟我說：「媽咪，我遇到這個問題了。」我就會跟他們說：「好，你是個聰明機智的人，去想出解決辦法來吧！」（我對他們有信心）我會讓他們離開，去搜尋解決問題的資源，然後回來向我報告他們的發現。

有效解決問題是獲得並保持健康的重要關鍵。如果身體出現問題，先別病急亂投醫。覆水難收，悔恨也無用，要以解決問題為主。不管你現在卡在哪個捕龍蝦籠，請試著找到方法逃脫。此刻我們要先達成共識：不要混亂。混亂會造成能量場的糾結，引發更多的混亂——這是完全可以避免的惡性循環。

與其在感覺無法實現的遠大目標與夢想裡迷失，不如用自己擁有的條件、從自己所在的地方著手。我們都想要坐著什麼都不做，希望某種能直接從A跳到Z的量子跳躍發生，但人生遊戲機不是這樣運作的。你必須經過每個等級的每個房間，透過解決問題來升級，不能只想搶先拿到好東西。無論你身處於何種狀態所造成的限制中，都要知道你現在就已擁有所需的資源。

本書的探索旅程

第一部：電的思維

探索人體電磁體與我們生活的電磁宇宙的科學。我們將檢視給予身體動力與在大腦突觸間傳遞的電磁能量之間的關係。那份能量是雷擊時的能量、啟動 iPhone 與ＡＩ人工智慧的能量，以及讓星星與星系運行的能量。它們是否都以某種方式連結在一起？我們會開始發現這一切都是同一種能量、同一種電力、同一種光。我們也會利用等離子與乙太——即物質的另一種型態——的架構，來探討在其中與其外的光。

我也會分享自己發現人體生物場與創立人體生物場調頻法的故事。我會介紹自己對於能量的觀察、能量在人體內與周圍能量場以及自然界的運作方式。在此我並非要發表新的科學主張，因為許多不同領域的專家，都用自己的語言在談論相同的事物。我們只是採用不同的用詞、不同的角度方法。對於人體生物場（我也將其視為我們的**心智**）的帶電本質，我們會得到深刻的見解，並且開始在情緒與感受流經身體時，知道如何以更好的方式管理這種電磁波。

第二部：人體生物場解剖學

提供處理生物場中每一個能量中心與區域所需的實用智慧與工具。我們會逐一討論身體的主要區域，探索其健康與失衡的表徵，還有我在那些區域發現的常見能量模式與情緒阻塞物。藉由「人體生物場解剖圖」的引導，我們會看到每個區域的核心情緒，它們如何被觸發，以及我發現能健康、適當地管理那些情緒的方式。我會分享我對學生及個案使用的工具，看它們如何協助將能量從抗拒轉為流動，從嘈雜變成安靜，從混亂變成一致。

雖然這個人體與能量系統的模型，與其他療癒系統有許多共同的特徵，但仍與你以前接觸過的有所不同。我並非主張這個架構無法改變，只是我對人體生物場解剖學的觀察已被證實是持續且可靠的。其他數以千計的人都使用過這個模型與能量系統圖，也都有相同的觀察與經驗。我不敢肯定地說我在生物場不同區域觀察到的情緒與思想模式是客觀的，也許未來會有一些研究可以進行測試。不過我敢說，這個模型對我自己、我的學生、我的個案都已證實是有用的，讓我們了解了自己身體不適的原因，也希望這對你有所幫助！

第一部

電的思維

第一章
發現電磁場健康的旅程

二十多年來，我一直在做一件有點怪異的事：用音叉處理人體能量場問題。事實上，我已用音叉成功繪製出場域圖，這個場域的範圍大約距離人體四周六呎，靈性傳統的說法稱之為「**氣場**」，科學界則稱之為「**生物場**」。音叉只是音頻產生器，是一種可以用來發出單一音調的樂器。我所做的只是把音叉當作聲納使用。我把音叉靠近人體，在人體周遭敲擊音叉，聆聽反射回來的訊號。這就是人體生物場調頻法的基本前提，稍後我會在本章中更深入解釋。

在一九九六年，我開始擔任兼職按摩師，當作是一種業餘愛好，之後逐漸發展為一個國際性組織，在世界各地都有老師、學生、療癒師與研修課程。在我拿起我的第一組全新的音叉並開始探索時，壓根沒預料到會有這樣的進展。九〇年代我剛開始在康乃狄克州一個保守區域起步時看似非常異常的事，如今已經變得普遍多了，過去十年，不管是在傳統與另類醫學領域，都有越來越多人使用聲音做為療癒工具。

我從來沒想過要成為一名「療癒師」，當然也不曾想要成為聲音療法與電磁健康領域的「思想領袖」，但我對療癒自己艱苦童年經歷的追求，最後帶領我走向一場發現之旅，開啟了這個全新與賦權的電磁健康範疇。坦白說，當初我會進入這個領域的**原因**，單純只是虛榮心與自利。至少是這麼開始的，我只是想知道我可以讓自己看起來與感覺都更好。

旅程的起點

我成長於一個大家庭，是年紀最小的孩子，那時，因為跳了兩級讀書，在學校裡我也是班上年紀與個頭最小的學生。長得矮小又土里土氣的我，不管到哪裡都是權力階層最底層的人，總是眾人找碴與嘲笑的對象。我的兄姊會毆打我、搔我癢、用雙手在我手臂上扭轉留下紅色印記與咬我，更別說是尖銳的言語諷刺了。他們大我六到十二歲，每個人都覺得這樣很好玩，但那很傷人。他們說我「太敏感」，應該像另一個姊姊（她的體型跟其他兄弟一般高大）一樣別把這些事放在心上。

群體中最弱小的我，完全沒有能力設下界線，對此表現出激動情緒時又會被人喝斥

「別胡說！」。毫無意外地，我很早就發現可以用糖來安慰自己、撫平傷痛。我有一張大約兩歲半時被拍下的照片，照片中的我半躺在儲藏室的地板上，旁邊擺著一盒打開的幸運符彩虹棉花糖麥片，我看起來就像個小小的填充娃娃，顯然已經讓自己吃到陷入碳水昏迷的狀態。

到了十六歲時，我不再是個矮小土氣的女孩。我的牙套拿掉了、換上隱形眼鏡，我的桃樂絲．漢彌爾（Dorothy Hamill）髮型也長長了。只是為了好玩，我決定參加康乃狄克州妙齡小姐選美比賽。令我大為驚訝的是，我贏得了亞軍（也與那一年的美國妙齡小姐荷莉．貝瑞〔Halle Berry〕擁抱），也獲選為最上相小姐。這是我人生的轉捩點。突然間，我變漂亮了。而漂亮就意味著你要保持苗條。

麻煩的是，我正無可救藥地對糖與碳水化合物上癮。為了參加選美，我設法節食，把體重從健康的六十公斤（其實是我現在的體重）減至五十七公斤，但我謊稱自己只有五十二公斤，因為那是我認為必須達到的體重。我身高一百六十八公分、骨架大，要瘦到那種程度根本是個荒謬的目標。但我眼中所見的雜誌、電視與電影，都告訴我苗條就是美，我也對此深信不疑。

十七歲時，我在披薩店打工，這讓我在想吃披薩又想保持苗條之間感到很掙扎。我的頭腦開始變得混亂，而大多是拜選美皇后魔咒所賜，我發現自己開始發胖。後來，有位同事告訴我暴食法對她很有用，她可以吃任何想吃的東西都不會發胖，所以我決定一試。不知不覺中，我就陷入狂吃狂吐的極度羞愧與浪費的循環中。從外在看來，似乎一切都在我的掌控中，但我的內心卻有著一團糟的情緒問題與強迫症。

到了十八歲，我努力想停止這種狀態，但卻辦不到。這對我來說是個警訊，我無法理解為什麼改變習慣會如此困難。每一天我都發誓不再做同樣的事，但下一秒我又會在浴室裡狂吐，**我到底要如何停止這一切？**

我的母親帶我去看一位新的家庭醫生，試著幫我解決問題。但在我們的療程演變成對於現實本質的爭論後，他便攤開雙手說他幫不了我。我找不到任何資源，只好轉而閱讀自我成長類書。我至少讀了上百本有關心理學、健康、靈性與人類潛能的書，包括偉恩．戴爾、狄帕克．喬布拉、瑪莉安．威廉森、東尼．羅賓斯、拿破崙．希爾的著作，以及其他各種相關出版品。這些自我成長書籍我一本接著一本地看，就像是對糖上癮般地著迷，但是我仍然沒有找到我在尋找的奇蹟。

到了二十歲時，在多次嘗試戒癮與閱讀許多自我成長書籍後，我領悟到兩件事。其一是我已被植入飲食失調的程式。身為美國的年輕女性，有兩大標誌會受到我們的注意，一個是「保持苗條」，另一個是「消費」。女性都被告知必須要又瘦又美，才值得擁有世上任何東西，我們也應該要做個稱職的消費者，不斷消費。我發現變得暴食自然就能讓我兼顧兩者：我可以不斷消費，也可以保持苗條。當我明白這種行為並非全然都是**我的錯**，而是以我為對象的錯誤輸入與程式設計的副產品後，我大大鬆了一口氣。

我領悟到的第二件事是，我的嘴巴與手才是讓這個行為始終存在的原因。如果我無法控制自己，誰有辦法呢？我知道我必須對自己的行為負責，沒有人會來拯救我，沒有人會來幫我修正這些行為，一切都操之在我。這份覺察讓我拿回了自己的力量，最後停止了催吐行為，但我仍無法停止狂吃糖與碳水化合物。於是我開始瘋狂運動，一天出門走四哩路兩次，出去運動時又不斷瘋狂地想著待會兒要吃什麼，一直想著自己有多胖。最困擾我的、我最想擺脫的是內心的小劇場。我討厭自己的心智與身體被這種失調綁架，奮力掙扎想讓自己脫身。過了很多年，我才漸漸、慢慢地有能力成功處理這個問題。

不過，我是直到四十四歲，看了無數的書、上過無數的課、花了無數的金錢，才終於完全克服這種上癮症，讓自己到達餓了才吃、吃飽就停，除了身體所需的食物外，對其他食物不再有任何渴望的境界。我花了二十六年，才做到我十八歲時就努力想「在星期一」做到的事：能好好掌握自己與食物的關係，完全治好慢性消化不良、胃灼熱、胃痛，以及折磨我多年的食物過敏。而且，後來我才發現，我還需要對付許多我塞進口袋裡隱藏起來的情緒，我就是用食物來處理這些情緒。

十八歲時，我決定高中畢業後不去上大學，而是把我在披薩店與另一家餐廳工作賺的錢，拿去到歐洲當背包客「找自己」。我花了八個月自助旅行，在各地的咖啡館裡不斷地寫東西，那時我真的找到了自己。我發現我喜歡咖啡館，也喜歡寫作。但我那時寫作只是為了處理我吃了兩個巧克力可頌後，又躲進咖啡館的廁所把它們吐掉的愧疚感，顯然要寫出有意義的文字還有得等。

我返回美國後不久興起了開咖啡館的念頭，便打算利用父母為了他們的郵購事業剛購入的一棟房子的閒置空間。這棟房子是一間位於鎮上一處宜人街角的老穀倉，有很多停車位，對開餐廳來說是個完美地點。而我們全家都是美食主義者，一直都知道我們總有一天會開間餐廳，所以我不用花太多力氣就說服了他們。

一九八九年八月，我與母親、兩個哥哥就在康乃狄克州龐弗里特小鎮開了「香草豆咖啡廳」（Vanilla Bean Café，是源自我小時候的綽號「豆豆」）。還好在開這間餐廳的時候，我已經治好了暴食症，但我的周遭都是甜食和烘焙產品，這就像酒鬼開了一間酒吧一樣。我每天從早上六點工作到晚上十點，幾乎是以咖啡、甜食與貝果為主食。

在開這間餐廳的前四年，店內的座位從十六個成長到一百四十個，占據了整棟建築，員工數也從我們四人增加到超過三十人。餐廳能如此成功是很棒，但也讓我付出了巨大代價。久站加上每週工作一百個小時，差點毀了我的身體。我的腎上腺分泌爆表，胖了快十四公斤，還罹患了慢性下背痛與嚴重的顳顎關節（TMJ）疾病，導致我的下顎與頭部會不時感到刺痛。

我筋疲力竭，不只開始厭惡人群，也開始厭惡食物。一九九四年，我到了一個再也無法忍受身體疼痛與被食物圍繞的情緒壓力的時刻。我差不多是放棄了一切，離開餐廳去按摩學校上課，這並非因為我想成為按摩治療師，而是我很清楚地知道，我的熱情在於找出讓身體健康的方法，而我需要從某個地方開始。我也需要處理我的背部問題與疲憊的心理和情緒狀態。

我之前就對自然醫學有興趣，也曾考慮成為自然療法治療師，但是我不想回學校花許多年取得學位。於是我搬到波士頓，開始去上按摩學校的課，也開始練習好好照顧自己。我開始做瑜伽並吃更好的食物、減重，所以到我母親被診斷出罹患腦瘤時，我終於覺得自己恢復頭腦清楚與健康。母親的病讓我搬回康乃狄克州，成為她的照顧者，並回到餐廳幫忙。遺憾的是，她在被診斷出腦瘤後兩個月就過世了，而我必須肩負她留下的重責大任。

不過，我還是決定空出一些時間做一些健康方面的研究，也開始兼差幫人做簡單的按摩治療。一九九六年，我讀到喬布拉的《量子療癒》（*Quantum Healing*），這本書讓我認識了「萬物都是振動」的觀念。根據我自己的研究，我很贊同這個「我們基本上都是振動」的概念。我們是一小塊、一小塊的振動能量；本質上只是空間裡的波。如果那就是我們的樣貌，那麼對我來說，用振動來處理振動，似乎就非常合理且簡要明確。於是，我去書店盡可能地購買每一本關於振動醫學的書籍，那時候還不是很多，卻也帶我進入聲音的領域。如果你是像我一樣的研究狂，就會知道一本書會帶出一本接一本的書，你會不斷掉入無止盡的兔子洞裡。

我就是掉入了聲音主題的兔子洞，這個洞非常大，我還沒有從裡面跳出來。就在我讀完第一批以聲音為主題的書後不久，收到了一封「蓋亞通訊」的電子郵件，裡面有介紹一組「療癒音叉」。我很感興趣，便訂購了一組。每一支音叉都被調成不同的頻率，裡面有一本小手冊，解釋不同的頻率都與身體的不同脈輪有關聯。那組音叉是C大調的音階，其概念就是在海底輪使用C調，在薦骨用D調，在太陽神經叢用E調，依此往上類推至頂輪。

拿起神奇音叉

接著，我開始在按摩療程中試用音叉，立刻就有了驚人的發現。我以為只要在身體上方啟動C調音叉，聽起來就會是C調，但並非如此。音調會根據我放的位置改變。當我在身體四周移動音叉，某些地方聲音會變得尖銳而響亮，其他地方聲音就會變得扁平。有時聲音會很明亮、清晰，有時則會聽來都是靜電噪音，有時聲音會因為不明原因而快速消失。聲音總是以我意料之外、無法預測的方式表現。（懷疑論者在此馬上會援引室內音響學〔room acoustics〕與都卜勒效應〔doppler effect〕，它們在音調的改變上也確實扮演著一定角色。不過只要稍微體驗過這個過程，就會明顯感覺到背後還有其他原因。）

我的第一個重大發現是：**音叉似乎會與身體進行某種對話**。不管身體產生怎樣的噪音，散發出的聲音品質如何，那些音波似乎都會傳播至全身，並與音叉發出的聲音交互作用。音叉不只提供單向輸入而已，它們會創造一種**對話**。當音叉在身體周圍移動，音高、音調、音量與音質都會改變，那種改變似乎也反映出人當下的生理狀況。我發現在聲音聽起來不對的地方稍作停留，就可以改變身體發出的音調。

在聲音變大的部位，我會把那種音量視為增加的能量。因為我原本就一直在處理脈輪系統，脈輪就是能量中心，所以在脈輪上方聲音變大對我來說是合理的。然後我發現一件非常有趣的事：我可以鉤住這些大聲的點，然後移動它們，我稱此為**點**、**拖**、**放**技巧，這就好比使用磁鐵去拖動鐵屑一樣。很快地，我便開發出這套規則：在身體周遭找出大聲的點，將其拖至最近的能量中心。這樣一來，原本聲音很大的左髖骨區便恢復正常，而能量中心的聲音會變得響亮許多。

順帶一提，我從來不會瘋狂使用**脈輪**這個詞，因為它在「傳統」與「另類」健康療法中扮演了分界線的角色。談到這類的詞時，許多人就會立刻反射性地想到「偽科學」。由於我努力想在靈性與科學的分歧中架起橋梁，我偏好使用較中性或熟悉的語言。然而，英文中並無與**脈輪**相對應的詞彙，因為西方思維架構裡並沒有這種能量解剖學的特色，所以我們會勉強接受在本書中使用它。也因此，儘管我不是很喜歡用那些術語，也完全不是「阿育吠陀」學者，但在缺乏英文同義詞的狀況下，也必須使用它才能滿足我們的需要。

剛開始這份工作時，我並未假設有脈輪的存在。不過在探索這個領域的同時，我發現沿著脊椎**真的有**一些能量中心，而每一個中心在人體上都有一個神經叢（有活躍電子活動的區域）。若我們同意所謂的精微能量是**較高和諧**的有形能量，那麼有形與無形的能量集中在這些地方，便有其道理。你可以把在脈輪（梵文即為「輪子」）中旋轉的精微能量，想成一股位於神經叢的較高和諧電力。我也懂了，根據我從音叉接收到的輸入訊號，這些脈輪點確實是能量增強的區域。

我的另一個發現是，我有一種很奇怪的能力，可以了解音叉所發出的噪音。如果音調變得尖銳、扁平或模糊，我就會感覺到聲音代表的意義。那通常會以一種訊息的形式出現，感覺像是訊息掉入我後腦勺裡的一個投遞口，這樣一想，那就像是我的「收信口」。我不知道那些掉進來的訊息來自何方，可能是我的較高自我、指導靈、天使，或者是神，誰知道！老實說我不介意來源是誰。無論如何，當訊息出現，我馬上就能認出來並相信它們。有趣的是，這個特定的接收區就位於脊椎與頭顱連結處的枕骨脊下方，某些圈子裡的人認為這是「頸動脈脈輪」（Alta Major Chakra），又稱為「上帝之口」（Mouth of God）。當我在一場研討會看到研究大腦與意識的專家蒂芬妮・巴索迪（Tiffany Barsotti）的簡報，下巴差點沒掉下來。我跟坐我隔壁的人說：「那就是我的收信口！」

聽到失真的聲音時，我就會感覺後腦的小收信口打開，一張紙條掉進來，告訴我其代表的意義。在某人的肩膀附近聽到尖銳的聲音時，我會說：「聽起來你這邊很痛。」對方必然會說他們一直都在處理肩膀疼痛的問題。接著我發現，只要繼續把音叉放在那個聽來尖銳或沒有調性的區域，一會兒之後，音調就會變得清晰。隔週個案就會回來跟我說：「嘿，妳幫我做那個聲音療法後，我的肩膀就不痛了。可以再幫我做一次嗎？」

不久，我的按摩治療服務就轉變成聲音療癒服務，只因為聲音既有用也可以幫助人們。但我仍然把這當成一種興趣與副業。那是在九〇年代的新英格蘭區，我要是跟別人說我在用音叉平衡脈輪，你可以想像大家會有什麼樣的反應。有人曾經跟我說：「在所有怪力亂神的玩意兒當中，妳做的事好像是**最**怪力亂神的。」嘿，這可不是我喜歡的事。我應該是最有邏輯、理智與左腦思考型的人了。我對當一個「療癒師」並不感興趣，也不想要人們認為我是某種仙女般、戴水晶的新時代咖。我有面子問題，所以我繼續兼職在哥哥們的餐廳幫忙，一邊低調地做個案療程。

一九九九年十二月，我的丈夫遭逢車禍，他被一名酒駕者高速撞上，這場事故的負面影響與後續事件，徹底壓垮了我們的財務狀況。細節我不多談，但結果是我們最後幾乎變賣了所有家當，帶著我們快一百公斤重的英國獒犬，以及當時一歲與四歲的兒子，開著一九七一年產的福斯廂型車，往佛蒙特去開始新生活。

在佛蒙特做了一段時間的低薪工作後（幾乎是在風景優美但非常鄉下又貧窮的佛蒙特山區能找到的所有工作），我想到如果要改善財務狀況，我就必須開始做另一個生意。我的背景是餐飲業，所以合理地會往這方面去想。我們曾考慮要頂讓一間餐廳，但在信用破產、資金缺乏的情況下，那個想法窒礙難行。我也在各處做一些音叉療程，但那時我很清楚自己並不想把這個奇怪且難以解釋的療法當成我的主業，即使這依然是我最著迷的興趣。最後，我決定進軍特色食品市場是個好主意，我花了很多個禮拜天晚上的時間走遍雜貨店，細查什麼商品賣得好，哪裡可能還有尚未被滿足的利基之後，決定開始製作、販售有機手工甜爆米花。在那個時候，你可以在市集或節慶活動裡看到人們排隊購買手工甜爆米花，但不是在商店裡。老實說，我甚至從來沒有試吃過，但我認為這是個好主意。

於是，我設法申請了一筆小額企業貸款，買了設備，自學製作手工甜爆米花（要在一個巨大鍋子裡攪拌，同時鍋裡沾了滾燙的油與糖的玉米粒正朝著你飛去，可不是項簡單的技藝），並開始快速生產出一批批甜甜鹹鹹的零食，我將它取名為「媽咪特製手工甜爆米花」。我使用有機玉米粒，因為那是市場的趨勢，而且用楓糖調味。這是當然的，因為我們身處佛蒙特，這樣做似乎再自然不過了。我開始帶著試吃品去找當地的店家，在很短的時間內，我們就在超過五十間商店鋪貨，而且每個禮拜爆米花都從架上被一掃而空。我的偉大計畫是把生意做大後，就把公司賣給菲多利（Frito-Lay）[3]，然後提早退休。我正朝著這個目標前進時，我的小小聲音治療興趣發生了一件事，改變了一切。

發現人體場域

某天早晨，我正在處理一位個案，她抱怨著脖子、下顎與肩膀都有抽痛感。她已試過許多不同的治療法，但是都沒有用。她看過整脊師、針灸師、按摩治療師，但沒有一個能幫上忙。我一如往常地開始療程，把音叉伸到身體有問題的部位附近的區域，此時我聽見距離窗外大約八呎遠的地方發出一個很大的聲響。我停下手邊的工作，走向窗戶向外查看，但並沒有看見任何東西，於是我轉身一邊走向個案、一邊敲擊音叉，到了距離她身體約三呎的地方，我突然發現了一個大聲的點。當我把音叉穿過那個點時，音調就變大聲，但當我再次把音叉穿過這個點時，聲音卻再度安靜下來。我心想：「哇，這實在太奇怪了！」我曾在身體上方或周圍找到這些大聲的點，但這個點幾乎離她有三呎遠，就懸在空盪盪的空間裡。**這是怎麼回事？**

接著我使用點、拖、放技巧鉤住那個大聲的點，把它一路拖回並放置在喉輪處。（我之前就發現，在處理身體時，每個主要中心都有一種漩渦，會將能量吸入並重新分配到全身——至少我的感覺是如此。）這位女士在回去後的隔天打電話給我說：「艾琳，我的抽痛感完全消失了。」

這一切讓我越來越好奇了。下一位個案來的時候，我再次從離身體六呎的地方開始，然後往身體中線的方向往內梳理，沒想到各種東西都出現了！就在身體周圍，我遇到了牆、通道、漩渦、大聲的點與模糊的點。我遇見難以置信的多樣地帶，不太知道那是什麼造成的。

3 譯註：美國百事可樂的子公司。

在這些聲音嚴重失真的區域，似乎也會有實體的「東西」存在。我使用音叉從外往身體方向梳理，然後就會碰到某個東西，感覺真的就像是在糖漿裡移動。

我所發現的這種能量具有質量與感覺像是「電荷」的東西，裡面真的有**物質**存在。我想，如果這是一種材料，應該就屬於科學領域，不只是靈性學或神祕主義。我盡可能地閱讀談論人體氣場與能量場的書籍，但都沒有真正解釋我所遇到的現象。我試著轉而去找西方物理學家幫我解釋。我去找科學家討論，但卻沒有人理睬我。一個在人體氣場周圍揮舞著音叉的佛蒙特聲音治療師，實在引不起他們的注意（想也知道）。

此外，還有一個事實是，我能使用音叉移動這個「東西」，讓它從卡在身體周圍能量場的狀態，回到身體中自然的循環狀態。好吧，這真的很奇怪，也太神祕了！我有太多問題了：**這個東西是什麼？是否有人測量過這種物質，並為它取名？是何種物理法則影響著這個現象，讓我可以用音叉移動它？**

我接下來發現的另一件事是，這個場域存在著某些模式，似乎會在一個接一個人的身上重複發生。令我驚訝的是，我觀察到同樣的情緒似乎會存在於每個人身上同樣的地方。舉例來說，我持續在左肩下方區域觀察到（更準確來說是聽到）悲傷的情緒，在許多人身上的那個部位，我不斷聽見悲傷的故事，我的個案也總是會確認我的發現。接著，我在肝臟右邊區域發現憤怒的故事。然後我開始往下，在左髖骨的位置聽見挫折的故事。看來似乎有一整個聲振結構（vibro-acoustic structure）存在於身體周圍的空氣中。

我很快就知道，我接收到的能量騷動，與人們在人生中經歷的情緒與身體創傷有關。能量場似乎記錄了從出生之後的痛苦、壓力與創傷的人生經驗，較老的經驗會往外移動，就像樹的年輪一樣。我學會把音叉當作聲納使用，音叉穿過場域時，音調的轉變就反映了生物場地帶的改變。能量流阻塞、靜電噪音與失真之處，聲音聽起來就會很明顯。不同的情緒會展現其不同的頻率特徵，反映在振動音叉的諧波（harmonics）中。恐懼有一種非常明顯的脈衝特質，罪惡感、悲痛、憤怒與其他情緒，在能量場裡都有自己的獨特印記與位置。

解讀與翻譯我在這個場域發現的資訊，就好像自學盲人點字。隨著時間，我慢慢解開了振動語言的密碼。在這許多怪事裡面，最奇怪的是我的發現似乎沒有前例可循。在我所有讀過的書裡，沒有任何一本有論及人體能量場的資訊模式。人體能量場顯現出它有一種特定的解剖架構，它似乎用有組織的方式保存著我們的情緒歷史，也就是我們生命經驗的紀錄。它就像是個描繪得非常仔細的儲存系統。因為我之前從未聽說這種事，所以有很長一段時間我並不相信。我想，**如果這個能量場存在的話，難道沒有別人發現過嗎？**

不過，我無法否認我觀察到的模式。我越來越了解，我們的記憶不是儲存在大腦，或者是說除了儲存在大腦之外，顯然也儲存在於身體周圍的這個場域。每一個脈輪左右兩側的場域範圍，似乎就像是檔案櫃，裝著特定情緒或心智狀態的紀錄。而我似乎擁有這個奇怪的能力，可以揭露這些紀錄、挖掘出難處理的記憶，找出它們與什麼事有關、涉及什麼情緒，然後幫助我的個案將它們重新整合至身體中。

我持續質疑我的發現的真實性，同時我的療癒工作也越來越忙。我幫助人們解決問題，讓他們擺脫疼痛、焦慮、疾病，甚至是婚姻與經濟問題，然後他們就會告訴朋友，他們的朋友便來找我解決問題。我做的個案越多，就看見越多同樣模式出現。

當我開始處理場域中的問題，一貫的情形是，我的治療成果變得非常戲劇化。有些患有嚴重焦慮或慢性疼痛三十年的人，會發現他們的症狀在做一到兩次療程後就消失。我的個案給我的回饋令人難以置信，那是非常多人在尋找的那種轉變。很難找到什麼東西能促成那種程度的轉變。世界上有太多苦難，人們用來處理的方式很多都沒有用。而我在這裡誤打誤撞進入的領域是如此精確、簡單且有效……但又很怪！拿著音叉在距離某人身體六呎的地方，然後把這些能量小區塊慢慢拖曳過空盪盪的空間，就是件很奇怪的事。

直到某一天，我正在努力撰寫一份商業計畫，要把我的爆米花轉為自動化生產，此時，一封「回條掛號信」被送進了我的後腦收信口，上面寫著：「比起另一種點心，這個世界更需要和諧。」我得到非常明確的指示，告訴我必須去念大學、取得學位、做學術研究，如此才能調查我觀察到的現象，並用科學的語言去解釋與了解它。這訊息來得很大聲而清楚：該是把爆米花公司賣掉的時候了，這樣我才可以去學習並教導聲音相關的知識。

我也知道取得學位對我一直存在的面子問題會有幫助。這是一個幫助人們解決問題的工作，而我覺得有必要以更寬廣的方式來呈現它，以理性、實在的語言來解釋它，來證明這不是什麼怪力亂神的胡說八道。它是真實、科學、實用且有效的，所以對其原因必須要有一套符合邏輯的解釋。於是，我賣掉爆米花公司，申請進入北佛蒙特大學就讀，這是全美唯一擁有健康與替代醫學大學學位的學校，從我家過去只需五分鐘。我在五年內完成大學及碩士學位，論文題目是「探索聲音在人體與人體生物場上的效果」，後來成了我第一本書《人體生物場調頻法》（*Tuning the Human Biofield*）的基礎。

但真正的學習，是來自我花在使用音叉療癒人體場域的數千個小時，繪製出這幅全新生物場域圖的過程。

第二章

繪製人體生物場域圖

在二〇〇六至二〇一〇年間，從上大學前到讀大學的時候，我就使用音叉描繪出人體能量場的全新場域圖。幸運的是，我住在杳無人煙的山區，家裡的辦公室非常安靜，讓我可以很仔細聆聽音叉發出的泛音與低音。我花了好幾年時間，就像組合拼圖的碎片一樣，我稱之為「生物場解剖學假說」的完整場域圖才漸漸浮現。

生物場解剖學假說是一種心智架構的模型，我經過二十五年的研究才呈現出來。就像大腦被劃分成許多區域，不同區域負責不同的事物，我們的能量場也是如此。跟神經科學家繪出大腦解剖圖，並弄清楚大腦的不同區域有不同的功能與相關性一樣，我也繪製出人體生物場解剖圖。那個過程引導我發現一個特殊的記憶儲存解剖學。

概括地說，我的假說就是：我相信人體生物場是一個散布出去的電磁媒介（一個**生物原生質**〔bioplasma〕），環繞並滲透至人體，還儲存著我們生命經歷的紀錄，所謂的

心智與**記憶**其實都存在於這種電磁場之中。我們曾經歷過的每一件事的資訊，甚至祖先經歷的事，都會以駐波（standing wave）[4]的形式被編碼至身體電磁場中，而特定的區域會儲存特定類型的經歷。在這個模型中，**你的身體是處於你的心智中**，而非心智處於身體中。

藉由身體與聲音的交流，聆聽返回的訊號，就會顯示出每個人都會有的一種普遍模式。生物場就像大腦一樣分成不同區塊，不同的情緒經驗會被儲存在不同的平流層位置。情緒經驗跟記憶一樣，是被儲存在人體周圍的駐波。不同的情緒會有不同的頻率特徵，所以我才能辨識出它們。這不是什麼高深的學問，我也沒有特別厲害的聽力。事實上，小時候我曾做過多年的語言治療，在六年間上了六位發聲老師的歌唱課程（前五位甚至宣告我是個沒藥救的音痴），才能唱歌不走音。若非說什麼不可的話，學習真正去**聆聽**一直是我最大的挑戰。但終究我仍學會了頻率的語言，最後也把這種語言教給其他人。當我在教導學生時，幾乎每個人都能聽見它並感受到它，如果有人當下無法立刻做到，最後也都能學會。悲傷的聲音真的聽起來很悲傷，恐懼則具有清晰的脈衝特質。有

4 編按：常駐空間某區域之波動，或者說是靜態的波動（stationary wave）。駐波的現象之所以會發生，可能是因為在原本靜止的介質中，有兩個波動往相反的方向行進，兩波動相遇後就產生駐波。

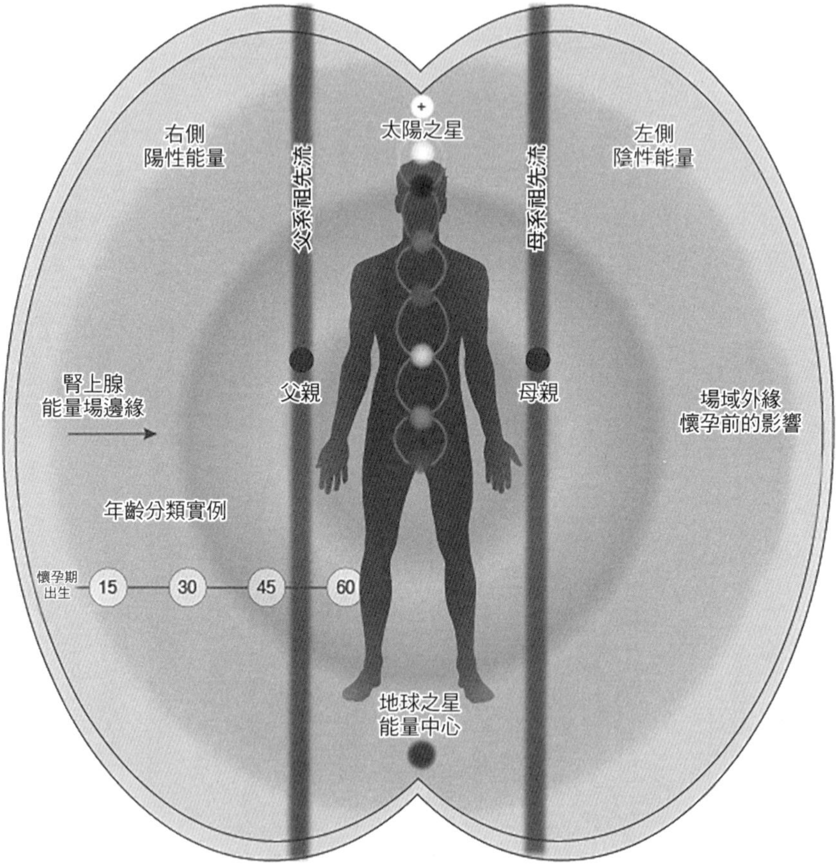
太陽之星
右側
陽性能量
父系祖先流
母系祖先流
左側
陰性能量
腎上腺
能量場邊緣
父親
母親
場域外緣
懷孕前的影響
年齡分類實例
懷孕期
出生
15
30
45
60
地球之星
能量中心

些人需要花久一點的時間，不過只要有足夠的時間與經驗，我相信任何人都能學會這種語言。特別是在課堂上，每一個人都可以明顯感覺到悲傷的區域，跟你能辨識出一首悲傷的歌是相同的方式，就算沒有歌詞也無所謂。

這個場域也是有時間軸的：場域外緣的資訊通常與懷孕期、出生與童年早期有關，最靠近身體的資訊則是當下或最近的時間，其他就是介於兩者之間。外邊界確定是由兩層等離子膜組成，大約位在距離人體外圍五到六呎的地方。當我們從場域邊界向內往身體移動時，我們便踏上了一趟從懷孕前至今日的時間旅程。我一向能做的，就是像唱片上的唱針似地使用音叉，去閱讀一個人一生的振動紀錄。例如說，如果我要幫一位六十歲的女士做療癒，而我大約在穿越場域的一半、她的心臟左側的地方碰到了一處聲音失真的區塊（這地方儲存著與悲傷、悲痛和失去有關的資訊），通常就可能顯示她在三十歲左右曾經歷一次心碎、離婚或失去親人的事件。

生物場調頻法的運作方式

人體不只是個樂器，也是可以自我調頻的樂器。就像你能用音叉為鋼琴或吉他調音，不可思議的是，你也可以使用音叉為身體調音。

生物場調頻療法主要是使用音叉掃描人體的電磁場，找出不和諧與有阻力之處。透過引入音叉的連貫聲音輸入，混亂的波形就會變得比較和諧，波形的糾結處就會開始減少，正弦波開始增加。這很像是用熨斗熨平皺巴巴的床單一樣。在那樣的過程中，被困在場域中的能量流得以釋放，音叉的作用就像磁鐵，再把能量流拖回到身體中。

我們習慣強化的心智狀態，會創造出場域中的失真模式，最後導致身體的秩序與功能損壞。

我們知道磁場會引導電流。透過改變身體電磁場，就可以改變體內的電流，我們便能消除疼痛、緊張、受困情緒與創傷。過多電流通過電線就會產生疼痛，我們可以透過操控磁場讓那種能量轉向。就像中醫師會用把脈來診斷病情，我們同樣也能用音叉感知身體電流的節奏，接著用音叉而非針灸的針來加以轉移。我有很多實例，只是重新調整能量流經身體的方式，就能在二十分鐘甚至更短的時間內，讓人們的疼痛級數從十級中的八或九級，下降至〇或一級。

我認為所有場域中出現擾亂與阻塞能量的地方，就是托勒所說的「受苦的肉身」。托勒在他的著作《一個新世界》中將其描述為：「由每個我們尚未全然面對、接受然後放下的強烈負面情緒所留下的痛苦殘餘物，結合起來形成的一種能量場，住在你的身體細胞裡。」受苦的肉身是由所有你經歷過的苦難與掙扎組成的，其留下的烙印會存在於你看待自己與處理人生的方式上。大部分人在談到自己時，談到的是受苦的肉身。我們會以受過的傷來定位自己，並創造一個受傷的自我形象。

我們大部分人都曾經歷過艱難的時期，感覺有某部分的自己被拋在後頭。隨著走過童年的掙扎與壓力、年齡增長，我們某部分的自己開始消失。我們也把一小部分的自己拋在後頭。但是它們沒有漂流到我們周遭的世界，而是留在我們自己的能量場中。如果你能看見一位日子曾過得很辛苦的老人的能量場，他的能量幾乎就像是被灑出來一樣，會有種消散與耗竭的感覺。用音叉療癒的神奇之處是，我們可以找到被灑出來的「東西」，然後把它帶回來並恢復它。我們可以把這想成熵對上負熵（syntropy）。**熵**會隨著時間流逝而失去秩序，**負熵**則是恢復與創造秩序。我是把生物場調頻想成是將失去的生命勢能帶回我們身體的負熵過程。

就某種程度來說，我們永遠都會將人生經驗烙印在身上，留下不可磨滅的痕跡，但我們可以釋放情緒的指責，以及它們對當下的掌控力。就算在酒鬼父親或無盡的虐待下長大，你也不必活在成長過程中所創造的模式中。在場域中下功夫，可以讓我們釋放或去除受苦肉身的障礙，再與我們中性的能量中心連接，回到當下，並與大自然重新連結。與其根據場域裡的所有資訊做出不適當的反應，被觸動並重複相同的舊有模式，我們有能力用一種當下的清晰心智來回應一切。

我覺得我們做的事與薩滿的「靈魂復原」（soul retrieval）概念非常相近。這個過程是以一個概念為前提：當一個人經歷當下沒有能力處理的創傷經驗時，他們靈魂的一小部分就會斷裂，留在自己無法取得的地方。薩滿的工作就是運用豐富的想像力，透過名為「**旅程**」（journeying）的過程回到事情發生的時間與空間，找到靈魂碎片，把它取回並帶回給當事人。薩滿會真的把靈魂碎片吹進或實際放回到人的身體中。我得知這個過程時，對生物場調頻聽起來有多像聲音的靈魂復原感到非常驚訝。我們都是在尋找這些失落的自我碎片，把它們帶回身體、回到循環中，並能供人取用。

不只薩滿學，我們也在西方心理學中發現同樣的概念，靈魂會因為創傷與壓力變得支離破碎，而藉由重新整合這些壓抑與分離的部分自我，就可以恢復心理健康。從心理治療的角度來看，當我們整合自己那些被否定、關閉以及放逐到無意識陰影的部分，就可以回到情緒及心理的健康狀態。就薩滿及西方心理學兩者的角度，以及生物場調頻的觀點來看，療癒就是一種恢復完整性的過程。

從電磁角度來看，我們恢復整體性的方式，是把這些結凍的光之碎片、被遺忘的自我，帶回到循環中，並能供人取用。那些經歷許多創傷的人已學會與越來越少部分的自己共處，當他們開始重新整合這些遺失的自我，就可以達到一種感覺像是超級英雄的狀態。

這些碎片就是我們隱藏的潛力！我喜歡將它們比喻為電玩遊戲裡復活節彩蛋的概念。它們就是你在玩遊戲時找到的那些神祕的禮物與潛力口袋。當你找到並認領一個彩蛋，實際上就是在增加你的電力。你有越多可隨意取用的生物活性能量（bioavailable energy），就可以做更多事。你會變成人生這場遊戲中更優秀的創造者與更厲害的玩家。

若使用聲音的語言，我們可以用連貫與不連貫來詮釋這種現象。當你處在連貫的狀態，代表你身體系統中的振動模式都彼此相同。那就是**連貫**代表的意思：「同相」[5]（in phase）。如果某件事物是連貫的，它就是團結一致、統一且和諧的。在人體能量系統，連貫是能量交流的一種狀態。不連貫的狀態是指，有很多流浪的、尚未整合的頻率形態存在於我們有意識的心智與身體中。如果你的系統裡有許多事物不同相——像是你一直未處理的離婚問題、酒鬼父親、讓你心理受創的五年級老師——你就會經歷某種程度的不連貫。當人們經歷許多創傷，他們的能量場就有各種能量阻塞，而這些阻塞會在許多不同頻率裡引發共鳴。

事實上，我們內在的交響樂團要不是在演奏音樂——我們內心所有不同的樂手與頻率都達到同相，演奏出和諧、統一的音調——要不就是在「不同相」的狀態下製造噪

5 編按：相位是聲波振幅的位置，同相就是兩個聲波的相位是一致的。

音：這裡的音調扁平，那裡的速度過快，其他有些地方甚至不演奏。連貫就是當那個內在交響樂團音調一致，處於它正確的節奏與適當的流動中，進入和諧完美的**甜蜜點**[6]。當我們找到這些不同相（out-of-phase）的地方，使其變得和諧，我們也將變得更完整且有能量。

心智的模式

我真的可以用音叉閱讀你的心智，因為心智裡的一切都是能量場裡的一種振動模式。如果你在五歲時撞傷頭部，我可以看得出來；我也可以看出你父母親的個性、找到你幾歲離婚或失業，因為所有的資訊都以振動的語言編碼在你的場域中。我也可以讀出你常用的心智架構，對自我及人生所抱持的核心信念，以及你一再告訴自己的故事，因為它們也都會以模式顯現在你的生物場裡。

在場域裡我們不只會發現創傷與壓抑的情緒，也會看見心智模式與信念系統。我用雙手與音叉接觸過數千人的能量場之後，觀察到許多共同的心智模式，這些都表現出同樣的音調，包括我們告訴自己的故事、持續陷入的思想迴圈，以及抱持的信念。

信念不只會存在於心智，也會存在於能量結構裡。它們都是實際的架構，就像是能量的鏡片。好比你去看眼科醫師時，他們會快速切換不同的鏡片，有些鏡片可以讓你的視線清楚，有些則讓你視線模糊。這些鏡片影響著我們看待事物的方式，所以信念就如同生物場裡的鏡片一樣，我們對現實的感知便是藉此過濾而來。如果你相信自己總是把東西弄丟，你便是透過那個濾鏡在找鑰匙，就算鑰匙在你面前你也看不到。它們存在於你的盲點中，而因為你有這個信念，這個環繞著遺失東西的故事與指控便扭曲了你的視線。或者如果你把某人視為惡棍，你就會把那個看法放進所有他說與做的事情中，以證實他是個惡棍。那就是你會看到的樣貌。

每個人都有這些模式，會一次又一次地上演。人生早期經歷造成的軌跡，會成為困住我們的習慣。雖然每個當下都有無限的可能性，我們仍會繼續選擇熟悉、符合自身信念，沿著我們已建造的軌跡的方式，那些軌跡是在我們甚至不了解發生什麼事之前就建造好了。這就是我們人生會卡關的原因：長期下來，信念與思考模式會將我們的能量轉向至混亂與漩渦裡，而這些振動模式就會變成行為模式，產生符合模式的結果。

「**相信什麼就會看見什麼**」其實比「**眼見為憑**」更正確。我們會透過信念的鏡片過

6 編按：sweet spot，高爾夫球與棒球術語，只要打中桿頭的「甜蜜點」，球就會飛得特別高、特別遠，也就是最佳擊球點。

濾現實世界的經驗，而在許多情況下，它們對我們並沒有用。就以戰後嬰兒潮出生的人為例，我發現每個嬰兒潮世代的人的場域中都有非常相似的模式，從出生到他們接受的教養方式。這世代的人小時候大部分都是哭鬧時無人理會，照顧者都是按時刻表用奶瓶餵他們喝配方奶。這些是非常具破壞性的模式，會因為未被滿足的需求而導致一種長期的沮喪，以及一種說話沒有人聽的終生模式（糖癮也是來自配方奶的含糖本質）。如果你在嬰兒時期是定時被用奶瓶餵奶，每次哭著要食物時都沒有人理你、沒有人抱你或給你食物，就會形成一種「我說什麼都不重要」的信念，因為人們不會聽。那種信念會影響你說話的音調。如果你說話都沒有人聽，那是因為你的語調中被注入了那個信念，而人們只是回應那個信念，所以這都是一種強化的過程。**看見了嗎？沒有人聽我說話，我是對的**。但那只是個故事，若你改變那個故事與模式，開始尊重並聆聽你自己的真實聲音，人們就會聽你說話。你的聲音的真實音調會改變，帶著你值得被聽見的資訊。透過改變這些鏡片，整個人生的經驗也會改變。

嬰兒潮世代的模式並非區域性的存在，它們會出現在整個場域的不同位置，影響許多不同的系統、器官及身體部位。其他模式則比較有區域性。舉例來說，我們可以看看兩個出現在髖骨區的常見模式，髖骨是生物場裡的一塊承載面積（loaded area），保存著許多尚未消化的情緒，以及思想與行為的失調模式。

舉例來說，人們常常在右髖關節處有疼痛或其他問題，我治療過的許多個案都會跟我抱怨這些問題。我發現幾乎無一例外的是，**右髖關節有問題的人，都有強迫性過勞的模式**。他們會不斷地移動：不斷地在想與做，快快快。這種想太多與做太多通常是受到罪惡感與不適任感所驅使。他們的做法就是開始把所有能量形成一個旋轉輪，放在右髖關節外的場域中。至今為止，我遇到的動過右髖關節置換手術的人，都有這種模式。

接著移動到場域左邊的位置，我們會發現一種我稱為「**受害者情結的姿態**」（posture of victimhood）的模式。這種模式大約集中在左髖關節的底部，位於海底輪及薦骨輪外的場域。當我們習慣對自己訴說無能為力或自我責備的故事，以及圍繞著未被滿足的需求與無所作為的挫折感打轉，我們的能量便經常聚集在這個區域。那股能量的感覺就像是**打轉**。像是在場域裡的一個漩渦，讓大量的生命力落入圈套。

這種犧牲模式最後經常導致能量曲折地通過身體，它可能會去到肝臟，我們就會有激動、憤怒的反應；它也可能進入心臟的左邊，我們就會有難過、傷心的反應；當我們老是想著過去，持續因為某個事件而感覺受到犧牲，它可能會往上跑到第三眼的右邊。這就是一種不平衡的曲折模式，會讓我們的能量偏離中央中線的位置。

多年前，我第一次注意到受害者情結的姿態是個明顯的模式，那時我正在治療一位個案，他的場域中有著大量的能量受困，但身體的受困能量卻出奇地少。這位個案苦於能量低落、消化不良、無法全心投入與無力。我在他的場域發現了許多故事，他也非常依戀這些故事！這些很多是憤怒的受害者情結。很容易看得出來他為何苦於消化不良，他感知到不公平卻未表達出憤怒，便與他所有的內在之火綑綁在一起。關於這個特定主題我有大量經驗可以分享，因為我們或多或少都會因這種受害者情結所苦。我們會在第二部回頭探討。

值得一提的有趣現象是，美國的髖關節（及膝關節）置換手術數量激增，而且現在比過去更常見於青年身上。對我來說，這種現象的原因一點都不神祕！每次只要看見有什麼東西開始往下跑到身體的某部分，在振動模板、我們的生理藍圖中一定有某個問題，是潛藏在身體那個部位的情緒或心智狀態所引發的問題。當你處於這種想太多、做太多的不平衡狀態，所有本來應該在右髖關節的光與能量就會被吸到場域中。那份光應該要為你的細胞、組織與器官帶來秩序、結構與功用，當光外泄到應該出現的部位的右邊，當光變得不平衡，這個部分的藍圖就會遺失。當身體要去修復細胞，因為缺少所需的資訊及能量，便無法依循藍圖修復問題，生理機能就會開始變糟。生物場調頻就是找到能量打轉的地方，中和困住它的振動模式，帶著意圖用音叉將能量拾起，然後引導能量回到它在身體中所屬的地方。

有一陣子我的中背部特別痛，我就訓練兩個當時分別為六歲與九歲的兒子幫我治療。我請六歲的兒子概述過程中發生的事，他說：「我們在把不屬於那裡的能量帶回它應該在的地方，這樣能量就可以去做它該做的工作。」帶領與經營這份工作這麼多年，我覺得這是生物場調頻的最佳定義之一！

能量遺傳學：人體DNA之歌的調性

在決定全心投入音叉調頻後，我在佛蒙特的小鎮詹森（人口約三千六百人）的市中心租了一間辦公室。我的門口沒有任何招牌，但是人們總會找到我來為他們療癒。人們一個接一個地走進我的辦公室，跟我說：「我想處理祖先世系的問題。」或「妳可以幫我清理遺傳性問題嗎？」我不知道他們是如何找到我的，但我總會跟他們說「你找對人了」。處理生物場模板問題時，我們就能超越自己個人的經歷，因為場域裡呈現的駐波不僅包含個人的生命經歷，也會包含著祖先的調性經歷。

生物場解剖學的一個重要特性，我稱之為「**祖先之流**」（ancestral river），**位於身體左側及右側之外約十吋的地方**。碰觸到此處時，你絕對不可能搞錯，因為這裡的音調很明顯與瀰漫於場域中其他區域、相對一致的個別基調有所不同。我稱之為「河流」，是因為它感覺就是如此。這裡有著強烈的能量電流。在此我只是推測，但我的結論是以數千小時的臨床經驗為基礎：**身體左側保有母系相關的DNA資訊，右側則保有來自父系的遺傳資訊**。

這個區域握有你繼承的基因，以及我所謂的「**能量遺傳**」（energenetic）資訊。能量遺傳是**我們的DNA之歌的調性**。我們不只繼承了頭髮與眼珠的顏色，也繼承了祖先的情感經驗與調性特質。

在執業的早期，我就漸漸明白嬰兒並非一張白紙。來到這個世界的時候，我們已預載了各種程式與噪音。我們帶著憂鬱、焦慮、與金錢有關的阻礙、上癮傾向來到這個世界。這種不平衡的音調模式已設定在我們身上。我見過有些個案的場域中記錄的憂鬱音調可以回溯至出生時，結果是他們的父親或母親就有憂鬱症，而他們則繼承了那種音調表現。那在身體內在的交響樂團中創造了一種憂鬱的低音。我處理過很多有憂鬱症的個案，他們（不成功地）嘗試過在「**我**」與「**我的**」層面上處理問題，卻沒有了解到根源經常比他們自身還要深遠。

DNA是化學的，更是振動的。我們帶著祖先的音樂，也可以實際改變內在被寫入的歌曲調性，即便它們已用某種特定方式被演奏了好幾個世代。處理生物場問題，就有機會進入振動模板，去擦乾淨我們所繼承的黑板，改寫上DNA的音樂。當我們將音叉伸入祖先之流中，引入一個連貫的頻率，對於淨化在我們之前就已存在的音調表現也很

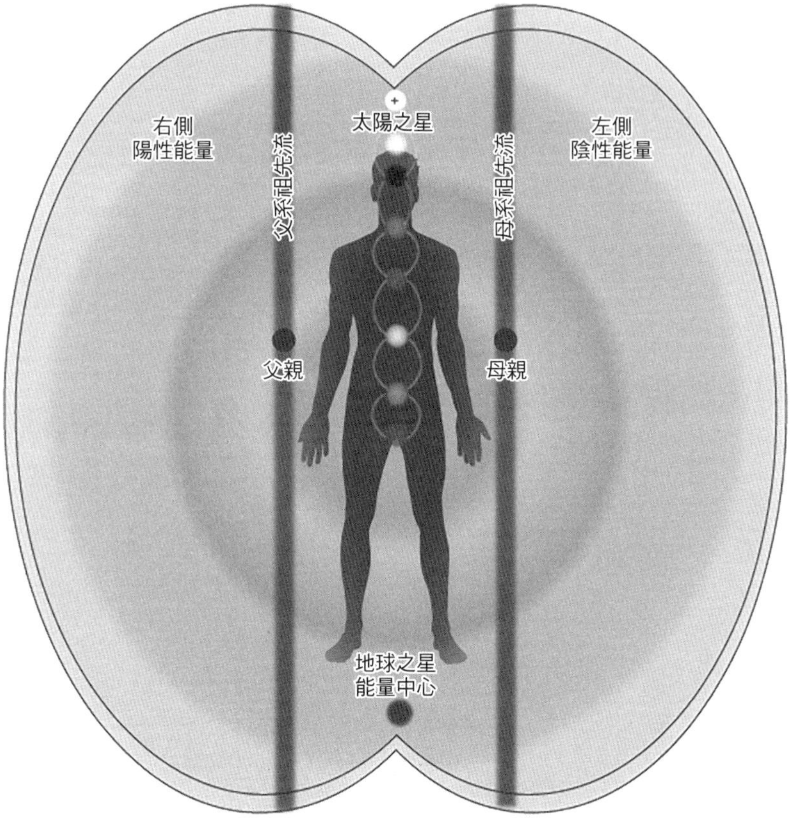
右側
陽性能量
父系祖先流
太陽之星
母系祖先流
左側
陰性能量
父親
母親
地球之星
能量中心

有幫助。

能量遺傳學的影響是我在本書中最有力的發現之一。祖先的影響與世代之間的創傷是身體健康與福祉的一大部分，但大多被忽略，雖然過去幾年，越來越多研究都顯示那些前人的難題是如何影響著我們。美國文化太注重個體性與專注於未來，以致我們對於那些前人的影響總是視而不見。可以這麼說，我們被植入了拋棄祖先國度的程式，專注在成為自力更生的男人或女人。但我們無法解釋的是，當你帶著一組不屬於自己的創傷、情緒與限制性信念等情感包袱，要實現自我有多困難。

在一生中，我們不斷責備自己有這些功能失調的模式，又因為沒有能力改變而覺得愧疚與不夠格。但要改變在我們來到世界之前就已走樣、然後被傳遞給我們的ＤＮＡ文件並不一定容易。靠著我們的覺察與意圖，使用聲音與其他療癒方式，我們可以與自己的振動模板合作，抹除那些之前輸入的故事，回到我們的原廠設定，但這個過程需要一點耐心。

當人們了解這並非自己的錯，而是繼承自母親與父親的模式，往往會鬆一口氣。那份資訊只存在於ＤＮＡ的流中，ＤＮＡ流正在形成聲音電流，而那股電流則形塑了你的樣貌與表情，但這並不一定是一種無期徒刑。在閱讀本書與探索自身場域中的模式時，我鼓勵你記住這一點。知道你在處理的事可能不是源自於你，思考一下這可能並非你的錯！你只是突然出現在這個時空，繼承了很多焦慮、憂鬱與廢物有待清理。這是你，但不是只有你。這是你的父母親、他們的父母親、他們生活的文化，以及全人類的故事。看著我們自己的習慣與掙扎，我們必須問問自己：「這持續了幾個世代？」如果你開始把它們視為**問題**而非**我的**問題，要處理與解決都會簡單許多。

我多次看見我們做的任何改變都會往下影響到以後的人。當我們改變了自己DNA的調性，不只會影響到祖先，也會影響到後代子孫。這麼多年來，有很多個案告訴我，當他們改變、療癒與淨化自己的訊號，便發現父母與孩子們也開始改變。

一個有用的系統與不斷進化的假說

我想強調這是個有用的模型。生物場解剖學以及我定義生物場中這些區域的方式，都是個假說。那是我的主觀發現，所以我不會說這是事實，但我會說這是個有用的模型，因為它在偵測與修正身體電磁場的不平衡上，已被證實是有效、可複製與可靠的。我的學生及個案經常告訴我，他們對這個模式的準確度感到非常驚訝，特別是時間軸要素。生物場調頻（以及作為其前提的生物場解剖假說）似乎是個有效的模型。

使用聲音探索生物場曾是（也仍是）一場發現之旅。在做碩士研究的同時，我透過臨床治療我發現了生物場的成分及架構，後來，我也透過與意識與療癒機構（Consciousness and Healing Initiative，簡稱 CHI）及知性科學學會（Institute of Noetic Sciences，簡稱 IONS）合作繼續研究。在與這些機構的科學家的合作中，我開始使用科學方法從各種角度調查這個假說——並持續關注最新發現。與其他專家一起，我還有多年的研究要做，才能從科學層面真正了解生物場。

我在《人體生物場調頻法》中所寫的內容至今仍然真實：我的疑問多過我獲得的解答，在這個領域，我仍覺得自己更像是一名學生而非專家。直到科學能對我在生物場的發現提出更多客觀證據之前，我們所從事的工作都只是假說。

然而，電力是讓我們運作的能量，這件事是無庸置疑的。它不只讓身體運作，也掌管了我們身邊所發生的一切，這點我們之後會談到。因為試圖理解這不尋常的發現，讓我很快就超越了身體，之後也超越了固態、液態與氣態的世界。一旦你踏入生物場與能量的世界，就進入了等離子的世界，這個世界涵蓋了被遺忘的乙太概念。我們將在這個世界冒險，發現一個新的自己與環境，是活生生的、相連的，並且充滿了光。

第三章

帶電的宇宙，帶電的你

生物場調頻法之所以很難解釋的原因之一，是它涵蓋了固態、氣態、液態之外的兩種額外的物質狀態。第四種物質態是等離子，這是經由科學證實且被科學界接受的概念，第五種物質態乙太則是一種假想的型態，幾個世紀以來一直是科學界辯論的主題。我們將深入探討這些物質態，這兩者是如何形成我們的電磁場，以及它們為何與我們每日的生活經驗有直接關連。也請記住：我們仍是在談論能量、電磁學與電力——只是用我們的語言說得更明確，並將我們對能量的理解，落實在一場對其傳播**工具**的探索中。

為什麼這如此重要？這只是空洞的理性研究嗎？這很重要，因為當我們擴展對現實本質，以及「事物的本然狀態」的觀點，就改變了我們能取得的可能性與機會。人生真正的魔法與豐盛在生命的**相互連結性**，而就我所見，透過等離子與乙太的媒介，那份連結正在發生。我們可以使用這個共同的電磁場，從中找到支持、可能性、能量與潛能。

宇宙學：概觀

在探討等離子與乙太前，讓我們向外擴大視野，看看較廣大的宇宙相關故事。宇宙學是生命本身包羅萬象的故事，其對現實世界的假設，我們鮮少提出質疑。探索不同的宇宙相關故事，也改變了我的一切。

我們當今文化上、世俗的大爆炸宇宙論大概是這麼說的：一開始，什麼都沒有，某天，突然莫名地發生爆炸，而在爆炸後，也沒有特定理由，宇宙就形成了高度的秩序。之後，熵（消散、分解）一直是主導一切的勢能。這個太空充滿神祕的暗能量與暗物質，進展開始慢了下來。太空是空白、冰冷的真空，沒有人可以聽見你說話，因為聲音無法在太空中傳導。此外，在我們星系這個無意義的角落，我們可能是唯一的存在。地心引力把我們往下拉，熵則將我們拆散分解。

這整個故事的觀點都非常黑暗、沉重、支離破碎，甚至悲傷，但要了解的重點是，這個世界觀的存在，是在我們發明可以真正感覺並看見太空的哈伯望遠鏡與其他了不起的科技之前，這些科技的發現開始為宇宙的運作描繪出一幅非常不同的樣貌。我們的宇宙相關故事似乎也在進化中。

現今科學家發現太空是帶電的，而我們的太陽也不只是個不斷自我燃燒的孤立熱核熔爐，可以藉由等離子與其他帶電的宇宙產生電的連結。我們逐漸發現太空並非空無一物，而是填滿了各種密度與型態的等離子，而聲波能透過名為阿爾文波（Alfvén wave）的等離子傳導。等離子形成等離子束，聲波則藉此連結不同星系。

後來的結果是，熵並非太空中唯一存在的物質，負熵也存在！雖然我們觀察到周遭世界與太空有陷入更混亂的趨勢，但也觀察到其中不斷出現的秩序。輕力也很重要。如今我們知道音波會往上走，大自然中確實存在著往上升的作用力，不是只有往下掉。有大量的證據指出，聲音曾經、也可以被用來抬升物體。試著聆聽一些以鋼鼓（steel drums）演奏的卡力騷舞（Calypso）音樂，你就會感受到體內的輕力。

從這個觀點看來，宇宙是個活生生、相互連結、帶電的有機體，由各種可見與不可見的光所組成，隨著熵與負熵的持續破壞與創造作用，不斷改變其形狀與呈現方式。而人類就是這個散發著光芒、亙古不變、令人難以想像的驚奇現象的一部分。

等離子：物質的第四態

讓我們多認識一下等離子，一種你很可能從未在學校學過的物質態。

根據一些資料來源指出，已知宇宙有高達百分之九十九．九九是由等離子組成，有趣的是許多人卻從未聽過這種物質。等離子被定義為物質的第四態，由一種離子化氣體與自由電子組成。當原子失去某些按固定軌跡運作的電子，就形成離子。電子與離子具有游離性，代表這種氣體能夠導電，同時會對電磁場產生強烈反應。

其他三種已知的物質態都是由等離子形成的，更嚴格地來說，是凝聚而成的。這個「分散的材料；基礎物質」（一九一三年韋氏字典〔Webster's〕中的定義），會凝聚成氣態、氣態凝聚成液態，液態凝聚成固態，但一切都是從等離子開始（不過，嚴格說來，就我個人淺見，是乙太產生了等離子，這點我們將在後續章節探討）。等離子的行為方式說明了實體物質的形成方式。等離子圍繞著我們，我們生活的環境充滿了等離子。我們生活在一個流動的電磁環境。在你呼吸的時候，你吸入的就是等離子。你吸入的空氣充滿了電力與生命。當你在海邊呼吸著充滿空中電荷的海洋空氣——就是我們所謂的**負離子**——就是吸入了更多的等離子。

太空是由等離子組成的！星雲是等離子，閃電是等離子，太陽風是等離子，北極光是等離子，特斯拉球（Tesla globe）是等離子。我們住在等離子環境中。我們不只吸入氧氣，也吸入電力！每個氧分子都帶著四個自由電子，會與血液中血紅蛋白（hemoglobin）的鐵結合，接著掉落在細胞上，提供身體持續的電能流動。

傑拉德・波拉克博士（Dr. Gerald Pollack）在《水的第四階段》（*The Fourth Phase of*

Water）一書中提出水是等離子，這代表水也是電磁體。人體的血液與所有體液都是帶電的。我們身體中帶電的水其實會形成一種凝膠態，充電的程度也決定了DNA的表現方式。火是等離子。在多年將等離子視為「熱的氣體」（hot gas）後，美國太空總署（NASA）的科學家終於開始談論太空裡的等離子，史丹佛與其他長春藤名校都有了等離子物理實驗室，人們仰賴的醫學創新也是使用等離子。低溫電漿（等離子）在消毒殺菌上已表現出很大的發展性。電漿現在是個成長中的市場，如果你是投資人，不妨考慮尋找運用電漿的產業（現在有很多這樣的公司），將你的資金投入其中。

讓地球溫暖的太陽也是等離子組成。太陽風並非只是熱的氣體，而是一股帶電的粒子流（等離子）觸及地球最外層的大氣層：磁層，形成緩衝，並將這股能量平均分布在我們這個星球大氣層的最外圍。這不是全新或激進的資訊。挪威科學家克里斯蒂安・伯克蘭（Kristian Birkeland）研究過北極光，並在一九〇〇年代早期就提出這個假說，也曾獲得七次諾貝爾獎提名（雖然直到證據真正出現前，他都是被學界嘲笑的）。

我最近在一九六五年出版的《美國科學人》（*Scientific American*）雜誌上讀到一篇文章，裡面寫著：「一九五八年起，透過人造衛星及火箭探測器對地球最外層的直接測量，已說服許多地球物理學家必須大幅修正對電磁場的簡單想像。完全不是不受外界影響，**地球磁場持續受到一股太陽散發的帶電粒子『風暴』衝擊**，因在繞行地球的輻射帶間循環的電流而扭曲變形。」科學家很久以前就知道太空中的電流，但不知為何我們的世界觀裡從未有過電流的概念。

因此，全球各地連續受到閃電襲擊，讓這股能量放電並接地。太空是個充滿等離子的帶電環境。在某些地方，等離子是非常分散的；在其他像是恆星的地方，等離子則變得非常稠密。過去十年來，航海家二號（Voyager 2）、哈伯望遠鏡與其他探測器，已提供我們大量關於等離子的資訊。二〇一八年，航海家二號太空探測器穿越地球等同於磁層的部分，也就是太陽圈（sun's heliosphere），它也真的在穿過這道「稠密沸騰的等離子牆」時速度下降，這道牆創造出包覆著太陽系的等離子泡泡的邊界。航海家二號一份發表在《自然天文學》（*Nature Astronomy*）期刊的觀測報告中披露，這道火牆的溫度高達將近攝氏五萬度。

等離子是恆星的組成物，也是構成我們人體系統的物質。要記得，它是與太陽、閃電相同的電力，能提供電子設備電力，在我們的帶電心臟停止時，用來幫助心臟跳動。我的假說是，人體生物場也是等離子，更明確地說，是生物原生質（bioplasma）。生物原生質是什麼呢？它是散布在任何生物四周的「磁性流體」（magnetic fluid），由其外緣的雙層細胞膜明確畫出輪廓。耶魯大學教授哈羅德·薩克斯頓·伯爾（Harold Saxton Burr）將這些活躍的場域描述為**L場域**，他在四〇、五〇年代用設置於耶魯大學校園周圍的各種設備，廣泛地加以研究。所有生物四周都有一個活躍的場域，不是一個新概念，然而很多人都聽過沒有場域這種東西。但是如同我們將看到的，那種主張與物理學的觀察與基本定律是相違背的。

就像自然界的任何事物，電磁場也經常以不規則碎形的方式呈現。它們在某個層級的測量結果是什麼，在其他層級的測量結果就是什麼——如其在上，如其在下[7]。這就是大宇宙與小宇宙的概念。人體生物場與我們的電磁場，就像地球的磁層與太陽圈的不規則碎形表現，場域的外緣都有雙層細胞膜以保護這個有機體。在人體生物場中，外緣創造了保有場域資訊的動態駐波。就像航海家一號及二號因為一股更高密度能量的阻力，穿過太陽圈時速度會變慢一般，我們的音叉也能感知場域外緣的密度。這些波會從電荷內緣彈回來，跟無線電波會從電離層（ionosphere）的內緣彈回來，是相同的方式。除了是人體這個群體場域的一部分之外，我們體內的每個細胞與器官也都有自己的場域。

7 編按：as above, so below，出自古代煉金術的四句金言：「如其在內，如其在外；如其在上，如其在下。」（As within, so without; as above, so below.），代表煉金術的整個宇宙觀，在上者或在外者，指大宇宙，包括神、自然和整個地球；在下者或在內者，指小宇宙，指人類的靈魂或心靈。

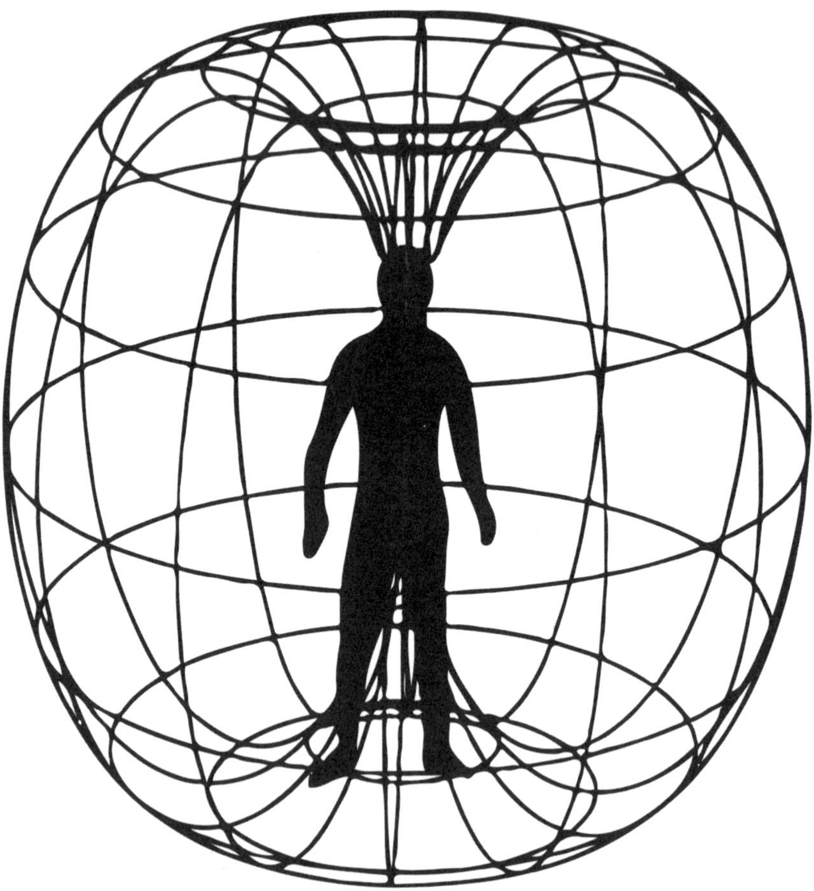

人體環形電磁場

對於你們許多人來說，這或許是第一次聽到等離子。為什麼大部分人從未聽說這個重要、無處不在，且被哈佛與史丹佛科學家接受並研究的物質態？在乙太的概念已被主動排除與據稱被揭穿的同時，等離子在我看來似乎是單純被漠視。我們知道等離子存在，只是在我們更廣大的宇宙學架構中，還找不到其容身之處。

就讓我們來看看一個不同的宇宙學架構，這個架構認可了等離子，以及等離子在宇宙中的地位。

帶電的宇宙

帶電宇宙（electric universe，簡稱ＥＵ）理論讓我大開眼界地看見一個符合邏輯、簡練精確的宇宙電性解釋，也讓我注意到早期研究者對於等離子宇宙學的研究。太空是帶電且以電互相連結並非新概念，只是為了數學方程式的觀察與實驗的方便，這個概念經常被忽略與排除。

重要的是，等離子宇宙學觀察到，這個在數量級[8]（orders of magnitude）上比重力強

---

8 編按：指數量的尺度或大小的級別，每個級別之間保持固定的比例。通常情況下指的是一系列十的次方。

大的電力，才是太空中真正的主角。根據電性宇宙理論的支持者指出，從未有人觀察到暗能量與暗物質（這種神秘的力量據說不只能將宇宙結合在一起，也能將其拆解），它們只是被插入到重力導向宇宙的數學理論中的數學概念，因為從目前宇宙學的方程式裡，已經看不見電能的存在。你在透過電子鏡片觀看太空中觀察到的事物時，並不需要相信看不見的暗能量。從等離子宇宙學的觀點來看，星系會旋轉是因為那就是電的表現方式，不是因為黑洞的內部吸力與暗能量從外向內的推力。在過去幾年間，藍寶石實驗室（SAFIRE lab）便測試了帶電太陽的假設，並成功在實驗室中創造了一個有效的等離子模型。美國威斯康辛大學也在實驗室中成功模擬了帶電太陽與帶電太陽風。這是因為等離子是可縮放、不規則碎形，而且不管是「瓶子裡的小星星」還是太空中的星星，其表現方式都相同。這與標準的太陽熱核聚變（thermonuclear fusion）模型相反，那個模型從未在實驗室中成功創造出來。

我在二〇一〇年開始研究等離子時，媒體與主流報刊並不常見到相關報導。那時美國太空總署的照片將星雲稱為「熱的氣體」。我在演講中詢問聽眾是否聽過等離子時，也沒有人舉手。但最近這幾年，開始出現了大量對等離子的研究，以及更全面地探討所有生命的帶電本質，從地底到天文，從海底到太陽風都有。普林斯頓與史丹佛的世界級等離子物理實驗室，也完成了難以想像的研究，發表在知名期刊的研究報告越來越多，正揭露了所有生命的帶電本質。現在我們知道大自然中隨處可見到電流，而根據地球物理學家所述，太空也是由電流主導。

這裡有一些令人振奮的全新證據，可證明我們的陸地與陸地之間環境的電磁本質：

- **月球**：近期科學證明月球是帶電的。二〇一八年，月球上首次觀測到微弱的帶電粒子層，也就是**電離層**，大約比地球的電離層模糊一百萬倍。科學家也發現，滿月的時候月球上的電活動也會增強。理論上，月球的電活動會透過等離子及乙太與我們身體的電活動連結。這樣的月球電活動增強，是否可以解釋為何滿月時的嬰兒出生率、死亡率、精神疾患發病率、急診病患就診率，以及被警察逮捕的人數都比較高？因為環境中有更多的電力與能量。
- **細菌**：近幾年科學家已確認，電活性微生物（electroactive microbes）會在地表建立格狀電力網傳送電力。「這聽起來不會太瘋狂，只是我們有個帶電的星球罷了。」該研究的作者之一、美國杜肯大學（Duquesne University）微生物學家約翰．史托爾茲（John Stolz）跟《紐約時報》這麼說。《紐約時報》也特別補充，不同生態系統的豐富電活性微生物可以支持生物多樣性，並調節海洋、土地及大氣環境中的化學物質。人體腸道的細菌也是帶電的，使消化作用變成一個帶電的發酵過程。

・**土壤**：二〇一七年，美國康乃爾大學的學者發現土壤中有非常清晰的電子路徑，微生物可以為土壤提供養分，它們住在土裡，不管要進行任何作用都需要電子，此舉也似乎刺激了植物的生長。參與研究的土壤科學教授約翰尼斯・萊曼（Johannes Lehmann）說道：「我們發現電子以一種高效能的方式，在土壤間進行連結。」最近興起的「電化農業」（electro-agriculture），透過地下電線提供植物更多的電流，也已證實可以讓作物有更高的產量。

・**蜜蜂**：研究人員發現，在蜜蜂與花朵間有微弱的靜電場出現，這在授粉過程中必要的電交流中占有重要地位。而一篇二〇一三年的研究指出，因為花朵本身帶有些微的負電，所以可吸引帶正電的蜜蜂。

・**鳥類**：鳥類就是靠著地球的電磁場來導航，牠們的眼睛裡含有某種蛋白質，已知與晝夜節律有關，這可以讓牠們「看見」地球的電磁場，並被用來指引遷徙的路徑。其他的動物包括海豚、海龜與蝴蝶等，當然也包括人類，都能夠靠著磁場指引方向，這可能是與存在於所有動物身體組織裡的磁性物質有關。我們會在本書後面章節做深入探討。

・**人類繁殖**：既然提到了鳥類與蜜蜂，我們也來談談性吧。研究發現性本身也與電有關——精子進入卵子時，會出現一道閃光。而性高潮就是在神經系統、迷走神經與大腦發生的一次電活動的強烈爆發——一個名副其實的發光瞬間。就像蕾吉娜・努佐（Regina Nuzzo）在《洛杉磯時報》所述：「在性高潮的交響樂中，性器官或許是樂器，但中樞神經系統才是指揮。」

這些無數的天然電力來源，或許能為我們的物種與星球提供通往未來的鑰匙。根據科學開始揭露的資料，太陽能僅僅是一切可能性的表面而已。全球的科學家目前正在調查如何利用從細菌、大氣、地球核心，以及其他環境元素而來的電力，作為潛在的能源解決方案。這種大部分都尚未開發的天然資源中，有很多可以解決世界問題的創新、創意方案，只等著人們去發現。

此外，越來越多受歡迎的學者與思想家，都在從不同角度述說著同樣的故事，即我所謂的「**電磁場健康**」（electric health）。這個主題正在全球興起，同時關於乙太的對話也再次出現，有大量的科學家與學者正努力將這創造的統一本質與光明基礎帶回來。請跟著我一起讀下去，很快地，你就會看見理解這些被稱為**等離子**與**乙太**的難以理解又迷人的物質，將如何直接且有力地改變你對自己身體、健康與人生的了解。

第四章

乙太：隱藏的次元

所有可感知的物質都來自一種基本物質，或者說是超越想像、充滿所有空間的稀薄物質，被稱為阿卡莎（Akasha）或是光乙太（luminiferous ether），在所有事物與現象的無盡循環中因賦予生命的普拉那（Prana）或創造勢能發揮的作用而存在。這種主要物質以驚人的速度被丟入極細微的旋轉後，便成為粗物質（gross matter）；一旦勢能消退、運作停止、物質消失，就會回復成基本物質。

——尼古拉．特斯拉（Nikola Tesla）

想像一下你生活在一個充滿光的宇宙。光與你體內的生物光連結，直達骨頭，然後從你的生物場散發出來。感覺你的生物系統由太陽與星星的光賦予力量，接著開始將你的意識從內在的光拓展至外在的光。想像每一種生物，從動物與植物到土壤與細菌，再到風與雨，都充滿活力地與電荷的運作共同起舞。你就像水中的魚，隨時都在看不見的光之海裡游泳。你呼吸的空氣與周遭空間並非空無一物；這是一個由看不見的能量網所連結的媒介，充滿了帶電粒子與磁場。你看見、聽見、感覺、品嘗、聞到的一切事物，都是這個光之海的一部分，它連結與滲透到所有事物中。你內在的光明若與宇宙的「那道光」連結，你便與大自然的一切校準。你就是宇宙光體的一個光細胞，也就是宇宙交響曲的一個音符。

幾千年來，各個靈性傳統都提到過充滿整個宇宙的神之光。但不久前也有一個時期，物理學家將宇宙理解成一個廣闊無垠的光網。這個彼此連結、遍及一切的光之媒介也引發了萬物，像是特斯拉與愛因斯坦等科學家，都習慣用一個詞來說明：「乙太」。電學先驅特斯拉曾將「光乙太」形容為透明的光海，所有的波都可穿行其中，也是潛能無限的場域（當代術語稱之為「統一場」〔unified field〕或是「零點場」〔zero-point field〕），所有的生命都在其中展現。

在人類的宇宙學中，乙太有著很長且具故事性的歷史，它在幾乎所有靈性傳統與古代文化中都是普遍存在的，多年來物理學家對它都曾做過激烈的爭論，愛因斯坦本人也對它時而否定、時而支持。乙太被科學除名的故事，以及返回科學界的一線曙光，為我們提供了一把隱藏的鑰匙，得以去了解我們帶電的身體，以及帶電的宇宙，我們的家。

當代對於乙太的科學觀點，二〇一九年十月《新科學人》（*New Scientist*）雜誌一篇標題為〈被愛因斯坦扼殺的乙太，現在回來拯救相對論〉的文章，有著精采的描繪：「就那些無效的概念而言，發光的乙太無疑是其中最無效的。一個世紀以前，它與愛因斯坦的相對論對抗，然後輸了，現代物理學很少得到如此全面的勝利。如今，相對論提供給我們一個對宇宙大尺度結構（large-scale structure）的最佳想像，這是人類成就與科學發展的一個典範。但乙太如果在這其中有被提及的話，將是這份榮耀的一個尷尬註腳。」

然而，就如同我們將看到的，乙太並未如此輕易地離開，而現在，我們可能正在目睹它的復活。

我提供以下資訊，是為了讓你對自己的帶電身體有更深的了解。但在我們進入重點，也就是如何運用本書第二部分的資訊之前，我們需要奠定一個基礎架構，以了解我們即將處理的這種媒介。因此，值得再花點時間更進一步了解乙太與其運作方式，好讓我們對自己的乙太組成有更深的認識。

乙太簡史

何謂乙太？從不同信念系統的眼光來看，乙太有許多不同的定義，對乙太的強烈意見也不少。基於本書的目的，我們會將乙太假設為物質的第五態，但更確切來說，乙太是物質的基本型態，可以產生所有其他的物質態。你可能比較常聽到「統一場」（或只是「場域」），**乙太**就是它的另一種說法。乙太會依照不同密度及排列方式組成我們所見的事物，以及事物之間的空間。最簡單的定義，是把乙太形容為「透明的光海」，電磁波在其中生成、穿梭，再溶解回去。乙太是所有能量的源頭，「文字」（振動）經由這個媒介便產生光。乙太是介電質（dielectric），代表它具有把自己兩極化的能力，可以產生我們所謂的**正電**與**負電**，而藉由扭力（torsion），也就是那些勢能的螺旋舞動，它可以自行旋轉成等離子態，而等離子可以自行旋轉成氣態，接著是液態與固態。物質由乙太這種最細微的形式引發，然後旋轉成可見光，再旋轉成我們周遭所見的實體物質的密度。這指出了萬物基本上都是乙太的概念，透過不同的振動排列，交織成越來越大的密度。

用宗教術語來說，**乙太**就是天堂的另一種說法，也就是天界。在許多文化中，乙太被描述為靈魂或神的同義詞。在許多古代與中世紀文明中，乙太被視為**太空**的組成要素之一。就物理學的定義，乙太是一種「無所不在、無限彈性、無質量的媒介，過去我們假設它為傳遞電磁波的媒介」。（請注意乙太**過去**在科學裡的定義，我們接下來就會探討。）早期的電力探索家如特斯拉、詹姆斯．馬克士威（James Clerk Maxwell）與喬瑟夫．湯姆森（J. J. Thomson），都將乙太視為為傳遞光的媒介。

在古老的吠陀經文裡，乙太或太空（**阿卡莎**）據說可以**引發所有振動**，然後創造了聲音的現象。吠陀的宇宙學將聲音與乙太視為密不可分，並暗示乙太是傳送聲波與光波的媒介。吠陀傳統也相信乙太是構成心智的物質。根據加州阿育吠陀學院（California College of Ayurveda）的資料：「乙太代表一種基礎，思想與情緒可以像海面的波浪一樣騎乘其上。」乙太與阿卡莎都被認為握有一切所是、曾是以及將是的振動資訊，也包含我們所有的經歷、思想、記憶與情緒。這就是阿卡莎紀錄（Akashic records），也就是會振動的「生命之書」，其中保存著過去、現在、未來的個體與集體歷史資料。

電學的先驅特斯拉已為我們周遭的世界提供很多資料，在本章開頭的引言中，他優雅地形容乙太為「基本物質……充滿所有空間」。在一八〇〇年代晚期，特斯拉提及一個充電的宇宙，一個充滿能量的系統，由一個引發所有物質的通用場域所支撐。在特斯拉心中，電是宇宙所有現象的成因。特斯拉的思想深受他與印度瑜伽士斯瓦米．維韋卡南達（Swami Vivekananda）的友誼與知識夥伴關係所影響，維韋卡南達一直在西方傳播瑜伽哲學與吠檀多[9]（Vedanta）哲學。特斯拉將他的西方科學架構與吠陀形而上學的語言融合在一起，使他的電宇宙學結合了東西方世界、科學與靈性。

直到二十世紀初，乙太成為理解現實不可或缺的一部分。物理學家把乙太視為光波傳遞的媒介，就跟海浪在水中傳遞一樣。接著在一九〇〇年代早期，乙太理論據說被拆穿了，被當時「太空是真空」的假說所取代，此假說據稱也受到愛因斯坦相對論的支持。我們不需要深入研究非常複雜的科學觀念，簡而言之就是相對論創造了一個理解時空的架構，而這個架構不需要乙太的存在。一八八七年的邁克生—莫雷實驗（Michelson-Morley experiment）則讓問題變得更複雜，該實驗試圖確認「乙太拖曳」假說是否對光速有任何影響，結果卻宣稱沒有發現乙太的存在。儘管存在著許多缺陷，該實驗卻經常與相對論一起被引用，成為乙太不存在的確切證據。

一九〇五年愛因斯坦著名的「狹義相對論」（special relativity）論文，另外給了乙太致命的一擊，因為在這個理論中，愛因斯坦認為乙太是「多餘的」而把它摒除了。然而，乙太的問題纏著他很多年。隨著思維的進展，愛因斯坦越發相信空間中**必然**存在著

9 編按：古印度主流哲學，是構成大多數現代印度哲學的基礎。吠檀多的基本經典包括著名的《奧義書》與《薄伽梵歌》。

某種電磁媒介。到了一九二〇年，他好像完全改變了論調。他在萊登大學（Leiden University）的主題演講中提到：「無論如何，更謹慎的反省讓我們知道，狹義相對論並未迫使我們否定乙太。」愛因斯坦在一九二〇年的陳述值得詳盡引述，因為那簡要說明了乙太與相對論間明顯的衝突。

> **要否定乙太，最終就是要假設空無的太空不具有任何物理特性。但力學的基本事實卻與這種看法不協調……乙太的概念又再次變得可以理解，雖然與乙太的光的力學波動論（mechanical wave theory）相差甚遠……根據廣義相對論，空間被賦予物理特性；依此觀點，乙太確實存在。**一個沒有乙太的空間是不可思議的：因為在這樣的空間裡，不僅不會有光的傳播，時間與空間的標準也將不可能存在。

到了一九三〇年代，愛因斯坦費盡心力地發展一種統一場理論，希望可以將時間與空間納入某種統一場的一部分，他開始將其稱為「新乙太」。他也在一九三八年出版的著作《物理學的演進》（*The Evolution of Physics*）中寫到：「（乙太）的故事絕不會結束，而是會藉由相對論繼續下去。」

此時，愛因斯坦已公開取消他之前說乙太不存在的宣言。但傷害已經造成，那時沒有人想跟乙太扯上任何關係。乙太論儼然已被宣告死亡，直到最近都是如此。今日，因為相對論顯露出越來越緊迫的結構性缺陷，主流物理學家便開始重新思考乙太，也暗示這不會是我們了解宇宙的終點。相對論無法解釋暗能量與暗物質的勢能，或許更急迫的是，物理學家還未能找到一種「量子相對論」（quantum theory of relativity），能在最小尺度內解釋宇宙的運行方式。

現在，正如《新科學人》雜誌指明的：「拯救相對論的關鍵可能就在乙太身上。」該文章接著說明自二〇〇〇年代開始，有一小群研究員曾宣稱乙太可能具有統一物理學的力量。到了二〇一八年，兩個研究團隊提出乙太能為暗能量與暗物質提供一個解釋。在接下來的十幾年間，隨著更進一步的研究展開，我們或許可以親眼目睹人類宇宙學說的改變。

當代一位重要的乙太擁護者，就是法蘭克．維爾澤克（Frank Wilczek），這位傑出的麻省理工學院物理學教授，在還是個二十一歲的研究所學生時，就因一份研究工作獲得二〇〇四年諾貝爾物理學獎。維爾澤克在二〇〇八年出版的傑出作品《物質之輕》（*The Lightness of Being*）中，為一個全新版本的乙太提出了強而有力的解釋，他論及這種「世界的基本物質」是一種**網格**（Grid）（我強烈建議對探討此主題有興趣的讀者閱讀這本書）。在書中，維爾澤克提出好幾種論點，贊同在所有時間與空間之下有一個場域。他將「網格」描述為一種賦予宇宙其他部分電力的「宇宙超導體」（cosmic superconductor）（導體是指一種電流在其中流通不會產生電阻的物質）。換句話說，那是一種可以讓電磁波自由傳送的媒介。

「電器、電燈與電腦的電力，是從電網汲取而來的。」維爾澤克寫道，「一般來說，這個表象的物質世界是從『網格』汲取力量。」

儘管科學家拋棄了乙太的概念，或是因為追尋乙太、把乙太融入研究中而遭受嘲諷，為解釋這看似遍及所有物質的「精微能量場」的研究仍持續進行著。這些研究通常會以「零點場」、「量子場」（quantum field）或「希格斯場」（Higgs field）為名，如果你查看上述每個概念的定義，便會發現聽起來都與乙太高度相像。像「希格斯場」的定義為：「一種能量場，被認為存在於宇宙的每個區域，是物質的源頭並與其產生互動。」因為乙太的概念已經太無效了，無法再用「乙太」來稱呼它，於是彼得・希格斯（Peter Higgs）便乾脆以自己的名字命名！著名物理學家勞倫斯・克勞斯（Lawrence Krauss）也寫道，希格斯場「驗證了看似空無一物的太空，或許蘊含著我們存在的種子」。

去年夏天，我與納西姆・哈拉明（Nassim Haramein）及他的共振科學基金會（The Resonance Science Foundation）去參與一場活動，我發現因為哈拉明是位物理學家，便無法使用**乙太**這個詞，但當他在談論「量子真空」（quantum vacuum）時，談的基本上就是乙太。在這場研討會中，我覺得值得注意的是，儘管是以不同的語言來描述，但幾乎所有講者某種程度上都在討論著乙太。

神聖幾何與人的乙太體

天堂有一個模式，心之所向者便能看見，並在腦中建造出來。

——蘇格拉底

同樣出現在乙太中的是幾何學。小自原子與細胞、貝殼與植物，大至行星、星球與宇宙整體，自然界的萬物中都有一個非常基本的幾何學。不論大小，自然界的萬物都符合一個或多個神聖幾何形狀。

我們所謂的「**神聖幾何**」是一種古老的科學，它透過宇宙本身的組織構造來探索能量的模式。為何說是「神聖」？因為它們說明了支撐所有造物的某種隱藏的秩序、自我組織的原則。當我們把自己與這種創造的基本面向對頻，便能與自然界原有的和諧產生強大的連結。

這種幾何學便是創造的基本建築藍圖，因此它也是乙太不可或缺的構成要素。當乙太自我旋轉成為物質時，本身便排列成基本的幾何波圖案，即五種柏拉圖立方體（Platonic solids）。柏拉圖立方體是所有邊與面尺寸都相同的形狀，只有五種，全都能各自組成一個球體。兩千五百年前，在數學尚未普及前，柏拉圖便寫下物質世界是由這些幾何形狀所組成。[10]

這些柏拉圖立方體的重複圖案可以彼此契合，也可以按比例縮放至任何尺寸，即我們所稱的**碎形**（fractals）。若你看過羅馬青花菜、蕨類或雪花，都可以在其中發現碎形。根據聖格瑞爾神聖幾何學校（San Graal School of Sacred Geometry）創辦人丹・溫特（Dan Winter）所述，形塑原子的碎形圖案，也形塑了我們的行星、星球與整個星系。

我們的身體也是由幾何所形成的電波。人類的耳朵便反映了從星系到貝殼的各種大小造物上都可以發現的螺旋。人體就是基於文藝復興時期畫家所稱的**神聖比例**來打造的，也就是眾所周知的**黃金分割**（phi）或**黃金比例**。從更精微的層面來看，我們的電磁體本質上也是幾何形狀的。最近我做出了一組加重音叉，是與費氏數列[11]（Fibonacci sequence）中的第十一個數列（八十九赫茲）與第十二個數列（一百四十四赫茲）調頻。而當你把這些數字相除，便可以得出黃金比例。我便是利用這些特定的頻率，以完美的比例，來引導出自然界自然和諧的幾何資訊。效果就是人可以在有秩序的幾何中獲得更

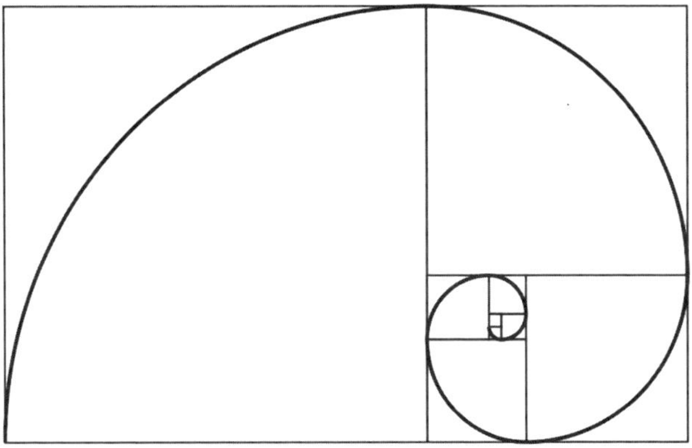

費氏數列與黃金比例

多的休息，而這幾何秩序就隱藏在人體的構成成分之下。我理解到的是，這些頻率有助於把秩序帶到我們的乙太體，也就是我們的幾何模板。某位使用者便形容這些頻率就像是創造了一種「光明的內在秩序」。

當你利用這些重要的生命基石，你的心靈便會有所改變。你會開始透過一種不同的眼光來看待人生——認知到所有造物中都蘊含著壯麗的秩序與智慧。作為造物的一部分，要真正掌握我們自己與生俱來的美麗與和諧，了解神聖幾何是方程式中很重要的部分。

接著讓我們進一步看看乙太的兩個基本形狀：螺旋形與球形。打從古希臘時代起，乙太就被形容

10 譯註：分別為正四面體、正六面體、正八面體、正十二面體、正二十面體。

11 編按：從〇與一開始，每個數字都是前兩個數字相加的結果，所形成的數列。

為以扭轉或螺旋的方式移動。螺旋是能量運行最純淨的型態。宇宙的運行與轉換從來不是直線的，而是螺旋形的。這些螺旋圖案在整個自然界都可以看見，從蝸牛殼到整個銀河系。正如美國民謠歌手約翰．哈特福德（John Hartford）所說的：「整個宇宙的本質是一種律動，一切都以螺旋、迴圈的方式運作。」

球形是乙太的另一種基本型態。特斯拉與其他科學家相信，光波與聲波都是呈球形與螺旋形傳播，而非以傳統描述的平面（2D）縱向與橫向型態傳播。雖然我們並未**真正**了解這些波動的本質，但就某種觀點來看，波動是幾何的，是告知媒介它們正在經過的圖案化資訊。當透過一種名為聲波成像儀（cymascope）的裝置，觀察聲波對水的影響，這一點就變得特別明顯，你可以在YouTube上找到相關影片。

如果將球形與螺旋形放在一起，會發生什麼呢？答案是「**環面**」（torus）——即人體生物場的形狀，也是地球磁層與太陽圈的形狀，從大小尺度來看，整個自然界的其他型態都是如此。有些物理學家甚至假設，宇宙整體就是用這個甜甜圈似的形狀架構出來的，這也反映出深奧且原生的宇宙觀，把宇宙當成一棵「世界樹」，有個中軸與擴展得很廣的分枝與根部。也有人說環面是個能自我組織、自給自足的幾何形式，當它創造出一個能量漩渦，隨著旋轉軸上下流動時，就能優化能源的運作效率。人體與更大的星體會以如此節能的方式組成，是很合理的。

密乘（Esoteric）把人體描述成有個環面形狀的乙太模板，能將乙太能量轉化為更密集且帶電的能量與最終物質，一路貫穿身體，直達身體密度最高的骨頭中。在身體精微能量上運作的療癒方式，像是生物場調頻，能直接以帶有生理振動模板的乙太體為目標，讓人體產生改變。據我所知，乙太是精微能量中最細緻的型態。在人體能量系統中，從最細緻的乙太到分散的等離子之間的一切，就是我們所稱的**精微能量**。

在生物場調頻法中，我認為我們是在與乙太及等離子的媒介合作。人體內部與周圍的空間並非空無一物，其中充滿著光、資訊、能量與聲音。那也是我能在我們稱為生物場、位於人體周圍大約六呎的範圍內，從一個人的生命歷史紀錄中，找出像是經驗、情緒以及思想與信念模式等細部資訊的原因。正如水一般，乙太也具有保存資訊及記憶的特性。我認為，它跟阿卡莎或阿卡莎紀錄是同一件事。我們個人的阿卡莎紀錄就在自己的乙太體內。在我看來，生物場同時具有乙太與生物原生質的特性。人的生物原生質、電磁能量的場域位於更大的乙太結構中，乙太結構從最細緻與最分散的型態，濃縮至相對密度較高的生物原生質。

透過乙太體，我們可以與一切連結。雖然這個環面狀的電磁體（或生物場）由雙層等離子膜標示出明顯的外緣，但它仍存在於宇宙乙太體之內並與之連結。這就是我們無時無刻都與宇宙萬物連結的方式。我們的意識是非局部的，也是這個乙太振動電磁體的一部分。

超越量子：乙太中的共振

乙太也被描述為是全息式運作，意指在每個部分都可以看見整體。正是此一特性促成了超越時空距離的瞬間溝通，儘管帶有怪力亂神的意涵，乙太的全息性仍解釋了像是遙視、心電感應、共時性、遠距療癒，與其他在實驗室裡被廣泛研究與複製的超心理現象（psi phenomena）。這也說明了宇宙是個連結的單元，了解並精心安排所有事件成為一個統一的整體。物理學家沃爾．桑希爾（Wal Thornhill）將能量形容為「物質在宇宙中與所有物質有關的移動」。

乙太物理學為遠距療癒的運作方式，提供了一個特別簡要的解釋。我剛開始進行生物場調頻法療程時，並不相信遠距療癒是有可能的。事實上，遠距療癒對我來說很荒謬可笑，所以我傲慢且惡意地不予理會。但在真正嘗試過後，我才驚訝地發現，事實上這種方式是可行的，這讓我不得不承認之前的想法是錯的。即便在距離三千哩遠的地方（某人堅持要我試試看），我也能解讀並調整個案的場域，就跟個案坐在我的診療室裡一樣。此後，數以千計的學生與療癒師也有同樣的發現，其結果是一致的：療癒師可以聽到、感覺到並解讀一個人的能量場，而接收者的身體經常會有能量在運作的感覺，然後接下來的狀態就會產生改變。這過程是有效的。這個假說經過我們不斷的測試，都發生一致的結果。因此，一定有某種自然法則，掌控著使其有效的事實。

我是這樣對人們說明的：為某人進行遠距療癒時，我是從乙太擷取出對方的個人檔案，並加以療癒，而那個檔案的作用就是某種身體的全息圖。透過這種方式來形塑乙太，就是意圖與顯化的目的。正如量子理論所揭露的，觀察者會影響被觀察者。只要透過見證及參與，我們就能共同創造人生。科學裡沒有客觀的觀察者。僅僅透過對現實世界的觀察，我們就能影響乙太凝聚而成的純能量（pure potentiality）之海的方式，心智的電磁正在影響乙太的精微能量，又稱為「量子波塌縮」（quantum wave collapse）。量子波會自我重組成粒子形式，以符合我們意圖的頻率。

量子糾纏（quantum entanglement）的概念，或是愛因斯坦所稱的**鬼魅似的遠距作用**（spooky action at a distance），也正朝著遠距療癒如何發揮功效的方向摸索。但在量子理論中，以及大多數人的腦子裡，仍有著中間是一種真空狀態的想法。在量子物理學的普遍認知中，並沒有**連結的媒介**。但我們仍須面對獨立的粒子要在虛無中移動，在空無一物的真空中行進的問題。不過，只要將乙太帶入整個方程式，鬼魅就消失了，因為連結的媒介出現了。

在我的工作中，因為某些原因，我會避免參考量子物理學模型。首先，當新時代療癒師與愛好者揮舞著手中的音叉，進行量子來量子去的討論時，量子物理學家就很容易胡思亂想。第二點是，**量子**這個詞有好幾種不同的含義，解釋量子理論的方式也有很多種。至於要如何使用這些專有名詞，很明顯地我們尚未達成共識，於是有了這句名言：「若你覺得已經搞懂量子物理學，你就是不懂量子物理學。」

但更根本的是，量子理論欠缺的東西，我相信乙太能幫忙解決。我認為，量子理論不會後退一步，用清晰的語言為事物提供簡要的解釋。它不會回答問題，也不解決問題。它指向一個連結的宇宙，卻不提供任何形式的連結媒介。太空是空無一物的真空，這個概念依然存在，而粒子在一無所有的虛無中的神祕共振，似乎來自數光年外的地方。不管怎麼努力研讀量子理論，我從不覺得它會給我滿意的答案。

我們知道萬物都是振動，但有別於量子的模型，在此我想為「萬物皆是振動」這個概念提出一個平行的觀點。我認為**萬物都是乙太中的共振**。光、電、聲音、物質，都是乙太中的波動，只是以不同的頻率共振而已。

這說法某種程度偏離了告訴我們聲音與光都是波動、但本質上並不同的標準物理模型。在標準物理模型中，聲音被界定為一種機械波，需要某種像是固態、液態或氣態的媒介才能傳遞。然而，我們所稱的電力，卻是種**不**需要媒介的電磁波，可以在真空的空間裡傳遞。就此定義來看，聲音需要一個像是空氣或水的介質才能傳遞，所以並不屬於電磁光譜的一部分，而其他電磁波卻能穿越空無一物的空間。但假如空間並非是我們認為的虛無真空呢？假如我們所謂的聲音是電磁光譜的一部分呢？這樣一來，聲波與光波的分界就完全消失了！一切都只是共振，是乙太中無窮頻率與排列的波動。

在我看來，我們所謂的**聲波**與**電磁（光）波**，本質上並沒有不同。一方面，聲音有兩種定義。第一種是人類可以聽到的波長，範圍介於二十至兩萬赫茲之間。第二種定義是可以傳遞任何頻率的波，無論我們稱之為**光**、**聲音**、**電力**，其實指的都是同一件事：傳遞不同頻率與模式的波。我們被教導聲音及光會產生不同的波，聲音是縱向波、光是橫向波。但每當我們以平面來描繪聲波，卻總是以橫向正弦波呈現，這讓聲波本身變得令人困惑。讓事情變得更複雜的是，另一種思考波的傳遞的方法認為，所有振動都是從其源頭以球狀、螺旋狀與幾何式向外發散。舉例來說，太陽就是在持續不斷地變化，傳送出寬廣的波譜，從非常低的我們所謂的**聲音**，到各種可見與不可見光的頻率。

從此觀點看來，電磁光譜是從聲音到超音波、再到紅外線光，所以是一種完全連續的光。基本上，聲音與光的本質都是帶電的，聲音是電磁光譜的一部分。我們認為二十至兩萬赫茲的聲音，是人類耳朵所能聽到的聲波範圍。這是一種振動，一種藉由乙太這個媒介在空間中穿梭的波。是的，它需要一種媒介，但在我們討論的模型中，光也是一樣。就本質而言，聲音是聽得見的光，而光是看得見的聲音。聲音真的只是低八度的可見光，換句話說，光就是高八度的聲音。

聲音就是電磁波！乙太將所有事物連結在一起，並協助證明聲音就是一道連續的光。我們會將一切事物區隔開來，再把每一小塊事物變成名詞，但實際狀況並非如此，萬物都是連續體（continuum）。這種區隔與我們的感知器官有關，卻與實際的存在無關。其實，光只是一種較高諧波的聲音，聲音只是一種較低諧波的光。一切都是波，也是在乙太媒介中穿梭的波。特斯拉與他的夥伴都是用這種方式理解，但是就在乙太被相對論取代時，這份理解就被人們摒棄並埋葬了。

「光只能是乙太中的縱向擾動，此外別無可能。」特斯拉說道，「換句話說，光只能是乙太中的聲波，不可能是其他東西。」

就實際面來看，這也反映出聲音在電磁體健康所扮演的角色。聲音對於提升電壓占有重要的地位，無論是我們聽見的來自內心的聲音、呼吸時聽見的吐氣聲或某種令人愉悅的聲音。聲音是帶電的，具有磁性，攜帶著質量。振動的音叉也是一種電磁現象。音叉振動的變化會產生一道微弱的電磁電荷，所以我能把它當作磁鐵，用在身體磁場較弱的地方。當我把聲音帶到某個沉重、阻塞的位置，它就能打破阻塞的能量，釋放電流。我將聲音引入你的身體時，由於那樣的電磁輸入，你會感覺更輕鬆、輕盈且更有活力。

萬物都是光

把乙太與等離子帶回生命的方程式中，我們就會開始告訴自己一個非常不同的故事，關於我們是誰、從哪裡來，以及要到哪裡去的故事。這樣看待生命、宇宙及我們身體的全新方式，與我們大多數人在學校所學的背道而馳，也與大部分人面對現實本質時腦中所產生的想法不同。我並非要你相信它，但希望你考慮一下。這單純是根據我親身的研究與經驗、對我來說很有道理的事，而對數千名與我工作有接觸的人來說，當他們得知這個概念後，也都不約而同地說：「這很有道理。」你不妨檢視一下自己的宇宙學故事與對現實世界的假設，看看哪個聽起來是真的。

在我真正掌握到電力連結的宇宙的含義後，我就再也不看任何自我成長書了。我不知道自己這場探索的旅程花了數十年時間，詳查大量資訊，尋找真相與光，最後會透過揭露一個完全不同的宇宙故事，而得到自然的結論。在那段時光，我也不知道我潛意識中對黑暗與熵作用力的宇宙故事，正不斷在我腦海深處「吹皺一池春水」。一旦我真正參透「萬物合一」（all is one）以及「一道光」（one light）背後的**科學**，所有一直驅使我去尋找答案的身心不適彷彿就瞬間消失了。

不過此時此刻，我們尚未有確切證據將任何宇宙理論奉為絕對真理，或許永遠都不會有！在此我想引述傑出生物化學家以撒．艾西莫夫（Isaac Asimov）的話：「我相信科學知識具有碎形特質，不管我們學到多少，還剩下多少沒學，似乎只剩一點點，但都會回到像剛開始般的無比複雜，我想這就是宇宙的祕密。」

宇宙或許只是一個巨大不可知的謎團，對我們弱小的人類心智來說實在過於廣大且複雜，以致不可能理解。不管你認為地球是平的、圓的、空心的、不斷擴展的，或是這一切都是某種矩陣模擬（matrix simulation），我想我們都同意以特斯拉偏愛的詞稱其為：**領域**（realm）。隨著身邊越來越多證據的出現，很明顯這個領域是以某種勢能為基礎，我們稱之為**電力**。生命本身就是一種波動。光、聲音、音樂與電力都是波動，在乙太中呈螺旋狀地舞動著。

我想再次強調，這是**實用的**知識。提高身體的電壓不只是與自身電磁體連結，也是與宇宙的電磁體連結，並透過那份連結幫助你變得更健康、快樂，與人生的一切更共振而和諧。

我們可以發揮創意與自然法則合作，讓心想事成。我們可以挖掘自己個人的阿卡莎紀錄，更深入了解自己，改變自己的運作模式。透過乙太的共同媒介，我們也可以與人生的一切形成一種動態合作關係。我們身處的是一片充滿不可思議的創意與連結的風景。若能對這一切的運作有更深的理解，人生就會有許多樂趣，進一步提供我們更多資源，在人生這場遊戲中當個更厲害的玩家。我們也能直接與自己的乙太模板合作，去改變生理機能，回到我們的振動藍圖中。

第五章
光體

你是一個散發光芒的光體。這並非什麼虛無縹緲的靈性概念，而是生物學上的事實。拜電子訊息不斷經由身體系統傳送所賜，我們此刻才能活著、呼吸與思考。人的細胞真的會發光，你的大腦神經元會建立一種光網，看起來就像遠方星系中的行星網絡一樣。

光體的概念並不難懂，光體就是電磁體。少了電力，你現在就無法閱讀這些內容。不是因為你的燈或電腦不會開啟，而是因為你的**大腦**不會開啟。無時無刻，都有微小的電脈衝（electrical impulses）行經我們全身，控制、調節著我們的所有行動，包括走路、吃飯、跳舞、睡覺、做夢。這一切的發生，都要感謝透過這些電子脈衝的傳送所傳遞的資訊，電子脈衝在大腦與分布至全身的神經分支間來往，直到我們的手指與腳趾末梢。

科學家與醫生一直在研究與記錄人體的電力系統，數十年來也使用這些知識增進他們的研究與治療成效。然而，儘管大部分人對此略有所聞，很多人還是無法將所有線索連在一起，看見電力是如何指揮與形塑我們的身體與心智。

對初學者來說，你可能知道大腦與神經系統是靠電流運作。醫生可以使用EEG感測器監測你腦部的電活動，EEG感測器會記錄腦波，即來自不同神經元互相交流的同步電脈衝。腦波的頻率像是阿爾法（α）波、伽瑪（γ）波、希塔（θ）波……，都是決定你的心智是否處於警覺或鎮靜、清醒或睡眠、專注或散漫的原因。

你的心臟是身體電活動的另一個主要中心。心臟是個電動震盪器（oscillator），負責維持你整個有機體的節奏。心電圖（EKG）可以檢測心臟的電活動，心律調節器則能加以調節。事實上，依據心數學院（HeartMath Institute）的研究，心臟電磁場的振幅比大腦強六十倍。而心臟電磁場深受情緒影響，因為情緒的型態也是電磁波。如同心數學會共同創辦人霍華德．馬丁（Howard Martin）的解釋：

心臟產生的電能會擴散至體外的空間，這個能量場並非固定，而是根據我們的感受而改變。舉例來說，當我們感受到憤怒或沮喪的情緒，能量場中的頻率會就會變得混亂及失序。此外，在經歷同情、關心、感激或愛的情緒時，能量場的頻率會變得較連貫且規律。在某種意義上，透過心臟創造的電磁場，我們真的就像無線電波一樣在傳遞著情緒。

讓我們繼續往下看，你的肌肉、筋膜、整個膠原微纖維網絡（collagen microfiber network）都是電的半導體。甚至連身體密度最高的骨頭都是壓電晶體結構（piezoelectric crystalline structures），在你跳舞、跑步或走來走去的時候，這些結構就會被壓縮而產生電力。你的血液帶有電荷，而日本松下公司也正在進行血液如何分解醣類以產生能量的研究，探索使用人體血液啟動電器的可能性。

人體也是由百分之六十的水所組成（照某些說法甚至更多），水可以傳導聲音與電流。事實上，人體的鹽水（大約是由百分之〇．六的鹽含量所組成）或許是將電力傳送至全身的主要載具。不過，你體內所發現的水跟海洋中的鹽水並不相同。在《水的第四階段》書中，作者波拉克說明結構化水分子可以排列成一種由規律、螺旋狀結構組成的凝膠，帶有強化的導電能力。這種水的第四階段也稱為**結構水**（structured water），是所有生物生命的基礎，而人體內所有的水都是這第四階段的水。這種高度秩序化、結晶形式的水，看起來似乎組成了錯綜複雜的網絡以讓電流過全身。

我們電磁體的構成要素是細胞，細胞就是被設計用來產生與傳導電力。我們的細胞膜上有個最佳電壓範圍，細胞的電子訊號能讓人體的一切運作發生（這點很重要，稍後會在本章中討論）。我們腸道內的細菌也是帶電生物！科學家們已發現，棲息於我們腸道內的數百種微生物菌株是可以生電（electrogenic）的，這代表它們能夠產生電力，而每個細胞每秒最多可以產生十萬個電子。實際上，消化作用就是一種電的發酵過程，我們將在之後更深入探討。

所以，你獲得這樣的概念：**你的全身就是一顆電池**。就是被設計成能導電並倚靠電來運作，你身體的每個部位都帶有電荷。

但是除了神經系統、大腦、心臟、細胞，以及其他已知有電存在的人體器官之外，人體內部及周圍也有一個名為生物場的能量場，是由可被測量的電磁能量及所謂的精微能量所組成。雖然人體內的電已被廣泛接受為事實，但西方科學並不承認人體周圍有這樣的能量場，儘管物理定律說明任何有電流穿過的事物，周圍都會形成一個電磁場。縱使有越來越多相反的證據出現，當今的生物學與醫藥典範仍根深蒂固於機械化的世界觀，把生命能量、能量醫學、生物場與其他類似的概念視為神話。不過這情況正開始改變，一群少數認真的研究者的研究顯示，這個場域不僅存在，而且或許可以提供作為生物學基礎的秩序與連貫性的藍圖。

我的觀點是基於自身的臨床經驗，以及日益增加的卓越科學研究的支持，我認為生物場與作為組成分子的精微（或是懲罰性的，意思是「傳說中存在」）能量，與運行在心臟及大腦的電流並無不同。毫無疑問地，源自定義及測量精微能量的挑戰，我們的心智在兩者之間築起了一道牆。然而，這些不同形式的能量較常以光譜與梯度（gradient）

的方式存在，而非有著清楚的實體。順著這個光譜，精微能量顯然只是較高密度的諧波，其電磁能量可被測量，並存在於我們整個生物系統。想想水與水蒸氣，其實是同一件事，只是稍嫌牽強，其遵循的法則也有點不同。

雖然西方科學尚無法量化構成生物場的精微能量，其他文化（特別是古印度或吠陀文化）卻有廣泛的描述。精微能量的另一個同義詞是**生物原生質**：環繞著所有生命體，是一種擴散、帶弱電的磁性流體。就跟其他液體一樣，它可以有各種黏性與密度。在生物場調頻法裡，我們將人體生物場視為是一個身體周圍的環形生物原生質泡泡，距離人體兩側大約五至六呎遠，距離頭頂與腳底各約兩到三呎。這個電磁泡泡的外緣以保護性的雙層等離子膜作為邊界，跟地球的電離層與太陽的太陽環十分類似。

儘管關於我們的身體，我所描繪的景象與我們小時候所學的完全不同，但這其實不是一個太陌生的概念。我們對人體的電磁本質一直視而不見。我們知道大腦與心臟有在進行某種電活動，我們認得這些片段資訊，但在大部分人心中，我們電磁本質的完整樣貌卻尚未真正被整合起來。

考慮到我們已適應的自認是化學機械化生物的想法，那樣的狀況是可以理解的。標準模式的觀點（在科學裡被稱為**機械論者**〔mechanist〕觀點）暗示體內所有電活動都是生理活動的結果，而在另一方面，**生機論者**（vitalists）卻持反對看法，認為**引發我們生**

理活動的是電磁與精微能量活動。根據生機論者所述，身體並不只由物質、機械及化學部分組成，也包含了共振電磁學（resonating electromagnetism），其中各個細胞、器官及系統組成不同頻率的複雜駐波，最後交織成一首交響樂。

從機械論角度看待生命及人體，能為西方醫學提供一個基礎；若從生機論角度看事物，卻能為許多類型的輔助及另類醫學療法提供科學基礎，像是生物場調頻、靈氣、順勢療法、音樂治療及薩滿療癒等。隨著新研究的出現，我們正邁向一個更整合（holistic）的理解，將這些思維角度含括在一起，不管是波與粒子、生機論者與機械論者，還是科學證據與靈性意識。

探索生物場的科學

時間回到十八世紀，一些勇敢的科學家對人的電磁本質進行開拓性的研究，但大部分都被人們忽略。同時，過去與現在也有很多醫生與科學家從這個角度探索健康與生命，以下只是其中幾位。

一七七三年，德國醫生法蘭茲．安東．梅斯莫（Franz Anton Mesmer）開始使用磁鐵進行療癒，並宣稱在人體周圍探測到磁場。梅斯莫提出一種論點，認為宇宙萬物包含人體都由一種磁性流體所支配，如果不平衡就會導致疾病。根據梅斯莫命名為「動物磁力論」（animal magnetism）的研究，他制定了體內能量流的理論，大致與中醫的概念相符。透過臨床工作與實驗，他將健康視為是生命力流經體內許多能量管道的自由循環，而疾病則是這種流動阻塞的結果。

令我吃驚的是，我在梅斯莫的研究中發現一個準則，非常簡潔扼要地反映了我自己的準則。他的流程與生物場調頻不同，他是真的使用金屬棒（之後則改用雙手）改變身體磁性流體的流動，而且他也使用聲音！他用班傑明．富蘭克林（Benjamin Franklin）發明的一種奇怪裝置[12]，裝置上用一個水平軸，串著由大到小的玻璃碗，置入一個水盤中，他會轉動水平軸以發出近似頌缽的聲音，然後在發出聲音的同時，用雙手在病患的場域上進行療癒。兩百二十五年以前，梅斯莫所做的幾乎跟我在九〇年代開始做的事如出一轍！

梅斯莫準則背後的理論也呼應了我根據多年觀察得出的假說。他認為移除身體周圍磁場的能量阻塞，可引發初期的好轉或排毒反應，接著就會恢復能量流動、改善健康。跟我一樣，梅斯莫觀察到這些能量場的阻塞與身體的阻塞有關。能量不流動的地方，就會無可避免地產生病兆。（中醫重視氣在系統間正確的流動，熟悉中醫的人可以在此看到類似的概念。）而讓我的工作更進一步之處，就是呈現振動音叉產生的連貫音調顯然可以作為磁性導體（conductor of magnetism），這代表音叉有能力疏通生命力的流動，或是釋放「凍結」的生物原生質。

梅斯莫超前他的時代許多年，他的「磁性流體」說被認為是偽科學而受盡嘲笑，他因為工作受到譴責，也被禁止從事醫療工作。近三個世紀以來，這種領域會被機構打發掉，有部分原因是來自科學與宗教的分裂，這個分裂描繪出我們對自然界的調查的特色。那些與「靈魂」及「精神」有關的事物，則自硬科學（hard science）中移除，放入宗教領域。我這才明白我們所稱的**生物場**，其實與我們所稱的**靈魂**是同一件事——而就科學而言，你是沒有靈魂的！只要仔細想想一位充滿力量的靈魂樂歌手，正用一種來自她的電磁體的激情方式演唱，你就能很容易看到其中的關連。

在二十世紀中葉，耶魯大學解剖學教授哈伯爾是率先廣泛研究物質四周電磁場的美國人之一。自一九三〇年到一九七〇年代，他針對這些能量場進行許多實驗，並把這些能量場稱為**L場**。他聲稱這些電動力場（electrodynamic fields）存在於所有生物體內，這也成為他一九七三年出版的《生命的場域》（*The Fields of Life*）一書的主題。伯爾相信L場是生命體的藍圖。他認為，假如一個躁動的能量場可以被偵測並修正，就可以避免發

12 譯註：該裝置名為玻璃琴（glass harmonica）。

生器官的病變。同樣地，伯爾的工作也不被當代接受，很可能是因為這挑戰了化學模型，也就是現代藥典建立的基礎。雖然他的研究大都被棄置一旁，卻成為美國整型外科醫師及電生理學（electrophysiology）學者羅伯特・奧托・貝克（Robert Otto Becker）開創性工作的基礎，而貝克也於一九八五年出版經典書籍《人體電學：電磁場與生命的基礎》（*The Body Electric: Electromagnetism and the Foundation of Life*）。

貝克對人體生物電能進行了五十年的研究，常被指為電磁醫學（electromedicine）之父。最重要的是，他也從動物身上發現直流電，這可以從牠們的身體表面測得。貝克最大的成就之一，莫過於證明針灸穴位點比其周圍的組織具有更高電傳導率，這讓針灸療程在西方醫學眼中增加了可信度。（值得注意的是，貝克也開始注意非自然電磁場對人體健康的可能影響，這是他未能有機會進行的一條研究路線。）

就像伯爾一樣，貝克描述身體內部及周圍的電磁場是一種身體組織的主要構成力量，或稱藍圖，這樣的概念也反應在後來英國生物學家魯珀特・謝德雷克提出的「形態共振」（morphic resonance）與「形態形成場」（morphogenetic field）概念中。謝德雷克提出我們會受到資訊場的引導，這個場域同時扮演起因及生成的角色。在累積生命經驗的同時，我們也不斷在場域中增加資訊。這好比是我們隨身攜帶著個人雲端儲存系統或阿卡莎紀錄，這些紀錄承載著我們的全部歷史，以及可以通知身體的所有編碼訊息。

傳統思維認為人體電磁場只能在體外幾毫米處探測到，但我們對精微能量的理解始終受限於我們的探測能力。我們無法使用電壓表來測量精微訊號，正如無法使用量杯來測量水蒸氣一樣。不過，一九六四年發明的 SQUID 儀器卻讓很多人感到驚訝，這是一種非常靈敏的磁力計，全名為「超導量子干涉儀」（superconducting quantum interference device），能夠測量每次心跳、肌肉抽搐或大腦神經活動模式所產生的生物磁場。就算距離人體十二呎遠，SQUID 磁力計也能夠檢測到微弱磁場。

透過使用 SQUID 與其他儀器，最近在測量生物場的精微能量上有了引人注目的科學成果。史丹佛大學的威廉・提勒博士（Dr. William Tiller）研發出一種精微能量探測器，可以用來展示一個不在已知電磁光譜的能量場的存在，也可以證明這種能量會對人的意圖與專注產生回應。美國加州大學洛杉磯分校的瓦萊麗・杭特博士（Dr. Valerie Hunt）也開發了一種高頻儀器，可以記錄體表發出的生物電磁能量，她也假設其可測得的震盪頻率比心電圖或腦電圖還要高。杭特博士的研究證明了體表散發出的能量，發出的頻率比人體其他已知電活動的頻率還要快上一千倍。

進行實驗時，杭特使用電磁屏蔽或阿姆科鐵[13]（mu-metal）的房間，她發現把空間中

13 譯註：一種高電阻高導磁率合金。

的電磁效應移除時，人們會極度緊張，沒來由地感到情緒崩潰；而在恢復房間內電磁能的流動後，受試者又覺得身體變舒服了。這似乎意味著，為了保持生命的凝聚感（sense of coherence）與親密無間感，電磁場的存在是生物的必須，而這也為我與像貝克、謝德雷克及伯爾這樣的科學家所提出的藍圖假說增加了分量。

在二〇〇〇年代初期，美國加州大學洛杉磯分校的生物物理學家貝弗莉・魯比克（Beverly Rubik）的開創性研究工作，讓生物場科學開始起飛。在她二〇〇二年發表的論文「生物場假說：其生物物理學基礎與在醫學中的角色」（The Biofield Hypothesis: Its Biophysical Basis and Role in Medicine）中，魯比克將生物場形容為一個複雜的弱電磁場，會運用電磁「生物訊息」（bioinformation）進行自我調節。她所展示的場域，是一種接近瞬間溝通的光網，支撐著它所引發的緩慢許多的化學過程，這挑戰了機械論者認為是化學反應引發人體生物電學的觀點。魯比克也解釋了這個場域對某些聲稱在能量層面運作的替代及補充醫學療法，之所以有某種快速且廣泛的效應的原因。

魯比克的生物場假說開始提供了一套科學基礎，解釋像是靈氣、生物場調頻、般尼克療癒（Pranic Healing）以及觸碰式治療等物理療法的運作原理及方式。這非常重要。我們所謂的**能量醫療**一直都有爭議並被排除在外，大多是因為這些療法的運作方式及原理，一直尚未或似乎不想發展出一套理論。

人體的組織智慧總是需要增進療癒、保持秩序及平衡，而在魯比克及其他生物場科學家的努力下，證明透過與生物的生物場互動，可以發揮一種動態平衡（homeodynamics）的作用。這些針對人體能量系統進行療癒的方式，在多年的研究下，也持續證明其功效。二〇一〇年舉行的一項對六十六件臨床試驗的系統綜述指出，生物場療法在降低疼痛、焦慮及其他舒緩效果上，展現出強大、顯著的效果。[14]

二〇二〇年四月，我的朋友兼同事沙米尼・賈恩博士（Dr. Shamini Jain）與她在意識與治療機構的夥伴出版一篇了綜合報告，名為「精微能量及生物場療癒：證據、實踐及未來展望。」（Subtle Energy & Biofield Healing: Evidence, Practice, & Future Directions）。這項任務建立了一個資料庫，總共收集了大約六千兩百二十本關於精微能量及生物場療癒的出版品，也全面檢視並標示出三百九十六篇臨床研究的子項目，包含在不同醫療現場實施的精微能量及生物場療癒法。這些豐富資訊現在可以在 www.chi.is 網站上免費取得。

14 沙米尼・賈恩、保羅・米爾斯（S. Jain and P. Mills），「生物場療法：是充滿炒作還是具有成效？一個最佳證據整合」。（Biofield Therapies: Help or Full of Hype? A Best Evidence Synthesis）《國際行為醫學雜誌》（*International Journal of Behavioral Medicine*），二〇一〇年第一期，一至十六頁。

生物場結構

現代生物場科學還未能詳細了解人體能量場的結構及活動，但如果回頭看看古老的吠陀與中醫系統，我們會發現一部研究體內生命力能量運作的法典，那股能量可以讓我們充滿活力與健康，若發生阻塞，便會造成疾病與低活力。他們將生命的一切視為能量、電力與振動，也知道體內這種持續移動、流動與循環的能量，必須保持平衡與和諧。事實上，「氣」這個字可以翻譯成「電」，不過氣的概念包含了電的精微部分，這在我們的傳統認知裡目前尚無法定義。

這種生命力能量已知會流經特定管道，如同瑜伽傳統說的**經脈**（nadis），以及中醫裡的**經絡**（meridians）。古老的瑜伽典籍如《奧義書》裡，形容經脈是接近無限的管狀器官（tubular organs）網絡，或是全身都能感覺其流動的能量管道，共有七個脈輪作為這道能量流的集中點及產生點。這些脈輪就好像特定頻率的轉發器，從此處能量會透過經脈的途徑遍布與超越全身向外移動，能量離開這些主要能量中心越遠，就會變得越細緻且分散。

在所有七萬兩千條經脈中，最重要的三條是左脈（Ida）、右脈（Pingala）及中脈（Sushumna）。中脈是人體的中央通道，中性的磁軸沿著脊柱在身體中線垂直流動。帶負電的左脈從脊柱底部的左側開始，帶正電的右脈從脊柱右側開始，沿著中脈彼此快速圍繞旋轉，象徵著男性與女性能量。有趣的是，彼此圍繞的左脈及右脈跟伯克蘭電流（Birkeland currents）的形狀一模一樣，也就是將地球磁層與高空電離層連結的地磁線，而以上兩種扭轉的電流都與ＤＮＡ的雙螺旋結構完全相同。因此，天上如是，地上亦然。

在許多不同層面上，生物場呈現了我們在地球上與星際間所見的碎形圖形（fractal rendering）。伯克蘭電流是一條由正負電荷組成、連結星際物體的長程螺旋電纜，也呈現了所謂的**長距離吸引**及**近距離排斥**的概念。在進入吸引力與排斥力間的張力時，這些電流便會雙向地旋轉與盤旋。這種反向力的螺旋動作是一種神聖幾何設計，整個自然界都可以看見。

所有電磁能量都來自正極與負極，因為事實上電力是源自正負電荷的現象。不只是電磁場，兩極（polarity）也是所有物質的基本特性。這兩種存在於人體與所有自然物質裡基本但相反的能量，中醫稱為陰與陽，代表著陽性（正極）與陰性（負極）能量。

身體周圍的生物原生質場域，看起來是由原子能階（atomic level）的自由電子、離子與質子組成，這也展現出這種正負粒子的平衡狀態。**扭力**（torsion force）是一種扭曲、螺旋狀的動作，這些帶電能量以扭力彼此互相旋轉。撓旋波（torsion waves）會以左旋與

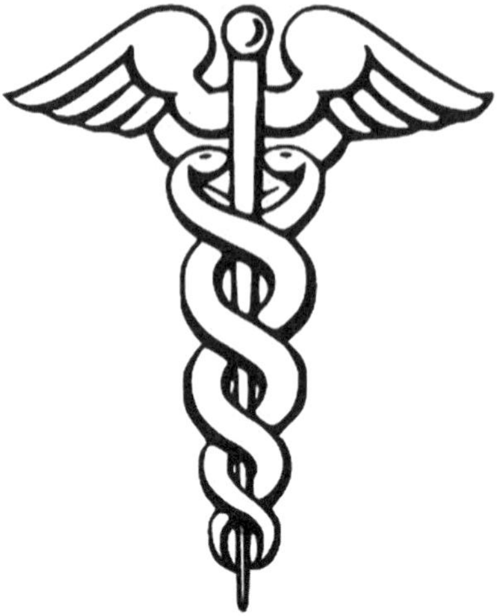

雙蛇杖

（Caduceus，常見於標示醫學相關單位）

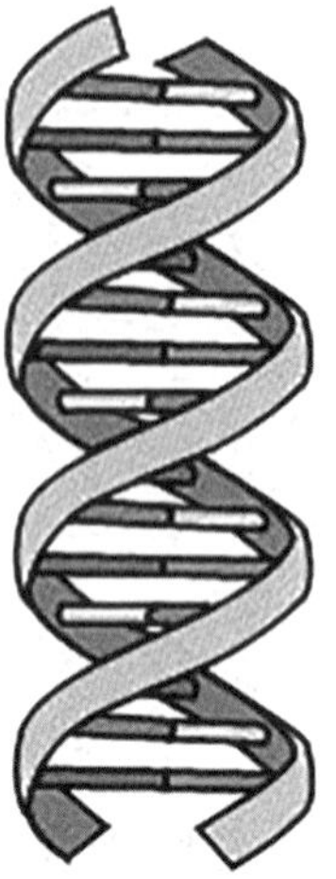

DNA 螺旋圖

右旋方向流動，而根據旋轉的方向，能量也會因此呈現正極性或負極性。自然界的一切都是由這種基本螺旋動作所推動，像是水流動的方式、血液在我們血管中盤旋的方式，以及能量在人體環式場（toroidal field）內流動的方式。這些撓旋波在環形或甜甜圈狀的生物場裡旋轉著，任何電磁的物質周圍都會有這樣的環式場。

正如我們所看到的，環形是另一種不斷在自然界重複出現的圖案。地球有著以磁性層為邊界的大氣，其內層是**電離層**、外層是**磁層**，磁性層有著更強的電荷，形成我們大氣的邊界。我們在小學科學課都有學過，這會創造某種邊界，讓無線電波與舒曼共振波[15]（Schumann resonance）之類的波藉以反彈，並在大氣裡創造各種駐波。太陽也有自己的太陽圈，以確定太陽系的外邊界。

同樣地，人體生物場也是一種碎形圖形的概念。生物場的外緣有雙層細胞膜，我感覺它大約有一．五吋厚。正如同地球大氣裡有這些駐波，我們的場域裡也有著駐波。在第一章裡，我談過這些駐波是如何被我們以記憶來進行有磁性的編碼，產生記憶後駐波就消失了（這就是年輪的比喻）。

此一外部邊界在人體頭部上方與腳部下方匯聚在一起，形成一條沿著中央呈螺旋形延伸的通道，就是中央通道——中脈。在生物場調頻中，每個療程都是從啟動地球之星與太陽之星的能量中心開始。這兩個點就是身體這顆電池的正極與負極端子，也是位於環形中央通道兩端的點，沿著身體核心往下的能量螺旋通道。地球之星帶起我們所謂**上升的電流**，也就是地球表面的負電荷；太陽之星則從太陽及星星帶下正極或**下降的電流**。為了要啟動、擴大我們的電磁體，我們會將流經人體中心的主要電流放大，我把它想成是啟動人體內部的避雷針。意思就是將電磁場錨定在中央通道，也就是**歸於自身中心**。

15 編按：一種由閃電放電引起的全球性電磁共振現象，屬於地球電磁場頻譜中的極低頻。

生物光子假說

在試圖破解我在人體能量場裡發現的這個「東西」的過程中，在西方科學中我找不到任何先例，從印度瑜伽系統、中醫，或任何其他古老療癒傳統裡，也找不到太多洞見。儘管我在處理的可以簡單稱之為**氣**，我仍然努力在西方模型中尋找能描述我遭遇的現象的概念與文字。但隨著更深入生物場這個新的研究領域，我的腦中開始醞釀一個假說。

當我意識到我在能量場發現的擾動與壓力和創傷有關，也知道有能量被困在這些地方，我便開始思考我在處理的是否就是**生物光子**。生物光子是生物系統產生的、紫外線中與低可見光範圍中的光粒子。一九二三年，生物光子首次被俄羅斯科學家亞歷山大・古維奇（Alexander Gurwitsch）發現，古維奇也是形態形成場理論的創立者，後由魯伯特・謝爾瑞克（Rupert Sheldrake）將其普及。

更近期的研究則由德國生物物理學家弗里茨—阿爾伯特・波普（Fritz-Albert Popp）在一九七〇年代提出，他認為生物光子在細胞間的溝通、刺激生化反應及體內協調上扮演著關鍵角色。生物光子本質上是被我們細胞裡的ＤＮＡ發出與吸收之連續光的量子，這意味著**我們的細胞真的散發著光**！每個細胞的ＤＮＡ都會創造光，那種光是高度結構化的電磁波，藉此細胞可與其他細胞溝通。有趣的是，波普發現DNA的螺旋結構，對於透過規律性收縮來儲存與散發光來說，是個理想的安排。

生物光子的主要目的似乎是溝通。透過運用電磁頻率在整個系統內進行接近瞬間（光速）的溝通，生物光子們看似共同在全身創造了一個連貫的電磁場。此外，它們好像也在維持秩序及連貫性中扮演重要角色。

生物光子不只出現在體內，也出現在周圍的生物場裡。根據正在這領域進行引人注目的研究的生物物理學家迪特希．克林哈特（Dietrich Klinghardt）所述，這種只存在於我們身體之外不遠處的光，也實現了一個重要的生物目的。如他所言，從細胞散發出的某些光波，會離開身體，在我們周圍形成一個高度結構化的光場，他稱之為**連貫場**（coherent field）。克林哈特描述連貫場帶著身體所有細胞的訊息，以及生物所接觸過的每件事的記憶，這完美呼應了我對生物場的理解。那個場域承載著人體每個細胞的資訊，並致力於與環境中的人、植物、動物與能量進行雙向的訊息轉換。此外，這個場域也將外部接收到的資訊送回體內的細胞。這對於了解生命是如何成為能量場的投射，也是個很有幫助的架構。如果你的場域中有很多混亂的波形，你將會把那個訊息帶入你與其他個體的互動中，甚至可能吸引到同類的波形。

究竟我們的身體會散發多少光呢？理想的生物光子發射物似乎會有一個最佳放射

量：不會太多，也不會太少。波普的研究發現，健康的生物會散發出定量的**同調**光（coherent light），而功能失調的細胞則會發出低振幅的混亂或不同調的光。換句話說，就是我在場域裡發現的混亂波形。

壓力和疾病似乎會讓過多的不同調光滲漏進場域中。研究者使用生物光子成像設備檢視發現，當生物處於壓力狀態時，會散發出更多生物光子——生命力的外泄似乎會導致整個系統失去秩序及完整性。由於壓力與創傷，我們的光真的會外泄，會失去我們的火花。對於壓力與創傷如何讓我們眼中的光與身體的亮度變暗，這真的是一種科學的描述。科學家曾做過許多實驗，用生物光子計數器與照相機，比較不同受試者的生物光子活動，像是靜坐的和尚與處於壓力下的人。靜坐的和尚發出非常少的光，處於壓力下的人們則從體內散發出大量的光至周圍的生物場中。如果是一個剛出車禍或失去至愛的人，你肯定會在他們的光子放射成像裡看到他們正在流泄出大量的光。

在加州人類科學機構（California Institute for Human Science）攻讀博士時，我真的有機會使用生物場調頻與生物光子計數器進行一項實驗。我假設一個經過調頻的同學，其喉輪散發的生物光子數會降低。我們先測量數據，再進行療程，接著再進行一次測量。結果發現她身體這部分的光子放射量降低了百分之二十二，證明了身體處於節能、沒有太多的光與生命力外泄的狀態，會比較健康。

我現在的理論是，我使用音叉時發現的這些失真與抗拒的區域，都是系統內困住光子（能量或光）、讓它們無法自由流動的不連貫波形（也很可能是所謂的生物聲子〔biophonons〕這種等同於生物光子的低頻聲），那是我們在處於壓力下的生命時期流泄的光。在那些混亂時期所遺失的光與能量並不會永遠遺落消失，它們似乎會留在我們的氣場裡，所以我們真的能將其放回身體對的地方。這簡直就像是逆轉老化過程，我後來才了解老化只是**長期流失光**的過程。當經歷人生並遭受打擊時，我們會失去能量、訊息與秩序。不過，**藉由加強光子密度，我們可以減緩甚至逆轉老化過程**。我可以肯定地說這是有可能的，因為我五十一歲，但外表看起來與感覺起來，都比我三十五歲時年輕，因為那時候我還沒有現在擁有的資源來管理壓力。如果你能看見孩子的能量場，你會發現他們的光子密度很高，密密麻麻地堆積在一起。這就是青春、熱情、活力！歷經艱辛的成人的光子會變得分散，因為他們的能量最終會散落在整個生物場裡。

我在生物場裡梳理著人們的能量並將其回存至體內時，我感覺這真的是把光還給他們。在一個療程結束後，個案們都有著普遍相同的回應：「我感覺變輕盈了。」人們看起來與感覺起來都更輕鬆。了解人體的生物光子本質後，這樣的反應其實相當合理。

生物光子是正在成長的研究領域，不斷有振奮人心的成果出現。大約十年前左右，對於生物光子發射物的研究才開始出現在美國科學期刊上，從那時起便做出了一些有趣的發現，像是大腦中的個別神經元會發光，而大腦中的生物光子似乎也在神經訊息轉換上扮演重要角色。實際上，人體腦細胞是透過光來溝通的！若你看過大腦神經元分布圖，就會發現這與連接宇宙整個恆星與星系的光網有著驚人的相似處（大腦神經元的數量大致與宇宙中可觀察到的星系數量相同！）根據克林哈特所言，對大腦生物光子的進一步研究，可能有助於我們更深入理解意識的不同狀態，以及更高階的腦功能運作，像是情緒、感知力與創造力。

另一項發表在《神經科學通訊》（*Neuroscience Letters*）期刊上的有趣研究也發現，當人們想像黑暗中的光，其頭部散發出的生物光子確實增加了，這暗示那些宗教藝術作品中聖人周圍的光環，可能象徵著高尚、啟迪人心的思想。

這個嶄新的光生理學，或許在連接科學與靈性上具有寶貴的意義，這實際證明了我們是光的存在！古老西藏瑜伽士談論自體內發光的「虹光身」（rainbow body）時，他們正精準描述了我們的生物學，正如美國天文學家卡爾．賽根（Carl Sagan）所述：「我們都是星塵。」

細胞：人體的電力超導體

為了真正了解人的光體，我們必須向下深入細胞的層次。在學校的時候，老師都教我們要從化學角度來看待細胞生物學。於是我們便學到這種鎖鑰機制（lock-and-key mechanism）[16]，如此分子才能在細胞周圍碰撞並進出細胞。但是卻沒有人教我們細胞的電磁功能，以及它們透過光溝通的方式。

細胞是人類生物電學的基石，由於膜電位（membrane potential）中的電荷流動與改變，細胞產生微弱電流，進而形成一個微小電磁場。這些帶電粒子（例如鈣、鉀、鈉或鎂，也稱為離子）進出細胞膜，其流動便產生了電流。也就是說，流經細胞膜的正負電粒子流動，產生了提供身體動力的電流。因此，由氧氣與食物傳送的持續電流，為我們的細胞運作提供了支持。

對於我們整體的健康來說，細胞的電子訊號功能至關重要。疾病既是這個信號系統崩潰的原因，也是結果。近幾年的研究也發現，癌細胞會竊取健康細胞裡的電。去年發

16 編按：一八九〇年法國化學家艾赫曼．費雪（Hermann Emil Fisher）提出的理論，他認為分子與生物細胞之間的關係存在高度的專一性，就像鎖頭與鑰匙一樣，每道鎖都必須利用某把特定的鑰匙才能夠打開。

表在《自然》（*Nature*）期刊的研究指出，某些類型的致命性腦腫瘤，像是膠質瘤（gliomas）會設法進入大腦電網，劫持健康神經細胞的訊號，藉以壯大自己。該研究的作者之一，德國海德堡大學神經科學家法蘭克・溫克勒（Frank Winkler）博士把它們這種行為形容成有如「吸血鬼」一般。

我們現在知道，人體細胞既發光也發聲。你的細胞不只會散發光，也會製造音樂！二〇一八年，一篇發表在英國基因與細胞治療學會（British Society for Gene and Cell Therapy）期刊的文章中，利安・赫斯特（Dr. Liam Hurst）博士寫道，人體是「十兆微型音樂大師」的家鄉。這種細胞交響曲是在二〇〇一年被發現的，當時加州大學洛杉磯分校生物物理學家吉姆・金澤威斯基（Jim Gimzewski）的作品揭露了某些細胞在分裂與增生時發出的振動，可以放大為可聽見的聲音。至於細胞發出的聲音聽起來如何？金澤威斯基說：「非常美妙。」

不過，當金澤威斯基與團隊將這些細胞置入酒精，卻發現它們開始發出刺耳的尖叫聲然後死亡。研究人員也發現環境變遷或是基因突變時，細胞之聲的音高、頻率及音量也會隨之改變。其他研究則發現，癌細胞產生的聲音與健康細胞完全不同，有位研究人員將一組癌細胞的聲音描述為「走調得很恐怖」。透過進一步對細胞聲音的研究，也就是細胞聲學（sonocytology），可以在細胞層面上提供有關健康與疾病的大量深刻見解，甚至可以讓醫生在早期階段「聽見」疾病的聲音。

「這種生物警鈴，可以讓不健康細胞的聲音成為標準診斷工具，這能比現在的一大堆診斷測試更早發現疾病。」赫斯特寫道。

這項研究證實了我們在「生物場調頻」上所做的事的潛力，很令人振奮。而我們做的就是：聆聽細胞的聲音、調整走調的細胞，好讓身體恢復到和諧連貫的自然狀態。

微管：細胞層面上的意識

我們的細胞還有另一個有趣的功能：每個細胞膜表面都有纖毛，很像小小的天線。這些纖毛覆蓋著微管，會以振動的方式回應來自環境的振動訊息。我的假設是，這些確實是天線，是用來接收與傳送場域中儲存的訊息，因此細胞與場域可以彼此提供資訊。為了透過場域中的磁性媒介來感應「振動」，微管可能是一種實際的生物裝置，我將其稱為**人體波動感應器**（wave sense）。這不是某些女性會有的那種模糊的直覺，而是人體就是用這種方式打造的。這些天線不斷從細胞接收和發送信息，也大幅解釋了音叉在場域裡運作的方式：當你進入某個細胞信號的頻率範圍，如果細胞出現很多不協調音，音叉就會找到並傳送這些不協調音。接著，音叉引入的連貫振動會被接收，再把帶著秩序與和諧的資訊送回細胞。

在二〇〇五年出版的經典書籍《信念的力量》（*The Biology of Belief*）裡，布魯斯・立普頓（Bruce Lipton）博士解釋了這些天線的主要功用：

> 這個感受體的天線也可以讀取振動能量場，例如光、聲音與無線電頻率。能量接收器上的天線會像音叉一樣振動，如果環境中的能量振動與感受體的天線發生共振，就能改變蛋白質的電荷，並讓感受體改變形狀。因為這些感受體可以讀取能量場的資訊，所以只有物理分子才能影響細胞生理的觀念已經過時了。

學術界目前正在研究微管，探索其是否可能在意識中發揮作用。一種由牛津大學數學物理學家羅傑・潘洛斯爵士（Sir Roger Penrose）提出、但尚未被廣泛接受的理論指出，正是神經元中微管的量子振動引起了腦波節奏，而治療微管振動可能對神經與認知健康狀況有所助益。

「意識的起源反映著人類在宇宙中的地位，也是我們存在的本質。是否正如大多數科學家所斷言，意識是從大腦神經元間的複雜計算演變而來？還是就某種意義上來看，因為靈修方式不變，所以意識一直存在？」潘洛斯與他的同事史都華・哈默洛夫（Stuart

Hameroff）二〇一四年在對該理論的評論中問道。他接著說：「這件事打開了一個潛在的潘多拉盒子，但我們的理論能容納這兩種觀點，代表意識源自微管中的量子振動，以及大腦神經元內部的蛋白質聚合物（protein polymers），它們既控制了神經元和突觸功能，又將大腦運作與自我組織過程精密連結。這就是現實中『原型意識』（proto-conscious）的量子結構。」

自從這個理論在九〇年代中期首次被提出以來，一些為阿茲海默症患者帶來希望的新研究得到了大力支持。科學家最近發現，阿茲海默症患者腦中的微管會開始衰竭。根據我自己的理解，如果我們的記憶確實儲存在生物場的駐波中，而微管正是擷取這些記憶的設備，卻又不能正常運作，那麼這些病人無法擷取他們的記憶，便有其道理。記憶並非實質位於大腦中，它們其實是被儲存於生物場裡（亦或是兩處皆有）。我曾經就增進記憶與大腦健康的主題進行過一次團體療癒課程，並特別處理腦中的微管。在專注於微管時，我很驚訝其中居然儲存了這麼多訊息。我發現有些微管真的是蜷伏並往內縮的，這可能是一種模式，可以追溯到對童年創傷的解離反應（dissociative response）。你可以想一想，如果要在一個必須保護自己，或是會吸收自己能量的家庭裡長大，所有這些用於感測的小天線都不會開心、保持警覺，甚至不會密切關注環境。它們會像你一樣承受痛苦，並以那種向內拉的習性做出回應。

正如我們現在將要探索的，是我們的情緒——不斷在體內流動的感受的電磁波——決定我們的生理、生化與電磁體健康狀態，而非其他任何單一因素。

第六章

你的情緒磁場

幾年前，麻省理工學院電腦科學與人工智慧實驗室（Computer Science and Artificial Intelligence Laboratory）的研究人員創造出一種裝置，使用無線電波來偵測人的情緒。這個鞋盒大小的情緒識別裝置被稱為「EQ無線電」，其運作是透過對人體發射無線訊號，然後分析從人體反彈回來的訊號，這些訊號會受到若干要素影響，像是我們的呼吸、心率，以及皮膚表面因血液流動而產生的微小振動。無線電波會受到這些振動的影響，我們就能透過電腦分析那些反彈的訊息，進而偵測到一個人情緒狀態的改變。

初次聽聞這項發明時我很驚訝，因為這與我用音叉所進行的方式（儘管我的方式有點原始）是如此相近。透過用音叉製造出會從人體反彈回來的訊號，然後聆聽那些訊號的振動，我就能探測一個人的情緒，不管是當下的情緒、卡在生物場裡某處的舊有情緒，或是潛藏的情緒底線。這與蝙蝠及海豚使用回聲定位來導航的方式非常相像。藉由分析人體能量場的振動或波動，這些技術都可以被用來識別人的情緒狀態。

我們的情緒並非只是化學反應與機械運作。一種情緒就是一種波形，基本上這就是一種電磁現象，會引發人體的化學與生理變化，像是心率加速或減慢、肌肉緊繃狀況與呼吸節奏——但是振動才是主要的面向。如果我們查看情緒這個字的字源，就會發現情緒（emotion）是一種會移動的事物，因為它正在運行中（in motion）。這個字本身源自法文的 émouvoir，有「攪動」之意。這告訴我們，情緒是一種被挑起的事物，當生活撥動我們的心弦時，它就會在我們內心四處遊走。

作為一種波形，情緒會自然升起，在我們的覺察中達到高峰，然後消失。這同時是電學與化學現象。隨著那個波升起，化學物質也產生。美國神經科學家及藥學家甘德絲．柏特（Candace Pert）曾與美國國家衛生研究院合作，因發現大腦的類鴉片受體（opiate receptors）而聞名，她的研究證明情緒實際上有化學的分子成分。當我們對某件事物產生感覺，就會產生一系列的電脈衝與情緒分子。當然不同的情緒有著不同的化學成分，舉例來說，恐懼會產生腎上腺素，愛會產生催產素，興奮則會產生多巴胺。大腦及腸道產生的分子會帶有其特定波的振動，這樣的波形會帶著它們走遍全身。那些分子會進入體內循環，我們也會感受到那個波形的振動。

這裡有一種思考方式：我們的情感是磁性的，而我們的思想是帶電的。磁場會引導電流，所以我們的情緒是首要，接著才是思想。在處理情緒問題時，我們是在改變磁場，接著改變電流流經人體的方式，最後以特定的心理與生理模式呈現出來。身體的病痛通常是磁場裡情緒模式的最終展現，如果我的右肩膀疼痛，代表有過多的電流流過該處的線路。生物場調頻法就是找出磁場阻塞的地方並改變磁場，好讓電流以不同的方式流過身體。不管磁場阻塞的能量在哪裡，身體都會出現相對應的緊張感。當我們釋放磁場中的阻力，體內的電阻及相對應的緊張感也就消失了。

這裡我們再更深入探討一下。傳統觀念上會把磁性與女性聯想在一起，也就是陰的原理；而電力就會聯想到男性，即陽的原理。女性的要素是情緒，是音樂、聲音及感受；男性的要素是思想，是光與電。磁場是分散且無所不包的，而電力則比較是集中的電荷。由於女性一直被現代父權文化中的男性所壓迫，導致人們偏愛智力、理性與邏輯思考，而非情緒與直覺，這也表現在我們壓抑感受力與過度投入於思考機制的方式上。

我們甚至會將這種對磁場的意識從對生命的理解中移除。我們的集體意識就反映在大自然中。科學家發現地球的磁場正在減弱。根據地質史的記載，地球磁場在過去四、五千年裡一直在衰退中。而只要磁場減弱，電流就會增加。

這就是我們在社會裡所看到的現象，父權升起，思想、心智、科學及技術——即電荷——的發展便增加。女性特質——即滋養、關懷、情感以及整體性等元素——的排除，不僅發生在我們文化的許多不同面向，也發生在地球上。地球磁場真的是因為人類意識的改變而衰退嗎？或者反之亦然？到底什麼是因、什麼是果？這真的很難說。無論是哪種方式，我們都看見了女性主義的式微，也同時伴隨著我們集體情緒健康的下滑，以及對電磁學的理解的減少。

磁層的減弱為我們觀看當今世上分裂事物的方式，提供了一個有趣的觀點。還記得那個在隔離房間進行的實驗嗎？當人們處於一個移除掉磁場的房間，他們就會崩潰。我們在今日世界所見到的是，我們沒有這種電磁絕緣（magnetic insulation）能力，所以神經容易緊張，電流也在放大，一切都變得非常強烈與緊張。當我們不被磁層容納，就等於不被母親所容納。

如果想要改變我們的心智與身體，就必須從情緒開始。有很多新時代思想，包含許多傑出人士的作品，像喬．迪斯本札（Joe Dispenza）就把焦點放在「改變思想、改變人生」的概念上。這是真的，但同時，如果沒有處理那些引導思想的潛在感受，改變思維並不會那麼有效。

我們真的需要改變**感覺事物的方式**，但是改變感受方式的唯一途徑，就是要與遺留在我們生物場裡的未消化情緒取得聯繫。我們大部分人都有很多這種情緒。如果你有這些你不承認的罪惡、羞恥或憤怒情緒，或是你正用酗酒、糖癮或過勞來壓抑它們，那麼這些未表達的情緒將逐漸對你造成損害。它們將導致自我破壞，並成為你改變思維及人生的絆腳石。

你可以想著**我很富有且豐盛**，但如果你有一堆因從未處理、積壓的羞恥感而產生的關於缺乏與「不夠」的故事，那麼你就無法走得太遠。你必須讓身體所有的振動彼此處於同相（in phase），且與內在校準與統一，之後你才會變得更有力量、更有磁力。你會開始吸引你想要的事物，因為你百分之百準備好了。你在磁場裡用那種富足感振動著，而你所振動的就會成為你實際的體驗。

根據我的觀察，事實上，所有缺乏紀律的想法與無法控制自己的心智與行為，都是來自未解決的情緒所造成的焦躁不安。你可以照你所想的試著改變強烈的思想，但如果你的能量場卡了一些從未表達的情緒，那麼你只會繼續自我破壞，因為那個情緒會不斷想要找到表達的機會。它會持續努力試著以一種波形來完成自己的使命，那種波形就是表達。它將繼續破壞你的思想與行為，直到那份情緒完成其表達的目的。

在某種程度上，我們都有某種因未被處理的情緒而積壓的振動。這些舊有情緒會成為訊號干擾器，讓我們處於不連貫狀態，產生「卡住」的感覺。多數人來找我是因為受困於某種模式中，對他們的身體與生活造成不健康的後果。所以我們在做生物場調頻時會說：「出去比進來好！」是有充分理由的。

我教學的重點在於有效的情緒管理，讓人們學習與情緒共舞。一旦學會接受情緒是生命中健康、自然的部分，我們就能與它們建立起流動的關係。因此，我們只要允許任何情緒在該升起的時候升起，做它們該做的事。我們以某種方式將其釋放，然後就可以繼續往前走。

未被表達的情緒會產生壓力，最終我們的健康狀態會取決於壓力管理的方式。甚至連美國疾病管制與預防中心（Centers for Disease Control and Prevention）也表示，有百分之八十五的慢性病與壓力有關。壓力就是情緒，簡單而明瞭。我們的情緒會對周遭狀況產生反應，這才是大部分壓力的來源，而非狀況本身。不過，現行醫療照護模式的解決方案就是開藥，但我們真正需要的是找出身體症狀背後發生的事。而大部分我處理過的個案發生的事，都是體內有著未被表達與未消化的情緒，而他們不知道該怎麼辦。

丟掉情緒包袱，輕鬆上路

情緒是一種波形，我們可以意識到一種情緒的升起，因此可以認出它、表達它，承認其中所要傳達的訊息，並使用這些資訊來引導我們做出對某個特定狀況要如何回應的決定。

就像潮汐一般，情緒自然會潮起潮落——如果我們允許的話。通常來說，我們會竭盡所能地阻止即將來臨的情緒浪潮。阻止那種波動的方式有無數種：服用藥物、吃塊巧克力、倒一杯酒、上街購物、坐在電腦螢幕前，或乾脆用喋喋不休的內在獨白將其掩蓋過去。資本主義社會提供了無限機會，讓我們避開自己的情緒。

若某個情緒產生，我們便用酒精、甜點或其他任何方式壓抑它，它並不會就此消失。當我們阻止一個波的移動，其所產生的分子就無法被消化或回收。它們會待在我們的系統裡，必須想辦法找到一個家。例如，罪惡感可能會定居在你的臀部與大腿，憤怒則很有可能在你的肝臟閒晃，悲傷可能會在心臟或肺臟的某個角落宣示主權。最後，我們的身體系統會變得充滿這些波形分子，等著破壞我們的身體。

在治療的世界裡流傳著這樣的說法：「**被埋葬的情緒永遠不死。**」這絕對是我在場域裡工作實際的觀察。幾乎所有被我當成阻礙用音叉拾起的一切，都帶有某種蘊藏的情緒，不管是憤怒、悲傷、愧疚、後悔、恐懼，或是由許多情緒融合在一起的複雜組合。在情緒升起時，如果不去表達與釋放它們，我們將會被迫把它們帶在身邊，長達數年、數十年，甚至一生之久。透過使用音叉，我可以定位、挖掘並釋放在生物場與體內的受困情緒，基本上我做的是幫助它們完成自己的使命。

疾病經常是身體用來讓情緒被聽見的最後手段，甚至連醫療機構都開始承認情緒壓抑與疾病的關聯，特別是自體免疫疾病。越來越多證據指出，未經處理的情緒（通常源自童年時期的創傷）可能對自體免疫系統產生顯著影響。備受尊敬的加拿大醫師加博爾・馬泰（Dr. Gabor Maté）在二〇〇三年出版的書籍《當身體說不時：探索壓力與疾病的關聯》（*When The Body Says No: Exploring the Stress-Disease Connection*）中提到，幾乎每一位他治療過的自體免疫疾病患者身上，「潛藏的情緒壓抑都是始終存在的要素」。

就化學面來看，如果在情緒未達到高峰前將其抑制，它們就必須在體內找個小小的藏身之處待著。它們會敲敲細胞的大門，說：「我可以進來躲一下嗎？因為現在沒有人想理我。」我們會產生慢性的輕度悲傷、憤怒或焦慮，是因為我們的細胞內就住著那些分子。長久下來，那些化學分子就會躲進身體的某個器官或部位，打亂身體藍圖的設計，造成疾病或失調。

當我們挖掘出一種情緒並在能量場裡將其撫平，一瞬間，細胞就會回到它們的藍圖中，並說：「喔，這個悲傷的小分子啊，你不能再待在藍圖裡了，我們要把你丟出去了。」你把它從體內取出，它們就會完成整個生命的循環。這時因為系統釋放了那些化學物質，身體會產生情緒及排毒反應，這可能會讓人不舒服，但通常很快就會消失。

我一生中壓抑了許多悲傷情緒——結果那是好幾個世代的悲傷。處理那些積壓的事物是個會激發情緒的過程，但是一旦做了，我就會感覺更輕鬆、更開朗，那些莫名的感覺也漸漸消失。這需要花一點時間，但只要持之以恆面對它、處理它，就可以系統性地將這些舊有情緒從生物場與細胞內排除。舊的故事、模式、節奏都會被移除，取而代之的是一種新的體驗：感激、喜悅、活潑、創造力及自發性。

我的目的並不是要擺脫這些情緒，讓我們不再情緒化。我們仍然會情緒化。即使清理情緒包袱這麼多年，我還是很容易哭泣。如果看見臉書動態消息裡真的美到不行或悲傷到不行的事物，我會坐著邊看邊哭，但隨後就會立刻回到中性狀態。而因為這種自然的情緒流動，我也很容易笑開懷、玩耍與心懷感激。就我看來，主要的目的是擺脫積壓物，如此當你確實感受到某種情緒，不會引發體內其他各種積壓的情緒。而因為沒有將所有未消化、未被表達的情緒拖在身後，你就不會有過度的情緒反應。這就是所謂丟掉包袱，輕便上路。只要你挖掘出這些積壓的情緒並將其從體內清除，不管什麼情緒升起，都會比較容易管理。

有壓抑情緒要處理並不是件丟臉的事情（歡迎來體驗人生！）。無論是恐懼、悲傷、憤怒、仇恨、羞恥或嫉妒，我們都會或多或少壓抑情緒——我必須說有些人真的很勇敢！但情緒會繼續設法引起我們的注意，如果我們不能把它們認出來，並找到一個健康的方式表達，它們就會以自己的方式表達出來，可能是不舒服或疾病、混亂的生活狀況，或是精神或情緒崩潰。

重點是身為人類，不管是否意識到，我們都會經歷各式各樣的情緒。倘若無法有意識地以健康的方式表達情緒，它們就會無意識地在我們的身體與生活中表現出來。

靈性逃避與染紫

我創造「**染紫**」（purple-washing）這個詞，是用來形容那些人們慣於掩蓋、壓抑、否定不舒服情緒的傾向，通常是藉由把發生的情況「靈性化」，或是在其中「當個好人」。喜歡「染紫」的人認為某些情緒是「不好」及不被接受的，結果當身體出現那些情緒時就無法承認。「染紫」的人會跳過憤怒，直接到寬恕，他們把「失望」擺在一旁，然後說：「事出必有因」；他們也會跳過嫉妒，直接就為他人感到開心。

這種掩蓋情緒的傾向也被稱為**靈性逃避**（spiritual bypassing）。在急著追尋開悟及宇宙之愛的路上，我們會直接跳過感覺不舒服的事物，我們認定有些情緒是不好或可恥的，所以會與它們失聯。當我們將焦點鎖定在靈性道途的終點，也就是純粹的慈悲、光與愛、幸福與合一時，這是常會發生的狀況。殊不知唯有經過路上真實的高低起伏，才能引領我們到達終點。

我這一生中也做了很多「染紫」的事情。直到二十幾歲，我才能認出自己內心的憤怒情緒，更別說是表達了。這件事要追溯到我母親，她是個易怒的愛爾蘭紅髮女子。大部分時候她都很冷靜也充滿愛，但是當她生氣時，就是**真的**很生氣。我把母親的做法稱為一種**塞住然後爆發**：她會將感覺塞到看不見的地方，直到再也無法控制，到了某個點，她就會爆發。她真的生氣時會丟東西。我十歲時，父親發生一次嚴重的中風之後，那時我從不知道家裡會充滿什麼樣的氣氛。之後，母親又會裝作沒事一樣，馬上回到塞住情緒的狀態，直到再度爆發為止。在看過多次這樣的情節後，我下意識地認定憤怒是不好的，也是我不想要的感覺。

於是，我變得非常善於壓抑憤怒與恐懼。有很長一段時間，我幾乎無法意識到自己恐懼的情緒。事實上，恐懼是我在生物場中最後學會辨認的頻率之一，這在事後看來非常奇怪，因為根據多年的教學經驗，由於恐懼有著明顯而特殊的脈衝特質，通常是學生最容易辨識出來的情緒之一。我是在一位個案身上聽到之後大概過了一個禮拜，才終於能夠在自己身上認出恐懼的脈衝電流。小時候的情況顯然讓我把恐懼的經歷埋藏起來，而我就這麼「無懼」地繼續活著。我第一次真正認出自己內心的恐懼，是在我生命中一個特別的時刻，當時我和丈夫的財務狀況非常危急，似乎就快瀕臨破產了。當我思考著事情可能會如何結束，才赫然發現流過自己身體的振動模式，就是我最近才透過音叉在另一個人身上認出來的脈衝感。這話聽起來很奇怪，但能在自己身上認出這個情緒，著實令我感到又驚又喜。

接下來還有**靈性控制**（spiritual gaslighting）：這種傾向經常出現在探討意識與健康的社群，他們會責備自己與他人無法保持一種「高頻率」的狀態，所以才無法活出自己夢想的人生。如果你正苦於精神疾病、每天都過得很辛苦，或生活正陷於困境——所以自然會出現這種想法——原因一定是出在你的負能量（bad vibes）與負面思想。這類的想法也是我不說「提升你的振動頻率」的另一個原因。提升你的振動頻率暗示著透過強烈的正向思考壓制痛苦情緒，而提升電力則是充分體現與呈現自己經歷的任何事物，讓情緒不受到阻礙與壓抑地流動。

有很多時候，人們會躺在我的工作檯上開口就說：「我知道我不該有這種感覺，但是……」每次我都會在這裡叫他們停下來。身而為人，不管有沒有認出來，我們都會經歷各式各樣的情緒。你的情緒很重要，所有的情緒。沒有什麼我們「不應該」感受的情緒！也沒有所謂的「負面」情緒。每個情緒都是有根據的。憤怒不是一個負面情緒，而是一個確切的情緒，暴怒是真的，愧疚也是真的。我們不用評斷這些情緒，跟它們說它們很糟糕，所以必須離開。這些情緒的出現其來有自，它們是我們基本組成的一部分，也是大自然完美設計的一部分。

我也很喜歡「人類圖」（Human Design）系統的說法，他們把情緒描述成某種導航系統，是設計來告訴我們在自己道途上的位置。這種系統會刺激我們從不健康的狀態朝向對我們健康、合適的方向邁進。一旦評斷、逃避、壓抑自己的情緒，我們就會失去這套指引系統。我喜歡把它們當成某種高速公路旁的減速標線，在我們偏離路線太遠、再往下開會有危險時提醒我們。

請你問問自己：「你心裡對好壞的界線在哪？」「你如何認定正向情緒與負面情緒？」我喜歡這句話：「生活就像是照片，是從負片（negative，也有負面之意）沖洗出來的。」是的，這聽起來像冷笑話，卻也非常實在。生命中的困難與挑戰，都是讓我們成長與擴展最棒的催化劑。人生有起有落，而低潮有時可能讓我們覺得**真的**很低落。我發現挑戰常常是成群出現，我戲稱為**狗屎風暴**（shit storms）。下雨的時候，就是下暴風雨，能出錯的事似乎都出錯了，而人生總會遇到這些非常混亂的時刻。不過，當你走過來、有能力反思時，通常會有什麼發現呢？你會有一些學習、改變及成長。一旦塵埃落定，你的人生就會有正向改變。就算遇到某些真的很棘手的問題，你也會臨危不亂、度過難關，最後成為一個更好的人。倘若某段經歷讓你的人生最後出現了正向改變，你還能說它是「不好」的嗎？

在此提出一個我用來幫助人們真正擁抱所有情緒的觀想法：只要靜默片刻，閉上眼睛，想像宇宙中所有的波形。首先，將意識帶到你能想像到的最低的波，從波峰到波谷需要幾千光年的時間。想像這些以等離子傳導的低頻波在太空中的範圍非常廣闊，接著運用想像力往上提高頻率的尺度，讓那些波形變得短一點與集中一點，想像它們漸漸變成較高的頻率，但範圍還是很廣且低於可聽見的範圍。繼續讓它們變得越來越小，直到變成可聽見的低音，接著從可聽見的範圍往上提升至聽不見的範圍，然後從那裡再往上進入你能想像到的最高、最精微的頻率。有意識地覺察體內蘊含著這一切：無盡的光、聲音、宇宙射線及伽瑪射線光譜。你存在於那每一個波長上。如果你開始將焦點放在自身任何特定的波形，不管是焦慮、挫折、冷漠或任何東西，只要承認它就好，不用將其否定或推開。你也可以敞開心胸，意識到自己遠不止於此。

乘龍高手

一旦能意識到並接受自己的情緒，你就需要知道波中斷時該怎麼做。要如何乘風破浪？要如何運用那份能量？

大部分人會發現，自己終於能夠釋放積壓的情緒之後，對於以前沒力氣去做的事，就突然有能量去做了。那些被受困情緒綁住的能量，突然能被用在生活與創造上。我們可以將那份原始能量引導至有生產力的事物上，而非任其轉向內在並變成自我毀滅。在你憤怒時，別忘了那是一股可用來把事情迅速確實完成的強大能量。焦慮也是一股想要有建設性地被表達與引導的能量，你可以用來打掃房子、寫日記、制定行動計畫、趴下來做幾下伏地挺身，或是採取積極步驟來改變需要改變的地方。

這種駕馭情緒成為有效行動的方式，我稱為**馴龍**。我很喜歡以我十七歲的兒子卡瑟迪為例，來說明這個過程。不久前，我走進卡西迪的臥室，提醒他那天早上要去看牙醫。突然間，我感覺到房間裡的能量開始變得沮喪和焦慮。這股能量從床上爆發出來，並開始在房間裡旋轉流動著。

「卡西迪，」我說，「你得控制好那個鬼東西。」我命令他十五分鐘內要把衣服換好，準備好出門。

「媽——」他抗議道。

「卡瑟迪，」我直截了當地說，「這裡沒有讓你感到絕望難過的餘地，去看那該死的牙醫！」我告訴他要駕馭那些感受，然後乘著它們出門，因為他需要去洗牙。他承認我是對的，便換上衣服，準時到牙醫診所報到。

在這種時刻，如果我十幾歲的兒子都能做到，任何人都做得到。**無論那一刻你的情緒猛獸有多麼巨大或具威脅性，除非經過你的允許，否則它們都不會比你還要大**。你永遠都有選擇去說：「我要打起精神，做我該做的事。」每當學生在處理某人生物場，因為碰到嚴重混亂的區域而開始不知所措時，我總是告訴他們：「像個老闆一樣穩定與呼吸。」要記得，你的身體、心智以及所有分子、細胞、電脈衝，都是由你負責。你才是自己的主人。別成為你自己軟弱故事中的受害者，不斷在告訴自己，你無法處理自己內在發生的一切。

重點真的是要求取回自己的力量，放開那些無能為力的故事。問問自己：關於自己的情緒，你不斷對自己訴說的故事是什麼？你是否習慣告訴自己關於受害者情緒的故事？你是否不斷告訴自己沒有掌控權、對任何事都無能為力？你可以問自己這些問題，但不是必要。改變想法，決定接受新的觀點，就跟改變故事一樣簡單。我們的決定舉足輕重，你可以決定自己有力量、有能力處理當下發生的任何事。

話雖如此，在適當管理、穿越情緒以及把它們染紫之間，有著一條微妙的界線。那條線在哪裡？你什麼時候會為自己留出空間，讓不舒服的事物浮出水面？你什麼時候會把情緒控制好，並以適當的方式準備好？你什麼時候會有陽的屬性？什麼時候會有陰的屬性？你又如何分辨陰陽？有時，我們需要的只是涉入自己的情緒。要知道什麼時候該涉入，什麼時候該騎著龍出門，這需要自我覺察。後來，我就學會查看我的電池計量器來分辨差別，在對的時間涉入情緒，可以讓隔天有更好的彈性，強迫自己堅持到底，則可能使我們更加筋疲力竭，一點能量都不剩。

談到控制自己的情緒時，我不想輕描淡寫帶過。在世界上及許多人的生命裡，都正在發生某些沉重的事。我要承認那些更深的創傷，像是經歷難以想像的悲痛、失去一切，或成為暴力、仇恨犯罪[17]（hate crimes）與制度化不公（institutionalized injustice）的受害者。有些人經歷了無法形容的痛苦與損失。如果你失去了孩子或伴侶，那份悲痛永遠都不會消失。生命中的某些打擊是比其他的打擊還要深刻。那些受虐及失去母親的孩子受到的傷害非常深。我們必須承認受苦肉身的真實性，同時設法到達一個超越痛苦的地方。某些事永遠不會完全消失，但即使如此，總有些時刻，我們的靈魂會感到自由。我們仍然可以在無窮盡的當下中瞥見永恆。經過這麼多年幫助人們療癒後，我相信即使身上仍帶著傷，我們仍有可能找到某種程度的喜悅、和平與感激。

培養中立感

在經過情緒的高潮與低谷、波的起伏後，心智就會回到中立的基線。中立狀態就是在情緒高低起伏過後，我們會返回的狀態。這是個迷人的地方，沒有人會要你保持喜悅，也沒有人叫你沉迷或逃離悲傷。除了好好體驗自己的人生外，這裡沒有什麼事要

17 編按：完全或大部分是由於對某些個人特徵的偏見而造成的一種犯罪。

做、不用成為什麼樣的人，或完成什麼樣的成就。當我們培養歸於中立的能力，就能了解生命中充滿了高低起伏：人生本來就會發生好事與壞事，因為那就是生命的本質。生命與情緒都有其自然的週期與季節，各自會隨著波高低起伏。

養成回到中立狀態的習慣，是情緒管理的核心工作。中立並非冷淡或漠不關心，反而比較像是佛教說的「**捨心**」（equanimity），也就是自願、直接去體驗人生而不陷入情緒反應，更不去評斷好壞。保持中立意謂著，你既不處於正電狀態，也不處於負電狀態。事實上，是根本沒有情緒負荷。你既不快樂，也不悲傷；既不興奮，也不焦慮；既不愛，也不恨。你不會追逐幸福，也不會逃避痛苦和掙扎。你只是**如是存在**。

從中立之處，我們讓自己在情緒升起的時候去感受它，了解它們只是普遍人類經驗的一部分。我們允許情緒爆發，在需要的時候開懷大笑、痛快大哭或快步走，生氣時或許做些家事或劇烈運動。我們讓自己的情緒自然發展，不去評斷或壓抑它們。等到情緒過了以後，我們可以單純地讓自己在這安靜、空無的心智空間休息，並與接下來發生的一切同在。我們越能讓情緒流動，就能越快進入中立的平靜狀態。

愉快與難受的情緒都會退潮與流動，那是情緒的本質。它們是水元素，而非土元素。只有中立的存在狀態**能夠**持續，它支撐著那些情緒波動。一次又一次地，**學著將自己帶回中立的中心，比嘗試變得快樂要來得實際許多**。快樂是自發性的，會隨著我們體驗到正向輸入時產生。在正向輸入消失或是由負向輸入取代時，快樂通常就消失了，而那完全沒有問題！生命不會一直維持在幸福、滿足或任何其他情緒狀態。正如佛教徒所談論的「無限後退」（ad infinitum）一樣，最大的幻相之一就是永恆的幻相，而這也將會過去。

有個培養中立性的好方法，就是用不同的表達方式談論自己的情緒。你可曾注意到，不同文化的人談論情緒的方式也不同嗎？在日耳曼語系像是英文與德文裡，我們談論情緒的方式是「成為」（being）情緒。而在羅曼語系（Romance languages）像是法文、義大利文與西班牙文裡，人們是以擁有（having）的方式來談論情緒。現在如果拿英國人與義大利人做比較，你認為誰表達情感的能力更自由？你可以從義大利文的書籍中找一頁，然後試著改變自己的語言。當你**擁有**某種情緒而非**成為**那種情緒，留意你內心的感受有何不同。你有感覺到更大的超脫感（detachment）嗎？你覺得情緒會更容易過去嗎？大部分我跟他們分享過這個資訊的人，都覺得**擁有**一種情緒的體驗比**成為**某種情緒更好。這可以讓他們回到大腦的阿爾法波狀態，對自己的生活有更大的可控感。

現在，我們對自己的電磁體與情緒已有更進一步的了解，接下來我們將踏上探索生物場的旅程，看看不同的情緒是如何在生物場裡生存以及住在何處，還有對人體有何影響。我們也會探討如何改善自己與生物場的互動及管理它們的方式。

第二部

人體生物場解剖學

第七章

如何調整生物場

把自己從精神奴役中釋放出來，只有自己才能讓心自由。

——牙買加雷鬼教父巴布・馬利（Bob Marley）

你的生物場就是心智的地圖。

無論我們在腦中執行什麼程式，都會被詳細記錄在身體周遭的電磁場裡並滲透至身體。過了一段時間後，這就會產生讓我們的系統卡住的能量與身體模式，結果我們就會在人生各個不同的地方卡關，像是身體健康、工作、使命感、人際關係、經濟狀況等所有你能想到的地方。生命中的每個模式都始於能量場的一種模式，也就是始於我們的頭腦。

我們想要讓自己從受困模式中解脫，才能在生活中找到更大的自由感與流動感。藉由處理生物場層面的問題，我們可以直接接觸與調整這些模式，從而重新導向系統內的能量流動。

從本書第二部分開始，每個章節都會聚焦在一個生物場調頻會處理到的主要能量中心，像是腳、膝蓋，以及從海底輪到頂輪在內的七個主要脈輪。我們會探索特定的情緒組合、心智模式，以及我在那個能量中心內外發現到的不平衡狀態。

除了查看每個能量中心的健康與平衡狀態外，我們也會探索過多能量卡在能量場導致的不平衡，這些能量會卡在某個能量中心的左右兩側。我們會打開左右邊的文件匣，揭開那些被我們冰凍、隔離在生物場特定區域的情緒、記憶及信念。我們會挖掘出那些舊的檔案，並將任何阻礙我們發揮真正潛能的程式刪除，這樣被錯誤程式吸住的資料與電力才能被釋放，並將能量還給其所屬的中立中心與循環。我們也會看一下背後的狀況，探索當脈輪的背後被關閉或削弱時，可能會發生什麼事情。

對你而言，這些資訊有些可能很熟悉，但有很大一部分是新的。這些年來我收到的回饋是，生物場解剖學提供了一個看待人體及其基本模式的新角度，即使是對經驗老道的能量醫學從業人員也是如此。我鼓勵你將我的發現與其他能量醫學系統做比較，看看有沒有需要補充的地方。在繪製這個相當未知的脈輪右側、左側及背後的領域時，我發現儘管古老吠陀系統具有權威地位，但脈輪似乎還有很多需要學習的地方，遠比原本記載的還要多。

我鼓勵你帶著好奇心及懷疑精神，來面對在本書中讀到的一切。這對你、我，以及我們對健康醫學的共同理解來說，都是一個新的領域。電磁體可以幫助我們療癒及茁壯，我在此只是分享我的觀察發現，希望能有所貢獻，讓我們更深入了解自己的電磁體。

一般來說，我們這些使用生物場調頻法的人會遭遇的挑戰是：這個工作太難解釋，也經常讓人難以相信。這麼多年來，我花時間為客戶進行療程，想知道我的發現到底是真的，抑或只是我憑空捏造的。我花了十五年，累積超過一萬小時的臨床研究、以此為主題撰寫碩士論文，並看著其他人學習如何操作，獲得跟我一樣的發現，我才開始相信這套方法。所以，如果你對這一切仍有懷疑，沒問題，你本應如此。沒有人比我更懷疑了。但在看到這份工作幫助了這麼多人後，我更清楚這些研究發現的價值所在。真相就是共振，重點在於留下會共振的事物，離開不共振的事物。這是一個不斷發展中的系統，隨著每一個人對它的嚴謹挑戰，它會變得更強壯而健全。

這些年來這些模式已被證明是相當普遍存在的。在數以千計由我與學生執行的療程裡，我們在個案的生物場發現同樣的模式一再出現，而在我撰寫本書的時候，已經有超過兩千位學生受訓完畢。儘管我偶爾仍會在場域裡發現全新且出乎意料的事，但其核心模式並未改變。

我們的身體有許多能量中心，不是只有我們即將討論的這些。除了七個主要脈輪外，整個人體也有許多次要脈輪中心，我稱它們為**半音**（half steps），包括上心輪（high heart chakra）、橫膈膜、大腿、脛骨。我們的主要器官也都有自己的次要能量中心。如果你對探索器官與半音有興趣的話，我在生物場調頻官網有針對這些部分提供一系列的錄音課程，可以上網查看。

調整能量場

我現在要教你的是，如何讓覺知像音叉一樣，能夠偵測、校正自身生物場裡那些停滯、抵抗與受困的能量。雖然聲音是很有用的工具，但最終沒有什麼比你的心智更強大。基本上來說，**除了覺知與意圖外，你不需要任何工具，即可改變自身系統的能量流動**。

要處理那些在自己的能量場中遇到的任何失衡、受困情緒及有缺陷的程式，我會提供指導以及一些我認為有幫助的工具，包括梵咒、肯定句、觀想法，以及改變思考與行為模式的建議。在療程中，我會使用這些工具協助轉移個案的能量，也會指派為「回家作業」，好讓個案在療程中已完成的效果持續下去。

不管你要處理的是哪種模式，從生物場調頻的角度來看有四個關鍵工具，你可以用來改變無效益的模式並歸於中心：**啟動你的中央通道；保持呼吸、歸於中心與向下接地；運用心智的力量；使用聲音的力量**。

啟動你的中央通道

電磁體健康的一個重要關鍵，就是要有一道強大的電流流經你的中央通道。這股能量流沿著你中立的中線流動，也形成了能量場的邊界。中央通道的能量自核心向外循環，圍繞著環式場流動，再返回核心。這股電流雙向流動著，帶正電的下降電流與帶負電的上升電流彼此纏繞在一起。除了來自一個強大核心的集中存在之外，我們也希望邊界堅固強大，才能幫助我們抵擋環境中的毒素與無效振動。

我覺得中央通道就像是我們體內的避雷針。每一次進行生物場調頻，我都會從啟動個案的中央通道開始。這個方式可以強化個案整體的能量系統，也能將他們的意識喚回當下。現在，請開始想像自己是一個充滿能量的環面，並將覺知集中到中立的中線處。感覺這條中央通道沿著脊椎，從身體中心一直向下延伸至地球中心。透過錨定我們的核心，讓所有的主要能量中心排成一直線，我們就能讓電磁場進入校準的狀態。

我們在檢視生物場時，是在收集能量散落、卡住、凍結在各地的碎片，並將這些碎片帶回中立中線處、回到正常循環，以及當下的時刻。生物場裡出現越多糾結的能量，我們就越不平衡。一旦中軸往生物場的左右傾斜，我們就不是處於當下。我們的能量被自己的過去、記憶、舊有故事與受苦肉身所束縛，**所有未被處理、整合的人生經驗，經歷過的任何事件，甚至連祖先發生了什麼事，都會被編碼在人體周圍的電磁場裡**，這在我們與當下之間創造了許多垃圾。通往覺察之門的道路真的是充滿泥濘！

要能開始改變人生故事與壓力反應，有一個重要關鍵，就是將我們的覺知帶回中央通道。為了避免觸發任何事件，我們可以透過身體核心進行磁場校準。這種校準中央通道的方式，就是我所謂的「**活在當下**」。一旦我們歸於中心、回到當下，就能與那些舊有故事與受苦肉身分離。這就像是脫下老舊、沉重的外套，迎接晴朗的一天。帶著嶄新的自由與舒適感，我們就能開始讓生命出現不同的可能性。

在探索各種左右不平衡的狀態時，要注意你的能量是否脫離中心往某一側傾斜。生物場調頻的主要工作，就是把大家從能量深溝中拉出來。這種偏離至生物場左右側的模式，我稱為**左側深溝**及**右側深溝**。中央通道能平衡男性極性與女性極性（中醫的陰陽），同時生物場的左右兩側則代表了男性能量與女性能量的不平衡或過量。左側深溝掌管陰性能量的不平衡，像是悲傷、失望、沮喪、未滿足的需求與被壓抑的音調表現，慣性與冷漠，以及無力感。右側深溝掌管的是陽性能量不平衡，其中包括憤怒、責備、侵略、想太多與做太多、以及自以為是。

如果能量被困在深溝裡，我們就會像一艘往左舷或右舷傾斜的船。說到這個，我總會想到以前讀預備學校時，在划船隊裡擔任舵手的情況。舵手需要坐在船的後方，負責操縱船並協調槳手的節奏。舉例來說，當我們陷入沮喪與失望，能量就會往左邊、也就是船的左舷傾斜。我們依附未被滿足的需求的舊有模式時，船就會開始偏離航道。每當意識到自己正漂往左側深溝時，你會開始感覺到自己的能量正向左舷傾斜；或者當你陷入憤怒與責怪，可以想著自己正往右舷傾斜，進入右側深溝。要留意自己的內在校準狀態。

遇到這些情況的時候，你可以選擇讓內在的舵手具體化，並掌控著船的方向，協同生物光子將能量引導回中心。認清自己正在依附舊有模式，這樣會讓能量偏離中心，並全部聚集在薦骨脈輪（或任何可能的地方）。無論生物場的何處產生阻礙，你都可運用「意圖」將能量及意識帶離該處，並將其引導回中央中線，藉此指引自己到達你的目的地。

隨著時間進展，你會開始培養出一種覺察力，只要能量因為舊有情緒模式或故事出現警戒或混亂，就能很快察覺。每當發現自己正往能量深溝偏移時，請花點時間重新調整自己的方向。你可以使用以下的基礎正念練習：呼喚你的能量回到中心。呼喚回來、呼喚回來，每當能量開始偏離中心，困在某個不屬於它的地方時，就把它呼喚回來。感覺你的核心，感覺你與大地的連結，讓自己處於天地之間的電磁平衡中，慢慢地將自己拉回來。這種能量轉換只需要一分鐘的時間，只要有需要，做幾次都沒關係。

基本上，我們追求的並非「幸福」本身，而是安住於中立的當下自然產生的「滿足感」。這種輕鬆的狀態，可以讓我們的身體功能發揮至最佳狀態。

保持呼吸，歸於中心，向下接地

這個療癒法最重要的一個部分是學習如何「呼吸」。呼吸**等於**能量，就是這麼簡單明瞭。呼吸是純粹的生命力，沒有呼吸，你就無法存活。少了呼吸，你的生物電池在幾分鐘內就會耗盡。要記得，你所吸入的不只是氧氣，你也在吸收電力。無時無刻，你都在吸入等離子、帶電粒子、光以及動能。我們可以好幾個禮拜沒有進食，好幾天不喝水，卻不能幾分鐘沒有呼吸。呼吸不僅供給我們能量，也可以幫助我們**釋放**及**移動**能量。

不過，我們卻失去了自在呼吸的基本知識。大部分人都把氣吸到胸腔，而非直接吸到腹部的位置，使得他們沒有完全擁有自己的身體。每當有不想感受且不想面對的情緒時，我們就不允許呼吸流動到那裡，因為**我們**自己都不想去那裡。這種狀況在憤怒、無力、罪惡及羞恥等確實令人不舒服的情緒中，比其他情緒更常發生，那些情緒會潛伏在我們的腹部與下消化道。不過，當你開始呼吸，情緒就會開始升起並釋放。或許感覺不是那麼好，因為這些是令人不舒服的情緒，但唯有這種釋放才讓能量回歸正常的流動。

在團體療程中，我會扮演群體能量管道的角色。如果遇到不和諧與阻塞的區域，都會讓我感到窘迫、無法呼吸。我的身體會與該群體的能量共振，所以每當出現這種情況時，我就知道其他人沒有真正在呼吸。如果有聽過我的錄音療程，你會在很多段落聽見我大聲吐氣，因為如此我才能釋放團體的能量。

我們都想找到導致潛意識屏住呼吸的緊張之處，而這個方法將幫助你放鬆這些地方，以及所有潛意識的輸入訊息或艱難的人生故事，這些故事使我們緊張、緊繃、不好好呼吸，也阻礙了生命力。閱讀本書時，你會在生物場裡遇到緊張的觸發點讓你屏住呼吸，此時你可以透過深呼吸來釋放這種緊張感。現在就立刻好好做一次深呼吸！每當你覺得呼吸窘迫時，請注意身體任何感覺鎖住、卡住或黑暗的地方，看看是否能將呼吸引導至那些地方。如果你的意識無法進入自己的身體，並感到自己困在某些想法中，請問問自己：

- 在我的體內，我避免碰觸的是什麼？
- 為什麼我要與自己的感覺分離？
- 現在我的身體系統有哪裡不舒服？我可以將呼吸引導至該處嗎？

隨著你的呼吸，覺察這些壓力點，用你的意圖有意識地釋放它們。觀想你的電路，想像金色的光流進那個地方。

我們在生物場調頻法裡也會使用一種呼吸練習：歸於中心與向下接地呼吸法。吸氣時，只要把氣吸到腹部，深入到肚臍後面與下面的區域。吐氣的時候，用你的意圖引導呼吸向下直到尾椎骨排出，也可以再向下沿著雙腿從雙腳排出。有意識地將氣吸至腹部，可以讓我們歸於中心，而有意識地把那股能量往身體下方傳送，則可以讓我們向下接地。這種接地的呼吸，可以將能量透過尾椎骨或雙腳排出，帶走緊張情緒並將它送入地底。迷走神經是連接大腦、心臟和其他器官的長神經，這種呼吸法可以釋放迷走神經的壓力。當你緊張時，能量會聚成一團。為了要釋放能量，我們會透過呼吸帶走這種壓力，並將其導引至地底。在下一章探討雙腳中心時，我們會討論不同的能量接地方式。

運用心智：意識與意圖

你可以成為音叉，並學會使用心智有意識地移動你的內在光子排列。能量跟隨思想。我們的焦點所在之處，會不斷成長；我們忽視之處，就會衰落。我們可以利用對此一原則的認識，轉換並重新定向身體系統裡的能量流。心智是一個強大的工具！我認為心智之所以強大的原因在於，**只要理解我們是一個電磁體，透過使用心智，我們就有能力影響電磁場**，不只是我們個人的電磁場，也包括集體的電磁場。

要使用心智來改變能量流的模式，有幾個主要的方式。首先，透過單純認出存在的事物來提升自己的覺察力。在出現有待處理的事物時，以清楚中立的用語將其敘述出來。每次在生物場調頻的療程，特別是團體療程裡，我都會這樣做。只要在能量場碰到失真的地方，我就會分享自己讀到的振動資訊，無論是因為幼兒期缺少父母照顧、覺得自己不值得的故事、怕被看見的恐懼，或是未表達出來的創造力的累積。

有很多時候，我們所做的只是把這些情緒與能量結構攤在陽光下。只要我說出某件事——特別是那些經過反覆嘗試卻似乎不願改變的事物——就可以把它攤在陽光下。有時候，只需在這些模式上點燃一盞燈，便足以將其清除。我們能把那個情緒與經驗帶出它躲藏的潛意識心智的地下室，並檢視它對我們的影響。接下來，只要我們意識到這種模式，就能決定是否要讓它繼續。這絕非一勞永逸的選擇。儘管我們有最合理的意圖，那些潛意識的電流仍可以讓我們脫軌，特別是那些強大的電流。我們需要持之以恆的紀律，才能制伏根深蒂固的模式。

當事情需要更多的勸誘，我會改用肯定句與觀想法，以利用意圖的力量來改變能量。像是「我接受以不同方式看待事物的可能性」這種肯定句只是一個意圖的宣告，而「我可以控制自己的財務狀況」這種肯定句，若以堅定的信念和積極的態度說出來，可以快速改變對錢的恐懼模式。令人難以置信的是，只要當事人以文字背後的意圖的真實力量重複說著肯定句，原本像卡在一塊厚糖漿中的音叉，便開始能毫不費力地移動。在本書中，我提供了許多肯定句，你也可以依據特定意圖設計自己的版本。

有些時候，我會使用觀想法來改變能量流。在觀想的過程中，我會引導人們移除能量場中部分區域的障礙物、心牆，或是其他造成束縛的事物，像是球與枷鎖。我們的想像具有一定的真實性，這不只是在心智裡，也在物質上。研究指出，有些心智鍛鍊像是想像自己在舉重，會實際造成肌肉量增加，在某些狀況下甚至能和身體運動一樣有效。如果可以透過想像力改變生理模式，不也可以用同樣的方法改變情緒與能量模式？

你可以試試我提供的肯定句與觀想法，留意自己的能量有什麼改變，並發揮創意設計屬於自己的版本。我已經盡可能地讓所有練習與建議都變得簡單易行，因為我是那種經常避開書中練習的人，尤其是如果練習太複雜的話！最重要的是，要充分融入這些想法中，並在日常生活中運用你獲得的任何新覺察。

利用聲音的力量

接下來我會談到許多關於生物場調頻的內容，因為那是引導我獲得促進電磁場健康的訊息、為我提供更深刻的洞見，並利用驚人的人類心智與身體的途徑與過程。不過，如果你對於聲音療癒有興趣的話，坊間也有很多使用聲音治療的方法可以參考。

有上百萬種不同的方式可以讓你發掘聲音的力量。透過鳴唱、發聲、歌唱、吹口哨或念誦，你可以用自己的聲音在體內創造和諧共鳴。我二十五歲失去母親的時候，帶我走出傷痛最主要的方法，就是不斷聽音樂與放聲歌唱。

音樂是一劑特效藥。它可以說是最有效的療癒工具，你幾乎可以隨時使用，也無需任何費用。你可以開始帶著改變自己能量與情緒狀態的意圖，有意識地聆聽不同類型的音樂。在工作或打掃時放點音樂，試著學一種樂器。我現在五十一歲，正在學習彈電吉他！這也是一個很棒的冥想方式，因為你在彈奏樂器時無法思考。科學報告指出，一群人一起唱歌也可以提升免疫力與精神。而壽命最長的職業是音樂指揮，因為他們無時無刻都沐浴在協調的聲音中！

如果你有音叉，可以用它來感受並調和自己的情緒。感到憤怒時，可以試著把音叉放在肝臟上方。如果感到害怕，可以試著將音叉的把手放在腎臟部位。透過網路購物，你可以用低於十美元的價格買到一支一二八赫茲的加重音叉（weighted tuning fork），接著就可以開始使用了。雖然那種音叉與我們在聲音療法工作中使用的音叉品質不盡相同，但它足以讓你開始探索。若你有興趣投資更高品質的音叉，我建議從我最受歡迎的 Sonic Slider 音叉開始。

語言的振動力量也是聲音歷史的一部分。在重複念誦梵咒或肯定語句時，你就是同時在利用意圖的力量與聲音的力量。在接下來每個章節裡，我會提供與每個脈輪連結的吠陀種子音咒語（又稱 bija mantras）。在梵文裡，**梵咒**（mantra）的意思是「大腦的樂器」或「思想的樂器」。據說種子音可以啟動脈輪的能量，而把它當成梵咒來念誦時，它們會成為大腦調頻的工具，以適應特定脈輪的振動頻率。在將意識集中在特定能量中心、讓自己與其特定頻率「調頻」時，你可以聆聽並大聲複誦這些梵咒，如果能把念誦梵咒當成十到十五分鐘的冥想會更好。

人體的脈輪是聲波與光波的轉發器，因此，每個脈輪都有與之相關的特定電磁光譜範圍，並以某個顏色與母音來代表。（有些人也用西方音階記號來連結脈輪，我在一開始練習音叉的時候就是如此，不過現在倒沒這樣做了。）接下來每個章節，都會提到特定脈輪的顏色與母音。你可以發揮創意，利用色彩和聲音的力量與各個能量中心的獨特頻率建立連結。在傳送振動到身體區域時，我建議你可以哼唱或發出代表該區域的母音。

如果對自由吟唱（vocal toning）並不熟悉，你可以在吐氣的時候，練習發出單一音調，像是：「啊——」或「咿——」，一般認為這樣可以協調、平衡人體的能量通道。在生物場調頻的療程裡，我曾多次請個案發出單一音調，並發現它可以有效使受困能量再次流動。特別是處理喉輪時，發聲是一個打開聲音管道、讓人體產生更大共鳴的有效工具。

療癒的快思慢想

要發現、消化生物場中未解決的情緒，需要花點時間、付出關懷與好奇心。許多人來做生物場調頻（或其他任何類型的療癒法）是想尋求重大突破，但這並不是「按一下按鈕即可完成」之類的事。有些人可能在一、兩次療程後，就有戲劇性的轉變，但繼續這趟旅程的真正功課，需要個人自己去完成。最重要的是他們把這份功課整合到生活中的方式。在尋求量子跳躍時，我們通常會避免一步一步地走，一次只邁出一步。

這趟療癒旅程的某些部分需要我們的長期參與。真正的自制需要時間，需要一次又一次的嘗試、失敗、跌落、再回來。就好比要成為一個更好的水手，你只要搭上船、揚起帆，並開始學習。要精通任何事都是一項長期的承諾，掌握心智與情緒也是如此。我不認為你應該要跟我一樣花三十年的時間才弄懂這一切，所以我會給你我發現可以加速過程的有效工具。但這並非一件「我等下禮拜一再開始做」的事。我們要在適當的時間處理每一種模式、每一個問題。

這是一種對你自身福祉的承諾，以及對你自己心智的一貫紀律，會隨著時間的流逝而產生改變。但這不必是個累贅，反而可以很有趣！甚至是你人生最有挑戰性的部分，我也強烈建議你加以遊戲化。把這一切都看成是一個電玩遊戲，能幫助我們待在中立與當下的狀態。你只是在穿越遊戲中所有不同的關卡，同時必須注意自己的健康狀況及財務狀況，這樣才能克服障礙，並不斷破關升級。

持續歸於中心。做一個有創意的問題解決者，改造並克服一切。享受這場遊戲，並且在升級時為自己慶祝一番。

第八章

腳部：你的立基點

腳部曾經是讓我苦惱的區域之一。我受盡這個部位病痛的折磨，像是足部疣、香港腳、扁平足等，還有一種與我的雙腳莫名的分離感。其中又屬左腳特別難處理。在二〇一〇年培訓首批學生時，我才開始處理自己的問題。結果音叉在我左腳周圍發出的聲音是很不悅耳的無調性音，我的學生與我都嚇壞了。說真的，這狀況聽起來比我以前聽過的所有狀況都還要糟糕。

「為什麼你看起來如此『完整』，但聽起來卻如此可怕？」一位學生這樣問我。

「這是心理學中的區隔化（compartmentalization），」我答道，「我對此非常在行。」

這是真的。我早已學會將所有破碎、受傷、悲傷、傷心及憤怒的部分自我封印起來，然後建構一個高度功能化、能不屈不撓地繼續運作的部分自我，儘管我已與自己大部分的身體與心智分離。

當時，我的左腳有七個足底疣，但每次想要動手術切除都沒有成功。顯然我的免疫系統已經放棄這個身體區域，就跟我的心智一樣。這裡存在著太多痛苦、不適、受苦與不快樂，這種熟悉的感覺早在童年時期就已設定，並在我的人生中一直持續著，因為我似乎一直陷入充滿挑戰的狀態，無法脫身。不過在經過幾次調頻療程後，我的足底疣就奇蹟般地消失了，因為其他個案也有出現這種狀況，所以這還算正常。接下來，我的人生逐漸開始改變方向，因為我終於明白，不斷地掙扎並非不可避免的事。

在生物場解剖學裡，**腳部與我們能否踏出人生下一步有關**。無論出自什麼原因，當我們掙扎著要離開對自己沒有幫助的事物，轉向對我們有助益的事物，就會在腳部能量中心周圍出現失真與堵塞的能量。我們的左右腳各涵蓋著特定的能量與資訊，**左腳代表著我們從哪裡來**，也就是我們可能被困住的地方，**右腳則是我們接下來要去的地方**。像是「你要去哪兒？」「你要如何抵達那裡？」「你現在所處的立場是什麼？」「你的人生道路是什麼？」「你現在如何看待自己的人生？」這些問句的答案，都可在儲存在腳部四周與貫穿腳部的電磁場的資訊紀錄中找到。

這也難怪我的左腳最後出現了一群足底疣，當我們從身心的某部分撤回自己的意識，也就是撤回了賦予生命的能量與免疫系統的智慧。能量不會去到那裡，因為我們心裡有一道牆，上面寫著：「禁止進入。」雖然我們有意識的心智很巧妙地把它藏了起來，但是身體會找到方法讓我們知道，某些地方出現了需要被處理的問題。此時，身體會開始焦躁不安地說：「不好意思，這裡有點問題，麻煩過來看一下。」為了要引起你對能量場不平衡的注意，身體會產生一些症狀，從輕度不適到疾病與受傷，這樣我們才能對症下藥處理它。通常我們的意識就足以啟動療癒過程。

腳部在生物場解剖學的意義

除了七個主要脈輪或能量中心外，我很早就發現人體也有其他次要能量中心，位置就在我們的腳部與膝蓋。我們對於這些能量中心並沒有很深的認識，所以它們往往不會得到很多注意。但我發現它們在人類整體健康與福祉上，扮演著關鍵的角色。如果想擁有一個健康的能量系統，有最佳電壓流經我們的電線，那麼處理腳部與膝蓋的能量健康問題，就變得至關重要。

我必須承認，腳部問題令我困惑已久。我花了很多年的時間與力氣，才開始把它們弄清楚。問題是我得到非常大量的資訊，以致根本無法加以簡化。腳部包含大量複雜的訊息，就某方面來看，我所感受到的是腳部涵蓋了一切訊息。在幫別人施作全身調頻時，你也可以只處理他們的腳部就夠了。

許多古老的醫療傳統，包括印度、埃及與中國，都將腳部視為一個人整體狀態的反映，所以也難怪我們會在這裡遇到這麼多不同的經歷、情緒、思想架構與記憶。在中醫裡，腳就跟手與耳朵一樣，是整個系統的縮影，也包含著整個人體的地圖。

過了一段時間後，我才從所有資訊中歸納出一個概念，**顯示腳部與「向下接地」這個隱喻密切相關**。腳部呈現的振動頻率，開始對我述說著某人幾十年（甚至可能是一生）以來走過的路，以及他正要前往的方向。它們也談到一個人在人生道路上前進時，所**攜**帶的情緒、信念與思考模式。

如果處於健康與平衡的狀態，雙腳可以支持我們朝著夢想、渴望，以及帶來最高成長的方向邁進。健康的右腳可以使我們去行動與冒險、勇敢朝著夢想前進，頭腦清楚地做決定，然後離開我們的舒適圈，踏入未知之地。而健康的左腳可以讓我們離開各種感覺被卡住或困住的狀況與環境（無論是內在或外在）。當左腳能量場運作正常且協調，我們就會認出自己的生物動力（biological impetus），遠離有害健康、能量、關係與幸福的事物，並朝著對我們更有益的方向邁進。

所謂的**人生**，不過只是我們走過這個地球的旅程，以及沿途留下的腳印。為了要充滿自信地往對的方向前進，我們需要健康強壯的腳部能量支持。想想你現在所站的地面，想一想在人生的道途上，腳部是如何支持並鼓勵著你。你的雙腳在哪裡？你正要去哪裡？你是走著、跑著還是跳舞著？你正步履艱難地走著嗎？你正在逆境中奮戰嗎？在許多人的足部，我發現都內建有「逆境求生、逆境求生、再逆境求生」的程式。那種能量可以讓音叉產生非常獨特的音調，是一種掙扎、難纏的角色以及崎嶇道路的振動。

要讓雙腳自由需要極大的勇氣。我們在此真正要討論的，是跟隨靈魂召喚的自由，不管它朝向何處。要做到這點，你必須要對自己、宇宙、造物主、神靈、統一場有信心，不管你想用什麼稱呼。我們需要有足夠的信心，才會願意向外踏出「已知區域」，進入屬於我們的獨特「偉大未知」道途，這條路永遠都不是直線的，也無法預測。不管是離開對我們無益的人事物，或是進入我們真正渴望的領域，都需要很大的勇氣。

接地與放電

健康的雙腳也能支持我們在物質世界裡基本的落實與體現，也可以說，是我們「雙腳接地」、自信堅定地站著的能力。當雙腳的能量出現阻礙或失真，我們會發現自己的腦袋就像在雲裡飄流般，與身體、環境產生分離。

健康足輪的主要功用，是讓能量穿過整個系統、不再需要透過身體釋放，並回收到地球中心。如果足輪是開啟的，能量就能自由且不斷地穿梭。藉此，我們可與環境保持能量平衡。一旦能量透過雙腳正常循環與放電，我們就更容易感覺到接地狀態。

現在回想一下你的環式場：其上升與下降的能量流，印度瑜伽學派稱之為**左脈**與**右脈**，正在中央通道中不斷上下流動。接地的作用便在於讓這種能量流保持雙向流動。透過雙腳，我們釋放向下的（正電流）能量，穿過整個系統直到地心，同時從我們下方的地面吸收新鮮且帶負電的生命勢能。

倘若你的足輪是虛弱、堵塞的，這種釋放過程就會受到阻礙。能量不是穿越整個系統並由雙腳流出，反而只是再次向上循環，回到較高的能量中心，在體內創造過多累積的靜電能，隨著時間而增加並造成發炎。

在我們內在與外在環境裡，有很多事物會為我們加載過多的電磁力，從雜亂無章的想法與情緒到無線網路訊號，再到暴露於化學物質之中。關心電力健康的意思，就是學習釋放這種多餘能量。透過雙腳將能量釋放至地面，是我們可以自然做到的最重要方式。

還有個讓能量接地的好方法，**是刺激雙腳腳底的湧泉穴**（Kidney 1，簡稱Ｋ1）。在生物場調頻的療程中，每次都是從使用加重音叉啟動個案能量場的Ｋ1點開始的。在中醫裡，湧泉穴是身體位置最低的能量點，針灸和穴位按摩通常會利用這個點，幫助病患把能量接地、排出頭部、脖子與肩膀上過多的能量。這個穴位點的中文有「噴泉」的意思，這樣你就能感覺到它釋放能量的威力。我也發現K1是一個很好的能量釋放點，只要在早上或晚上用手指用力按壓雙腳的K1點三十至六十秒，就能釋放、清理我們的能量體。「伊頓能量醫療機構」（Eden Energy Medicine）也運用一種刮痧法，透過使用湯匙在穴位點上按摩來達到同樣的效果，這也是一種不同的選擇。如果你想要再加入觀想法，絕對會有加分效果：我喜歡想像跟希臘信使之神墨丘利（Mercury）一樣，雙腳上長著一對翅膀。腳上多了這雙翅膀，能幫助我們跑得更快，且能輕鬆改變方向。

我個人的接地方法，是**盡可能光腳或穿著皮底鞋走路或站著**，與土地表面直接接觸。膠底鞋則會阻礙電能從腳底進出，讓我們體內累積過多的能量，最後導致身體發炎，我們的身體不管要釋放什麼，都會被鞋底反彈回來，並回到我們的體內。橡膠是一種絕緣體（insulator），所以不只會阻絕從地球往上的電流，也會停止質子流，即來自身體頂輪上方往下流動的正電流。在與地面連結時（最好是赤腳，或穿皮底鞋），我們就是在把那股能量送至地心，然後透過足底的K1點拉起負電能量，如此我們的雙腳就擁有平衡的正負電流了。

我剛開始練習接地，是每天大概花三十分鐘在公園的草地上光腳走路，我很驚訝身體居然感覺這麼好。這些年來，我嘗試了一個又一個的飲食法、小工具與計畫，沒有一個是如此簡單、方便且有效，只要脫掉鞋子就好！我不僅睡眠品質變好、牙齦不再流血，能量水平也大幅提升。

我現在就告訴你：別再讓膠底鞋出現在你的生活中了，這樣你的焦慮與發炎就會奇蹟似地降低。只要有機會，我就會宣揚皮底鞋的好處。不過重點在於，盡可能地讓雙腳與地面接觸，任何方式都好。你可以站在居家附近的公園草地上，赤足走在後院，或在鄉間小路散步時，讓雙腳出來透透氣。如果天氣太冷，你可以去抱樹（真的去抱）或是單純運用你的想像力，清楚想著將自己的能量場從地面向下擴展。用任何對你來說最簡單的方法與地面連結就對了。

右腳：離開「已知區域」

我稱右腳為「跳脫信仰」的腳。讓右腳自由（也包括右膝蓋），就是讓自己認出並遵循靈魂的真實道路，無論那是朝向何處。是什麼阻止你朝著夢想的方向奔跑、以及去做靈魂召喚你去做的一切美好事情呢？答案幾乎總是「恐懼」。這是卡在右腳能量場中排名第一的程式，讓我們不敢踏出人生的下一步。

恐懼是一個非常強烈的訊號干擾器。它的脈動頻率有阻擋其他訊號的傾向，這代表恐懼能掩蓋其他的想法與情緒。不管在生物場的何處，都很容易發現恐懼的頻率，這取決於觸發的經驗是什麼，不過恐懼主要會建立在右腳周圍的區域，然後造成訊號阻塞。如果目標明確的話，也很容易辨認出這種頻率，這通常是我的學生能夠正確識別出來的第一種情緒。

特別是在**右腳**，我們通常要處理的是**對未知的恐懼**。**害怕離開個人的「已知區域」**，是一個根深蒂固在我們神經系統中的程式，通常可以追溯到出生時的狀況。出生本身就是一種轉變。如果這種轉變是痛苦並造成創傷的（許多人都是如此），我們內心深處就會緊握住這種信念，認為轉變都是痛苦的。那種信念會創造深層的恐懼，讓我們無法邁出下一步、大膽邁向新領域。

當我們經歷痛苦的轉變，不管是出生、童年時期家庭生活突然或令人不愉快地改變、大搬家、不情願的工作或關係的變化，都會讓我們對於採取下一步的後果產生極大的恐懼。你的神經系統會進入高度警覺的狀態，並告訴你所有走進未知的行動都會帶來傷害，**這不安全**。而在我們決定要做什麼事之前，讓我們感覺安全或不安全的因素扮演著**重要的**角色。如果小時候父母雙亡，你不得不離開家，搬去與祖父母同住，那麼在你接下來的人生，要離開你已知區域的「家」會引發大量的恐懼與驚恐不安。就算已知的事物很糟，內在恐懼的聲音仍會告訴你未知可能更糟。於是我們會決定忍受**熟悉**的恐懼，而非去面對那些可能讓我們成長、自由或擴展的**未知**恐懼。

恐懼並非壞事，我們不是試圖想擺脫它。害怕放手一搏是正常且恰當的。事實上，恐懼永遠不會消失，這與某些人所認為的相反。在你採取任何宇宙輕推你前進的步驟之前，如果你還在等待恐懼消失，那麼你永遠都不會抵達任何地方。你永遠不會以靈魂召喚你的方式成長或擴展。所有那些想要跳入未知的能量與生命力，如果不能順利表達，就會被冰凍起來，然後藏在生物場右腳下方的那一小塊角落。

恐懼是身體在表達「這是新的，我不知道會發生什麼，所以我需要注意」的方式。你的確需要保持警戒，但用不著麻痺恐懼！我們的身上除了凍結的恐懼，也有恐懼正在運作著。與其想要擺脫恐懼，不如讓它運作。當我們採取行動，這種恐懼就會開始轉變為興奮。光是意識到我們可以與恐懼共存，接受它並不被其所麻痺，就已經創造了一種改變。

我們之中有些人是冒險家，他們經常跨出驚人的步伐，但我們已經得出結論：已知的不適感會比冒險與擴展的不適感還要更不舒服。我發現對冒險充滿恐懼的人，通常父母會因為他們「做錯事」而對他們大吼或厲聲責罵。發生這種情況時，你可能會對採取行動有心理創傷，開始將冒險與受罰聯想在一起，於是便陷入慣性模式，但那是在深層潛意識裡。我們都想展現「採取行動」的肌肉，並讓我們的意識與其保持一致。如果這裡的肌肉鬆弛且未經充分利用，你可以透過規律、重複的小訓練使其變得強壯。但是從零開始快速到達能做幾百磅的仰臥推舉，並不會讓你的肌肉強壯。相反地，我們會建議從每天花幾分鐘做兩磅的二頭肌彎舉開始，再逐步升級。這樣你的肌肉只會有點痠痛與不適，接著就會變得越來越強壯。

這裡的**訣竅就是感覺、認知並承認恐懼，然後鼓起勇氣跳進未知**。假如你不確定該跳往何處，你的「恐懼」好朋友會告訴你確切地點。你其實也可以將恐懼的頻率當作聲納，幫你指出方向，找到靈魂召喚你去伸展、擴大的地方。一旦感覺與你的磁力分離，或是你已經太習慣忽略內在的推動力，讓你再也無法聽到它們的聲音時，恐懼的嘈雜聲音也會確切告訴你，哪裡正在召喚著你踏入未知。

雖然宇宙推動我去做的事一再令我害怕，但我已學會信任這些推動力，並義無反顧地去做。當宇宙說著：「跳吧！」無論當下有多恐懼，我都會跳下去。對我來說，這就是活出自己夢想的祕密所在。

恐懼也會以「優柔寡斷」的方式出現。我們害怕做錯決定，所以來回猶豫不決，但還是無法往下跳。關於優柔寡斷，你需要記得一件事：難下決定的原因通常是缺乏足夠資訊，或是答案都不在選項中（抑或都是！）。知道就是知道，那是由我們的膽量、而非心臟或大腦來決定的。

最近我走過雪地時扭傷了我的右腳踝，這是我平常非常善於避免的事，因為我的身體系統一般都是充滿彈性且反應靈敏。但在過去幾個月中，我不尋常地在公司的兩個重大決策間搖擺不定，分別是：「我應該做這個或是那個？」「我該朝著哪個方向前進？」這種能量的擺盪在我腳部附近的生物場產生了一個弱點，讓腳的反應變慢、較無法避免扭傷，結果傷害真的很明顯，迫使我去看看這過程、特別是做某個決定有多痛苦。一旦我認知到自己的內心與情緒發生了什麼事（以及在上方使用 Sonic Slider 音叉），僅僅幾個小時後，疼痛與腫脹就奇蹟般地消失了。

左腳：受困或陷入有害情境

我們需要足夠的勇氣好大膽闖入未知區域，也需要同樣的勇氣來離開人生中**不利於**我們的情況。

左腳呈現的是我們離開有害或無益的人、地方或情況的能力。在處理某人左腳附近的場域時，我經常有受困於某種不利狀態的感覺，那種感覺對那人來說可能熟悉了許多年、幾十年，或甚至更久。我稱這種狀況為「**陷入泥淖**」。陷入這類狀況時，我們左腳周圍的能量場會變得非常緊張。那可能是各式各樣的狀況，從渴望親近大自然卻住在大城市裡，到跟一個會辱罵人的伴侶在一起。我們一邊想著要從這些有害或有壓力的事物中抽身，一邊又覺得自己無能為力，於是身體想要起身離開的這種能量，反而會凍結、隔離在左腳附近。

我自己左腳區域發出的恐怖音調，跟我一生的故事有關。我總是擔任討好別人的角色，也經常陷入除了我之外對周遭人都有益的狀況中。我沒有設定適當的界線，很容易吸收他人的痛苦，我也很不會照顧自己，因此長期承受著情緒壓力。一旦開始進行調頻，並更加了解這種模式後，我才看見左腳的足底疣透露出我一直在否定長期的不適感，直到我的免疫系統根本無法辨識或對付居住在此處的病毒。特別是身為女性，我們慣於為別人著想，而經常讓自己處於不舒服的狀態。因為我們被設定了程式與條件，必須先把別人照顧好才能輪到自己，所以最終我們會妥協、適應，並貶低自己的價值，我也不例外。

在做療程的時候，我腦中常常浮現一個畫面：一條掛在左腳踝上的腳鐐。我們可以想一下小象是如何被訓練的：人們用固定在地上的鎖鍊與腳鐐綁住牠們的後腳，這樣牠們就哪裡都去不了。大象就這麼被訓練成以特定方式行動，也凌駕了牠們的自由意志。小象長大後，就算把鎖鏈換成脆弱的繩索，牠們也不會跑走，因為牠們已經被「不能去任何地方」的信念制約了。對我們許多人的左腳狀況來說，這是個很好的隱喻。我們總是有一種被束縛在不舒服、不健康情境中的感覺，而且無法認清現在已是成年人的自己，可以運用自由意志離開這些壓力源。

當我們出生於一個有害的環境中，這種程式就會深植體內。在還是嬰兒與幼兒時，我們沒有離開的選項，於是就被迫適應那種有害環境。因為感覺太痛苦、太不舒服，我們的意識就不與現況連結，但情緒依然存在，最終凍結在左腳周圍的場域中。我們沒有認清那種有害環境的影響，努力離開並朝著更健康的方向走去，反而因為那是已建立的模式而乾脆變得麻木。

讓人一直陷入有害環境的原因，有很大一部分是害怕試圖逃脫的後果。但根據我的觀察，較常見的是個人的「無助」故事讓他們持續被困住。如果你小時候受困於有害的家庭環境且無力離開，你就會開始不斷告訴自己這個故事，加深自己的無力感與受害者情結。這個程式影響我們非常深，告訴我們一切終將失敗，我們永遠不會離開、永遠無法修正，事情永遠不會改變。到了成年後，那些故事就會以這些聲音出現：「這太難了。」「我不行。」「我沒有錢、我沒有時間、我沒有力氣。」「我想事情就只能這樣了。」這常常會創造一種低頻、嘈雜的音調，顯示出一種悲傷、冷漠與慣性的感覺。

有一次，我的課堂上有一位女學員，她的左腳周圍感覺像是穿著一雙能量雪靴。她的人生重複上演著陷入不利情境中的劇情，她是母親意外懷孕的產物，所以出生時父母親既不相愛也不想要她。長大後，她自己也處於一段無愛的婚姻中，跟孩子的關係也很緊張。因為感覺被困住，她從未離開過人生中的每個有害環境，就像小時候被困在一個沒有愛的家一樣。對於不適合她與傷害她的情況無能為力的終身信念，創造了大塊有著大量抗拒的區域，把周圍所有能量都吸了進去。

在她的療程中，我們清除、改變了那種模式。當天晚上課程結束後，她回到這幾天住的民宿。一進門時她就對自己說：「妳知道嗎？我實在不喜歡這個地方，我覺得不舒服。」雖然一開始覺得不太自在，但這是她第一次意識到自己可以選擇離開；而前一天，她覺得有義務留下來，因為她已經付了錢、不想當個無禮的客人等原因。但腳上的能量雪靴已經脫下，她感受到自己**自由**了，必須做些不同選擇並開始行動。於是她打包行李，住進感覺比較舒服的好旅館，讓她能在接下來的課程獲得更多學習。

她的狀況並非不尋常。許多人出於簡單的理由，下意識地忍受著**我們相信必須如此**的胡說八道。我們甚至沒有意識到自己可能還有不同的選擇。對於可能的解決方案，我們完全視而不見。不過，只要左腳的能量恢復正常，便能打開一切的可能性與潛力。我們忽然開始看見其他選項。這就是成長！這就是療癒。當我們意識到新的選項與替代方案，就能自由地採取行動。

那些有關受害者情結的故事，並不如我們想像的那般強大。在生物場裡遇到受害者故事的調性時，我會盡可能地告訴當事人相關細節。光是聽到別人將事情說出來、認出來，他們的能量就已開始轉變。當一個人明白他一直不斷告訴自己無力自我幫助、改變人生，通常會有「天啊！不會吧！」的反應。此時，我們大腦的阿爾法波部分便會接管，並說：「我不要再讓自己當個受害者，我要掌握控制權。」

我常使用一種強大的觀想法，幫助人們移除腳上的能量球與枷鎖。請坐著靜默片刻，然後開始深呼吸，並將注意力拉回內在。回想人生中的某個時刻，你覺得自己被卡在舊有模式中，害怕向前邁進。把這種對未知的恐懼想像成一顆附著在你左腳上的球與枷鎖，你正要擺脫它們，好讓你可以向前邁進，沒有阻礙你的沉重負擔。接下來，讓自己感受一下從過去束縛你的事物中解脫、無拘無束的感覺，這些綑綁住你的事物，例如：債務、體重過重、自我懷疑、生意失敗等，讓你無法自信朝著渴望邁進。如果這些阻礙突然消失了，會是怎樣的**感覺**？想像這些枷鎖解開了，看著自己向前行，不再有讓你感到虛弱的沉重負擔。在這種自由與自信的感覺中停留幾分鐘，每當你開始感到陷入困境，都可以自由地呼喚這種感覺。

你是唯一可以讓自己擺脫這些受害者情結與無能為力的故事的人。療癒就是與這些舊的故事分離，離開那些你一而再、再而三地告訴自己的事，然後開始一個新的故事。問問自己：你想結束的章節是什麼？那些卡住與無力的老故事是什麼？大自然並不容許真空狀態，要擺脫老故事，你需要用新故事來取代：第二章看來如何？在新的故事裡，你的角色是什麼？

第九章

膝蓋：掙脫束縛

膝蓋是我最後開始處理的部分。一九九六年，我拿到我的第一組音叉時，裡頭共有七支音叉，分別為C、D、E、F、G、A與B調，附帶一本小手冊，告訴你哪一支音叉用在哪一個脈輪。我確確實實地照著手冊的指引去做：從尾椎骨的海底輪到頭部的頂輪，由下往上對各個脈輪使用不同的音叉。

這過程簡單又有效，但在療程結束後，我常發現個案帶著頭暈目眩的感覺離開。於是，我開始在療程結束時於腳部使用音叉，幫個案將能量接地，而這個方式真的奏效。許多年後的某一天，當我針對一位婦人的腳部調頻，準備結束療程時，我第一次覺得或許應該也處理一下她膝蓋的場域。因為以前從沒有發生過這樣的狀況，所以我決定一試，而我當下的反應是：「喔，天啊！」我不敢相信自己會在那裡發現這麼多「東西」。不只是這位個案，我開始於膝蓋部位進行實驗後，發現幾乎每一個來到我工作檯上的人，膝蓋都有大量不和諧與阻塞的能量。對我而言，這是個嚴重的疏失！我一直都跳過了一整個能量中心。後來我才知道，在我們的整體健康與福祉上，這是個長期被忽略的能量中心。

過了一段時間，我發現**膝蓋的資料似乎揭露了一個人在生活中所體驗到的內在與外在自由的程度**。若有強壯、健康的膝蓋，我們就能自由依循自己自然的性格傾向，自發性地採取行動。健康的膝蓋調性是輕鬆、自信的。它是一種溫和的能量流，帶有一種近乎蜿蜒與性感的感覺。可以想想滑雪者或單板滑雪者往下滑行時的優美動作，這就是膝蓋的敏捷與力量。在傳統的瑜伽練習中，非常重視膝關節的靈活度（可以想想蓮花式）。為了解放心智，古代的瑜伽大師會從事激烈的訓練，以打開並擴大膝蓋的移動範圍。

當我們擁有自由的膝蓋，就能用它來引導我們前往各種不同的方向。我們會朝著靈魂指示的方向，以適當的速度及符合當下需要的方式，移動我們的身體去生活。我們便能採取我所謂的**自發性的適當行動**。那看起來就像是讓自己在當下被移動。宇宙穿越我們的身體，幾乎像是在跳舞。你經歷的人生，是回應其他舞者的音樂與律動，而非重複源自過去經驗及創傷的舊有故事，以及膝跳反射（knee-jerk）式的情緒反應。不需掌控或過度規劃未來，你可以帶著信任過自己的人生。生命的電流可以讓你自由自在地流動。

自發性的適當行動與即興創作有關，不需要遵循腳本。那種自發性經常讓我們朝著遊戲、輕鬆與創造性的表達前進。

膝蓋的受阻與不平衡狀態就是卡住，也就是自由與自發性的相反。當膝蓋的能量停止流動，我們似乎就無法去做抵達人生目的地所需要做的事。在**右膝蓋**的地方，我發現**前進的阻礙與挑戰**，而**左膝蓋**則包含著**與信任有關**的資訊，關於要讓你熟悉的魔鬼離開，還是留在放棄會對我們比較好的習慣與環境中。

膝蓋的背後，則存在著**與清晰度和確定性有關**的問題。如果有人膝蓋後方腫了起來，通常代表他們被卡在對某件事的不確定性中，不知道他們是否該這樣做、還是那樣做。與我們的能量系統是一體的膝蓋輪，最後就因不知道怎麼做的能量而受到巨大的痛苦。

膝蓋跟雙腳一樣，本質上就具有全息性，包含著跟全身有關的訊息。每一個膝蓋都是涵蓋著整個系統中有關前進阻礙的訊息的進入點。例如：如果阻礙是來自壓抑創造力或自我表達，我在膝蓋發現的某個議題可能就與喉輪有關，或者如果不清楚自己內心更深層的目標，以致無法採取下一步行動，也可能與第三眼有關。

如果膝蓋的附近出現許多靜電噪音與干擾聲，任何讓生命流動與走出受困之處的嘗試也會受到阻礙。想像讓某人自膝蓋以下都埋在水泥中，那就很像膝蓋有積壓能量時的感覺。如果你的膝蓋被鎖住，就會哪裡也去不了。我們會停滯，而非流動，無法以新的方式前進。

想想體內的電路系統，能量都會沿著既定路徑移動。我們預設的路徑就是這些已經很常走的路，而非有創造性的移動。既然舊思維模式的神經迴路已經建立，那就是能量最容易流動的地方。然後，在還沒發現之前，你就已經無法離開那些既定路徑。你可能想朝一個新的方向前進，但你就是辦不到！那種能量系統中的受困感，有著真實的根據。

在人生中，我們都有被卡住的地方，無論是身體、習慣、工作、關係或養育孩子。若仔細想想，大多數人都是苦於受困感。可能是你真的很想實行卻沒有實行的淨化飲食，可能是你已經講了兩年但還沒開始進行的創意計畫，或是你從未堅持完成過的運動計畫。受困是永遠不會採取行動的意圖，也是你從未採取行動去解決、反覆出現的問題。是你十年來一直想離開的工作或關係，是你一直害怕做出的任何改變，或者也可能只是你的身體或人生中似乎揮之不去的停滯感。如果你大部分時候都感到平淡無奇，而非興奮與精力充沛，那麼你就需要看看膝蓋發生了什麼問題。

受困的能量狀態會產生各式各樣的感受：挫折、憤怒、責備、受害者情結、無助、悲傷等。這些感覺很多都是源自我們無法以不同或更有效的方式流動。不過，透過採取行動離開這些受困之處，我們可以做很多事來管理情緒體，並提升我們的電力。

現在請你盤點一下感覺受困的地方。花點時間深呼吸、歸於中心並向下接地，接著想想你人生中一直動彈不得、你會出現怠惰狀態，或是你無法前進的地方。在閱讀本章時，請把這些事放在心上，若你發現之前沒發現到的狀況，請再加入清單中。

現在看看受困處之外的地方。受困的另一面總是釋放，釋放能讓我們自由地順從自己的自然傾向，讓磁力感引導我們，朝著嶄新且令人興奮的方向前進。將意識轉向大自然帶領你移動的方式，你的身體想要往哪走？如果完全沒有任何阻礙，你會想做什麼？清理膝蓋的能量場，就是與我們的內在引導系統校準。學習如何去感覺該離開的時候。你想做或不想做一件事的感覺是什麼。允許自己順從自己的自然傾向，並說出你對它的真實感覺。那並非必須積極努力去做的事，只要清除造成阻礙的雜訊與靜電噪音，它就會自然而然出現。

我喜歡亨利．梭羅（Henry David Thoreau）說的：「我相信大自然有某種微弱的磁性，倘若我們不自覺地臣服其中，它就會引領我們走向對的道途。」這句話說的是跟隨那種磁性，跟隨靈魂道路與目標的內在推動力，這是我們與生俱來的權利。我們知道它是什麼，它是如此顯而易見，我們可以感覺到。就像鳥類遷徙與蜜蜂授粉，以及其他動物與磁力線及能量的合作，我們也可以做到。人體有無數感應磁力的神奇方式，來引導自身的成長及療癒。我們是大自然的一部分，因此跟隨自然的流動前進與成長，對我們來說是既健康又符合直覺。

右膝蓋：前進的阻礙

清理膝蓋的能量常有戲劇性的效果，特別是在右膝蓋上，此處握有前進的阻礙與挑戰的紀錄。當舊的堆積物被清除，能量開始流動，感覺幾乎就像是水從大壩中暴衝出來一般。

當右膝的能量阻塞，通常象徵著自我破壞、行動受阻或被抑制的流動、危害自己，或是允許他人危害自己。在這裡可以發現各式各樣的阻礙。有時候它們是來自外在，例如：不支持你的伴侶、直升機父母、高額的就學貸款、高薪卻不稱心的工作金手銬[18]等。不過，它們常常也來自內在，例如：關於自己不值得的故事、對失敗的恐懼、對成功的恐懼以及拖延等。

有一次，我治療過一名女子，她右膝能量卡住的狀況令人驚訝。從小時候開始，她的自然傾向就一再受到阻礙，而在接下來的人生中，當父母不再阻礙她，她便用自我破壞來扮演這個角色。幫她調整膝蓋能量場需要很長的時間，因為那裡塞滿了一個又一個認為自己不自由的故事。我不斷幫她調頻，感覺過了好幾個小時，最後能量才開始被清除並連貫起來。到我們完成時，膝蓋處的聲音聽起來就跟鐘聲一樣清脆。第二天，我收到她的電子郵件，她很興奮地告訴我所有她在過去二十四小時內完成的事。她終於在兩個一直拖延的工作專案上取得進展，也清理了她的廚房，然後完成了待辦事項清單裡的幾件大事。她終於能突破人生中那些之前積壓的小地方。只要那份能量開始流動，她就可以擺脫自己的慣性，完成該做的事情。她可以帶著輕鬆愉快的心情，毫不費力地完成所有任務。

有無數次，我看到人們在解除右膝蓋上的束縛後，發生了不可思議的事。不需任何強迫或努力，他們就可以順暢地進行之前阻礙他們前進的任務。就好像內在的紅綠燈從紅燈轉為綠燈，他們的生產力大幅提升。當右膝蓋的阻塞被清理後，你就有力氣整理全屋子，也會有更新的能量去快速而有效地行動。

我曾經治療過一位二十歲出頭的男子，他從九歲起就開始服用利他能[19]。大人們說他過動、太活潑了。在他表現出真實自我時，大人不斷地羞辱他，他是一個好奇、活潑

18 編按：golden handcuffs，指鼓勵高薪員工留在公司或組織中的誘因和福利。

19 譯註：Ritalin，治療注意力不足的藥物。

的孩子，想要去外面，而非無聊地坐在教室裡的日光燈下。因此他非常害怕如果順從內在的想法行事，就會如他所預期地被批判與處罰，對此他感到非常痛苦。他的膝蓋右側有一塊巨大而充滿力量的障礙物，以致我使用的五二八赫茲的音叉都「爆掉」——它失去結構的完整性，基本上變得毫無用處。在療程過後，他說自己沒有想到，害怕別人怎麼想一直對他產生這麼大的阻礙。後來他回報說，他感到意想不到的輕鬆，可以自由地做自己想做的事情，無需聽從腦中他人的批判聲音。

對許多人來說，右膝蓋會記錄來自他人的能量，並阻止我們遵循自己的自然傾向。而另外一位男子是我的一位長期個案，他第一次來找我的時候右膝蓋及右髖骨都有疼痛感。我記得第一次處理他的右膝蓋時，碰到他的生物場中大概是十八歲的區域時，音叉就真的卡住了。這裡阻力如此之大，以致移動音叉突然像在拉太妃糖一樣。我問他在十八歲時是否發生了什麼事。

「我想去念哈佛，但是父母想要我去耶魯。」他用遺憾的語氣說道，「這是我們家族的傳統，我的父親與爺爺都是耶魯畢業的，所以他們總是希望我也是如此。」

父親給他的壓力非常大，讓他最後去念了耶魯。原本他的自然傾向是往某個方向，可是來自外在的強大力量將他推往了另一個方向。雖然就理智上來說，他已經從那段經驗中走出來，但他的身體仍然記錄了那個阻礙，以及所有隨之而來的沮喪、後悔及憤怒。療程結束之後，他就能清楚看到這對他有多大影響，讓他在成年生活中的其他方面也無法依循自然的衝動行事。

而作為一個大家庭中年紀最長的孩子，他也多次被徵召去幫助照顧年幼的兄弟姊妹，完成父母要他做的事。他發現成年後自己仍然以同樣的方式生活，而這一直在影響著他的健康。這種能量模式讓他的膝蓋不穩定，導致右髖關節的疼痛（這也與他為別人做太多事有關，這點我們下一章會談到）。正如你可能已想到的，有鑑於這份觀察，他開始更有意識地選擇自己的行動，而非陷入預設的適應者模式中。

關於外在的阻礙如何變成內在的障礙，這裡舉另外一個例子。我的某位個案是位迷人又有才華的年輕男子，原本有可能成為一位專業的單板滑雪高手。這傢伙真是個搖滾巨星，不但英俊、幽默且充滿魅力。他集世上所有的動力與才華於一身，整個童年都夢想著成為一名職業單板滑雪家。他最愛的事就是上山滑雪。但是在他十幾歲、也就是最需要支持來盡可能常上山練習的時候，他的父母卻無法做任何改變。除了不住在滑雪場附近外，他們也負擔不起持續上山訓練所需的費用。於是，他最深刻的夢想成了永遠無法實現的事。從能量的層面來看，他被困在那裡，從未真正長大。那個無法跨越的障礙能量被凍結在他的能量場中，使他無法繼續前進，並追求新的夢想。失去那個夢想真的是一個創傷，造成了一次靈魂失落的經驗。我幫他處理時，這種能量非常明顯地出現在他的雙腳膝蓋。在右膝蓋上，源自那個創傷的未解情緒變成一種障礙，阻擋他採取行動去實現新的夢想。

我們早年走過的道路，後來會變成我們的人生道路。所有這些例子，都是外部阻礙造成自我破壞模式的經典案例：首先，我們被別人的能量所阻擋，然後我們就會開始阻礙自己。右膝的抗拒力，幾乎都可以回溯至我們成長過程中外在權威對我們行動或自我表達的阻礙。如果你經常被拒絕，那麼當那些拒絕你的人離開，你就會開始拒絕自己。即使沒有人再對你說不，你也會開始否定自己，因為這是一種熟悉的模式。你不斷重複著這樣的故事：總是會發生什麼事來阻擋我。總是會有人來破壞我的好事，我不如比他們先下手。那就是我們神經系統的程式！你會發現自己受困在這些路徑上。

這真的跟你有什麼樣的父母無關。在馴化（domestication）的過程中，我們必須表達自己許多自然的衝動，而那都會受到某種程度的阻礙。小時候，我們學會要乖乖坐著、保持安靜、跟著排隊、要有規矩。如果在成長過程中受過這樣的束縛，我們就會繼續自我設限，對自己的行動與表達訂下界線。我們會進行自我破壞，因為那是我們被教導要做的事。

幸運的是，我受到的教養方式讓我在這部分擁有一些優勢。我是家裡六個孩子中最小的那個，我的兄姊年紀比我大六到十二歲，所以在我出生的時候，我的父母都累了，也準備要退休了。到了第六次生小孩時，他們應該也學會了一、兩個教養的祕訣吧，我記得他們總是跟我說：「艾琳，去做妳想要做的事情吧！」我得到允許去遵循自己的內在指引，去做我覺得合適的事。很少有人能被授予這種自由。小時候的經歷，讓我能夠順著內在的推動力，自在地冒險前進。在父母親的祝福下，我得以順從自己的傾向，在之後的人生中也自然如此，因為道路已經鋪好了。

左膝蓋：依戀與釋放

右膝蓋的阻塞通常與左膝蓋的阻塞有某種關連。在左膝蓋處，我們會緊緊抓住那些對我們現在的人生不具意義、已經過去的舊事物。這可能是我們準備放手的任何事，像是一段婚姻、多餘的二十磅體重、車庫裡的一堆垃圾等，但無論是為了什麼原因，我們就是無法下定決心去做。

對於下一步要做什麼，這裡有著很多苦惱。我將它稱為「**該留下還是離開**的膝蓋」。如果這個膝蓋的聲音是清晰且連貫的，我們會確切知道什麼時候該離開一段關係、一份工作或是一個城市，當一種物質、習慣或信念不再對我們有益，我們能夠認出它並採取適當行動來離開它。如果不是，我們就會發現自己為了去或留，而陷入內在的掙扎。

讓我們陷入感覺無力改變的有害環境裡，與左腳的失衡有關。但是，左腳大部分時候都是無意識的。這時我們會有一種放棄與受害感，說著：「好吧！我想事情就只能這樣了。」而這會導致分離與解離的感覺。不過，對於是否改變現況，膝蓋處卻非常能夠意識到內在的衝突，我們也花費了大量精力在其中來回思考。

左膝蓋緊抓不放的是你認識的魔鬼，是我們知道生命中對自己不好的關係或依戀，但似乎又無法離開。那我們為何要留下來呢？答案總是歸結到辨認出自己何時真的受夠了、並能相信放手是安全的能力。那些待在某個工作或關係中太久的人，或因成癮及依賴而掙扎的人，往往很難識別出**飽足點**。如果無法知道自己已經吃飽了，就很難說出：「夠了，謝謝你。」然後離開。

左膝蓋表現出的健康調性，就是這種讓自己滿足並往下個目標邁進的基本節奏。那是可以說出：「現在我已經受夠這份工作，是時候該找下一份工作了。」的能力。接著左膝蓋的能量就能與右膝蓋的能量同步，讓你有力量真的出去找到那份新工作，而不是用一堆自己為何做不到的藉口和故事來阻止自己。

左膝蓋的失衡總是跟依戀及釋放的議題有關。試想：如果不執著於事物的現狀，你就不會陷入困境。這種模式通常可以回溯至我們人生早期的依戀：母子之間的連結。如果你和母親的關係不好，不管是因為肌膚的接觸不夠、產後精神疾病，或是成長環境非常混亂，最後都會導致此處有大量能量阻塞。少了飽足感與自我需求滿足感作為內在參考點，你就會發現自己持續處於沮喪的渴望與尋求安慰的狀態中。

儘管我們依戀的「事物」通常是順其自然發展的工作與關係，它們可能跟我們的能量圖形結構一樣根深蒂固，就像是我們DNA之歌的音調或節奏。我們會繼承來自父母或是祖父母的壓力、壓抑或悲傷模式，而那會變成一種不健康的依戀。幾年前，我處理過一位女性個案，她的左膝蓋很明顯地繼承了她父親那邊的混亂及壓力重重的頻率，她的父親是個酒鬼，而她的爺爺也是酒鬼。另一方面，她母親的能量則是悲傷與筋疲力竭，帶著一種絕望與放棄感。結果，在這位女性的能量系統中，有兩個頻率非常不同的強大能量流。她會在某一天醒來後感到沮喪，然後隔一天又會感到壓力大與煩躁。她經常在這兩種情緒模式之間來回擺動，無論做了多少嘗試，她都無法擺脫這種狀況。她以為來自於自己的，其實是一種DNA中穿越時空的能量模式，早在她誕生之前就已經存在於某個過程中許久。幫助她擺脫那種模式的部分工作，就是釋放她對那種能量的依戀，也是我們透過幫她調整左膝蓋能量場所做的事。

當我們沒有自願擺脫不健康的狀態，生命就會設法幫我們去做，而且通常是以更痛苦的方式。那就是當我們收到「靈性的加倍提醒」的時候。生命會給我們這些輕柔的刺激，代表是時候該繼續前進了。從這些小小的耳語開始，告訴我們需要成長並擁抱改變。但是如果我們不注意，就會出現加倍的打擊：車禍、失火或傳喚出庭。如果一直沒有聆聽而錯過了提示，那麼就會由別人來幫你做決定。我所處理過因重大事故或被診斷出嚴重疾病而受苦的人，幾乎每一個對以下兩個問題的答案都是肯定的：「事情發生以前，你會感到壓力很大嗎？」「這最後是因禍得福嗎？」生命一定會找到一種方式讓你步入正軌，即使那幾乎得要把你置之死地。

當左膝蓋的能量被清理，就不太可能變成這樣，因為我們已經清除了足夠的靜電噪音，你便可以聽到那些較微小的刺激。淨化左膝蓋能幫助我們產生內在知曉。當你不確定該走哪條路，有件事有助於促進整個過程，那就是試著引導你的意識進入直覺中，問它你該怎麼做。就文化層面來看，我們往往會有兩種選擇：跟隨你的大腦或是跟隨你的心，也就是以邏輯或情緒來決定。但是第三種選項往往被遺漏，那就是直覺。你的直覺往往知道你應該去的方向。到了要做決定的時候，相較於聽從頭腦或心，我個人更喜歡聽從直覺。儘管頭腦（思考力）通常會卡在過去與預期的未來，我們的內心（情緒）又並非總是可靠的引導，能告訴我們到底發生了什麼事，但我們的直覺是由全部聰明的器官顧問組成的。肝臟是無數身體系統與功能的傑出指揮官，其他像是脾臟、胰臟、腎上腺、胃與膽囊等器官，都蘊藏著大量的智慧。我的意思是，即便是你的小腸看起來都像大腦。我們會在「太陽神經叢」那一章深入探討這部分，但是現在，請試著與身體中心的覺察連結，看看會產生什麼樣的內在知曉。

在當下找回自由

有時，我會在膝蓋前至距離膝蓋上方六至八吋處，遇到一股類似盤旋的能量流。我發現這通常是代表我所謂的「**揀石頭思維**」。當我們習慣性地將自己投射到一個想像中的快樂或自由的未來，便會創造出這種明顯的能量結構。像是：「如果我還清債務的話……」「如果我減肥的話……」「如果我有更多力氣的話……」「如果最後我可以離職的話……」。這是對自由、整體性，以及能安於地平線上某一點的能力的一種拖延。

「地平線上某一點」的思維是自由地活在當下的相反。當你認為在這個當下自己的定位不合適與擁有的不足，你此刻就無法自由地感覺快樂、完整或喜悅。這是一種落後的思維！我們本來就已經完整了。我們正處於我們此刻需要在的地方。我們越沉浸於沒有地方要去、沒有事情要做、沒有工具需要磨利、沒有議程需要推動、沒有東西需要修復等的感覺，就越能生活在一種心滿意足的狀態。

如果幸福是一個總是被踢到路邊的罐頭，那麼幸福時刻永遠不會到來。同時，你也被所有造物創造的禮物、美麗與豐盛所包圍。奇蹟無所不在，只是你沒有接受罷了。

我很喜歡的一幅漫畫完美地呈現了這個概念，畫中有名男子正與他的狗一起坐看夕陽，那隻狗的頭上有一個小對話框，裡頭只有一個愛心，而那名男子頭上卻掛著布滿各種想法的一大片對話框。那隻狗活在當下，熱愛牠可以坐在那裡觀賞夕陽這件事。但是牠的主人卻無法享受這種簡單的幸福，因為他被深深捲入我們都會有的胡亂思緒中：全部都是心智的病毒、故事以及錯誤程式。但我們真正想要的，是處於跟那隻狗一樣的狀態：**活在當下，享受人生**。**一切都很好，我心懷感激**。我們多常有這種感覺呢？

這就是我們在找尋的自由，而它只存在於當下，其他地方都找不到。當下時刻是如水般流動的，當你全神貫注其中，生命就會變成一場舞蹈。想想當你出去跳舞、玩得很愉快，你不會想著：從現在起五個舞步後，我要走到那裡，要這樣舉起我的手臂。你不會等到你最愛的歌曲出現才去享受跳舞。但我們就是這樣！我們沒有真正處於當下，這也代表我們沒有自由地行動。如果把人生看成一場舞蹈，你就可以學一些舞步，但最終你還是得走入舞池中，開始舞動自己的身體。你只需要投入自身存在與周遭萬物的流動中。你必須相信臣服於自己磁力感知力的過程，並允許它引導你。

自發性的適當行動

無論周遭發生什麼事，我們都可以經常選擇呼吸、歸於中心並處於當下，然後允許自發性行動的產生。藉由留意你正被推向何方，來回到當下的流動中，當那份流動準備好要往下漂離你時，感覺如何？對你的內在推力、性格傾向、會激發你靈感與喜悅的事物，以及當你開始跟隨它們時出現的情緒保持好奇。（小建議：直覺很重要。）

關於膝蓋與雙腳上的自發性適當行為，其實真的很簡單。那不是一種掙扎，一切就只是流動！與水往下流或電流沿著電路流動的方式相同，我們本來就該順流過人生。以這種方式來過生活，就如同一隻猛禽在天空翱翔一樣。老鷹在空中盤旋，是如此輕鬆又有力。對我來說，這就是流動的感覺，是一種在輕重之間取得平衡的滑行狀態。我相信，以這種方式活出我們人生的祕訣，就是去做更多自己喜歡的事。好好把握上升氣流！選擇驚喜的「啊」，而非厭惡的「呃」。就是「**啊，我可以自由做自己喜歡的事。我可以走這條路，而非那條路**」的感覺。當我們允許自己移動或被推動，我們就會變得自由，能在事情呈現出來時自由享受生命的當下。

自由永遠是可得的，它並不來自外在任何事物。你不會因為好事發生或壞事遠離就獲得自由。首先，自由的**感覺**才是最重要的。如果想在人生中獲得更多自由，不妨現在就開始體現自由。我們都是男主角與女主角，可以在我們的存在中想像出這種自由感。請花五分鐘這樣做：先深呼吸，將能量歸於中心，接著問自己：「對我來說，自由代表著什麼？」「自由看起來像什麼？」「如果束縛著我的一切突然消失了，會是什麼感覺？」體驗這種感覺，你的債務、自我懷疑、批判與義務正從你身上脫落並漂往下游。若一開始覺得不太自然是正常的，別擔心。只要讓自己變成一個演員，想像這種自由感，並將其帶入當下與下一刻中。

情感想像是一個方便的小練習，你可以練習任何想在人生中體現的情緒。就當成角色分析來應用這個方法！發揮你的想像力，喚起你想感受的事物，並看著它最後成為你熟悉的一部分。

第十章

海底輪：成為與存在

在脈輪系統裡，海底輪是第一個能量中心，位於骨盆底部，涉及的議題是安全與穩定、生計與家，以及照顧自己基本生存需求的能力。**海底輪的顏色是紅色**，代表的**母音是「喔」（uuhh），種子音是「LAM」**。在生物場解剖學裡，海底輪也與我們在人生中採取建設性行動的能力有關。這個脈輪也會提及我們想法與行動間的連結。這裡卡住的能量包括與「事情中斷」及「行動中斷」有關的紀錄。我常在這裡發現一種扭轉的動作，在想太多與做太多之間的一種旋轉扭曲的力量，會出現在海底輪右側，無所作為的沮喪感，則會出現在海底輪左側。

健康的海底輪發揮的作用，是擔任人體系統整體的電表。它可以為在它上方的一切提供力量及支持。如果你以馬斯洛的需求層次金字塔（pyramid of Maslow's hierarchy of needs）的角度來看自己的能量系統，會發現它是從生存需求開始，一路往上到達自我實現，這個金字塔的基礎就是我們的根基。如果根夠扎實，你也歸於中心並隨時校準自己的行動，如果你感到安全、有一個家，你的基本需求就被滿足了，接著你就可以與上方所有的能量中心一起合作。我也發現，如果某個人的家裡正在重新裝潢、亂成一團時，他們的海底輪會因此筋疲力竭，結果也讓生活中的一切都蒙受痛苦。如果你不關心這裡的基礎議題，如果你沒有適當地在生存的基礎位置儲存能量，那麼在人生的各個層面，你都會感到掙扎。

作為人體系統整體的電表，海底輪決定我們如何分配能量資源。你的能量有多少被引導至思想心智？有多少被引導到你的忙碌與過勞？有多少是用在原地踏步的無所作為上？當海底輪的能量健康且流動，我們就知道如何使用自身的能量。知道何時該搭電梯、何時該走樓梯。我們知道能量是一種貨幣，也會留意我們的存款及提款。如果海底輪強壯、健康，你就會充滿能量並能充分休息，腦中不再出現疲倦與阻力的持續背景噪音。我們會節約能源，並審慎地運用能量。

蘿莉．羅德斯（Lori Rhoades）是我的生物場調頻老師之一，她曾告訴我一個很棒的故事：有一天她從購物中心開車回家，把手伸進皮包裡時，卻發現手機不見了。她馬上變得驚慌失措，並開始在把大量精力用在高度壓力的反應中。接著她突然發現：「我這樣不就像是一邊在高速公路上開車，一邊把二十美元鈔票扔出窗外嗎？」她馬上控制住自己，做幾次深呼吸，然後告訴自己一定會把手機找到。她回到購物中心，發現她的手機就在某間她曾去過的店裡等她。透過堅定且有方向性地運用自己的心智與呼吸，蘿莉做了一個有意識的選擇，沒有愚蠢地浪費她的能量貨幣（沒有什麼能比恐慌更快耗盡你的電力了！）。

運用海底輪的能量，有助於我們在做與不做的平衡中找到連貫性。我們學會跟隨自己的內在節奏，去我們的能量想去的地方，知道什麼時候該上床睡覺、休一天假、多吃水果，或者其他我們可能需要做（或是不做）的事，來管理我們的能量水平。

就人體解剖學來看，**海底輪與骨盆、尾椎骨及生殖器官有關**。在某些模式裡，腎上腺是與海底輪相關的內分泌系統的一部分。雖然我喜歡把它們放在太陽神經叢上，因為那是它們真實所在之處，但我也常聽到海底輪發出與腎上腺有關的警報鈴聲。據我估計，這與位居此處的生存及安全考量有關，例如：你小時候家裡是否安全？是否有人會對你大吼大叫？你的母親是否因為要兼顧全職工作與照顧每個家人而非常焦慮？當我們進行到海底輪右側的童年早期區域，經常會出現高度警覺與需要保護自己的感覺，這是非常重要的腎上腺活動。我們在這小小年紀，就決定了這個世界是個安全或不安全的地方。

許多系統也會將海底輪與免疫系統連結在一起，考慮到免疫系統與我們的內部電池有直接關連，會這樣想也很合理。我們擁有的電壓越強，免疫系統的力量就越大。我們內部電池的電力越高，就擁有越多軍隊。當電池電力下降，士氣便跟著下滑，我們也會跟著損失一些軍隊。此時，身體得決定要如何及往哪裡分配資源，而當那種狀況發生，它就會將某個區域的能量運送至另一個區域。那就是我們變得容易感染疾病的原因。

就生物場解剖學來看，**海底輪左側區域訴說著一種無作為的沮喪感**：那是我們想要做、想成為或擁有的事物，但現在卻無法去實現。這裡有一種原地踏步的感覺，通常源自一種對未滿足的需求感到沮喪的舊有模式。**海底輪右側的生物場則訴說著忙碌、但不一定是在忙我們想做的事**。在這裡我們會發現想太多，以及由內疚驅動的做太多的能量；過度工作、過度忙碌、過度成就與過度尋求肯定。**海底輪的「背面」**，從尾椎骨垂直往下到大腿處，**則與我們實體上的住家，以及我們的房子、車子、辦公室、書桌或工作室的嘈雜與和諧程度有關**。這是我們周遭環境的基本振動頻率，不管是雜亂與混亂、清晰與平靜，都會在此出現。在這裡，我也發現了跟早期家庭生活有關的生存恐懼、擔心著生計以及是否有能力付房租或貸款。

在一個健康、平衡的海底輪中，我們會有一種平靜感，就像一艘龍骨深長的船。我們會信任自己與宇宙，知道自己很安全，我們的需求都將被滿足。我們與地球連結，並將那份滋養的能量吸收進系統中。透過對自我及自身存在的深刻安全感，我們就能意識到這種支持的存在，而能輕鬆自在地休息。

右側：想太多與做太多

在使用生物場調頻法的初期，我就經常發現大部分人都會把主要能量排放到右髖骨處，對此我感到很困惑。一段時間後，我才發現這裡有著生物場中最深刻、普遍的不平衡狀態。

我在第一部中有提到，生物場解剖學中有一個核心架構，位置大約是在距離右髖骨右側大約十四到十八吋的地方。感覺就像輪椅的輪子，是與身體平行旋轉的，我稱之為「**忙碌的心智轉輪**」。我也發現這幾乎在每個人身上都會有，它會在能量體中以一種深度的結構失衡狀態呈現。它是一種心智的能量印記，像隻野馬般逃入待辦事項裡，心裡想著「我一定要把事情完成」，同時又擔憂著未來、顧慮他人的想法、內疚及自我批判。如果沿著同樣的能量線向內移動，到達距離身體約八到十吋的地方，我們就會看到這**忙碌的身體能量輪**，正在持續地旋轉、運作與活動著。

因為這個雙重架構，我便將右髖骨稱之為「**長期過勞的髖骨**」。長期忙碌的人，右髖骨最後經常都會有問題，像是關節炎及坐骨神經痛。我看過大量的個案做過右髖關節置換手術，卻鮮少看到有人做過左髖關節置換手術。左髖骨外也有同樣的旋轉輪狀結構（我們等一下會提到），不過它通常不是那麼明顯。

當你的心智全速運行時，雖然感覺像是發生在大腦裡，但在能量層面上，它也發生在右髖骨外的地方。在這種模式中，我們會重新引導並從身體排出大量的能量。這些都是想在體內循環的能量啊！但它們反而被吸入這過於陽性的能量中，就是「**我要保持忙碌**」「**我要賺錢**」「**我要有生產力**」「**我必須兼差，我得振作起來**」。這已成為現代生活中一種「正常」的存在方式，我們已看不見那有多麼嚴重失調。處於做太多與想太多的狀態，是一種**瘋狂的**失衡，也非常線性及目標導向。此時，你的大腦無法停止喋喋不休，身體也無法坐著不動。幾乎每個人身上，或多或少都有這種不平衡。

這個位於海底輪右側外的能量漩渦，會抑制來自地球的能量，或是我們認為的昆達里尼（kundalini），會阻止地球能量升起與向上傳至身體各處。這能量會被改道並形成一種自旋，而非順著自然需求的方式沿著中央通道向上流動。這也是我們的潛能最大量被轉移之處。我在教團體課程時，它會表現在集體對忙碌的狂熱、工作過度、執著於生產力、不斷前進、不斷地做，以及導致燃燒殆盡的長期壓力上。

我將這種模式的普遍性歸因於我們文化中的深層集體過動。儘管多數的能量失衡都源於個人與家庭，文化與社會的失衡也會在我們身上留下痕跡。我們存在於這兩者間的空間，也處於一個集體的電磁場，受到更大環境的影響，其影響之大遠超乎我們想像。每次我去加拿大時，總會留意到那裡的人與我們有多麼不同。儘管地理上來說，加拿大就位在美國隔壁，表面上文化也頗為相似。不過，加拿大人的能量場與美國人的卻大不相同。加拿大的形態場（morphic field）[20]會將訊息告知居住其中的人，並以許多深刻的方式影響他們，而右髖骨的能量輪在加拿大人身上也比較**不常**見到。資本主義導向的高度生產力頻率存在於世界各地，但在美國居民的能量場裡更為明顯。

在現代文化裡，身而為人的壓力將我們置於一種過於陽性的步調中，讓我們精力充沛、速度加快，就跟攝取過多咖啡因一樣。科學家們甚至也發現，人類的心跳已經從每分鐘約六十下提高至八十下。這並非生命的自然狀態！這是對於忙碌的盲目順從，那種忙碌讓我們與自然的流動與表達分離。二〇一九年美國《大西洋》雜誌（*The Atlantic*）的某則新聞標題總結得很好：「勞動主義的信仰讓美國人悲慘不堪」。

於是，我們會看到像伊隆·馬斯克（Elon Musk）這樣的人出現，他每週在自己的一

20 編按：英國生物學家魯伯特·謝多雷克（Rupert Sheldrake）博士提出的一種「共鳴」理論。他認為不只聲音會產生共鳴，事件也會產生共鳴，於是將連續發生同類事件的場所稱為「型態場」。這場域不受時空限制，成為一個情報發源地，就像電波一樣，能夠傳達到極遠的地方或久遠的時代。

間公司工作四十小時，在另一間公司也是每週工作四十小時，於是這便成了我們的標準。又或者如雅虎前執行長梅莉莎．梅爾（Marissa Mayer）所言，每個人每週都可以處理一百三十小時的工作量，「若你能策略性地計劃……多久上一次廁的話。」這種模板非常普遍，特別是在美國人身上。那是必須打破的模式。

我們必須開始了解忙碌是一種嚴重的能量失衡。那並非生命的自然狀態，我要再強調一次：**忙碌並不是生命的自然狀態！**就長遠來看，慣性地過度工作、過度成就、過度安排、過度討好，以及過度尋求肯定，都對健康、幸福與表現沒有益處。它們會造成壓力、過勞及耗竭，並從人體的重大功能中奪取大量能量。

克服對「做事」上癮

極端而言，過度工作與過度忙碌都是一種上癮，也是最難克服的癮頭之一。為什麼？因為它看起來很好！你正在把事情完成，給別人留下了深刻印象，或至少有跟上他們的腳步。這也很方便，因為你甚至不需要任何物質。你不用在家裡準備酒或巧克力，你會用忙碌來越軌的方式不勝枚舉。

當你忙著為其他人做事，你做的事就沒那麼重要。你並沒有在創作自己的藝術、音樂與詩篇，沒有在大自然中漫步，甚至沒有與女友共進午餐。我們陷入這種殉道式的苦差事中，開啟「必須完成一切」的無人機模式。我們不會尋求協助。我所謂的「**做事病毒**」就有這種隔離效應，讓我們難以與人連結與接受幫助。大多時候發生的狀況是，我們會陷入各種忙碌工作的迴圈，卻沒有實際去做真正對我們有意義的事。

跟其他上癮症一樣，那是讓我們麻痺自己並與身體及情緒分離的方式。持續不停地動是避開感覺的一種方式，特別是悲傷的感覺。有些人會用酒精，有些人用食物，但美國文化裡很多人是用行動。只要不斷地走，我們的情緒就永遠沒有機會好好待著。只要我們聽從腦子裡的聲音，瘋狂地努力完成那無止盡的待辦清單，就不用去聆聽自身痛苦的聲音。過度活躍的心智體會凌駕於情緒體之上，這就是人的腦子會不停轉的很大一部分原因。我與許多身體療癒師都有注意到，右髖骨與左肩膀有一種關連性。想太多與做太多導致的右髖骨失衡，通常是心輪左側區域議題的對比，那裡包含了未經處理的悲傷、失去及哀痛。

當你開始讓大腦安靜下來，慢下忙碌的腳步，你一直在逃避的那些感覺一**定**會浮現出來。這是一件好事，因為那些情緒都是受困能量，會產生你能量場、內心與生命中的抗拒與累贅。一開始你可能覺得不太舒服，也確實需要一點時間才能回到中立狀態。但只要開始穿越自身積壓的情緒，你就可以釋放大量的潛能。你可以用創新、有趣且愉快的表達方式來釋放這些能量。當你讓生物場右側緊縮成一團時，你會錯失很多時光，現在你會開始回到那些有趣、神奇且充滿深度的時刻。

用阿爾法波思考

忙碌的身體是由忙碌的大腦所驅使。所以，大腦就是拆解「做事病毒」、還給自己自由的起點。

我經常把心智腦比作在腦子裡養一隻（或多隻）不乖的狗，牠們不會坐下、不會待著不動，也不會停止亂叫。我們叫牠：「過來！」牠也不會來。牠會吃垃圾、完全不服從命令。但我們也不是對牠束手無策。我們必須下定決心，找到內在那個可以訓練那隻狗的自己，開始去訓練牠！這過程需要時間，但我們有一些工具和方法可以使用。我們必須帶著愛來做這件事，就像是教導我們的孩子一樣。我花了十三年才不用每天提醒孩子刷牙，但他們最後還是會自動自發刷牙了。這就是心智腦的運作方式！你需要持續多年的提醒與訓練，才能讓它安靜下來。

雖然在你和幾乎所有你認識的人的腦子裡都住著一群野狗，但並不代表這就是應該或適當的。你的大腦有一部分不是那些雜亂的思想，而是阿爾法波狀態，可以管好那些野狗。雖然那是個持續進行的過程，但透過使用聲音療癒工具來重新平衡海底輪的能量，以及**選擇**控制自己的心智，我們就能開始掌控思緒。

我曾經養過兩隻英國獒犬，一隻是母的，體重約八十二公斤，另一隻是公的，體重約一百公斤。如果養了這種大狗，你就要負起責任。你必須要處於阿爾法波狀態，如果你不下命令，牠們就不會注意聽。如果你想成為好的大狗飼主，就不能接受說「不」的答案！那是一種紀律，大狗的語言，也是我們處理不受控心智必須去做的事。如果不加以控制，你的心智就會把你擊倒。除了心智腦之外，你的大腦一定有個部分無法容忍這群不乖的狗待在你腦中，你必須把它找出來。

養英國獒犬讓我學到很多事，人類天生就具有那種指揮能力，而我們有時候就是需要進入那種狀態。我們必須找出某種方式，去觸及有效的內在紀律。在指揮我家的狗時，我不會挑釁牠或對牠暴躁，也不會殘酷或不客氣。我只是表現出適當的堅持來完成任務，更重要的是要堅強。那不是內在批判的聲音，而是來自更深層的內在，負責保持身體健康與忠於自己的地方。

我想請你克服這樣的信念：你覺得自己無法控制腦中的一切想法。如果你無法控制自己的想法，還有誰能控制呢？那些想法是自己跑出來的嗎？對自己的大腦負責，把駕馭它們的韁繩拉好，並開始練習以堅定的權威，去對付那些控制不住、無用的思想迴圈。

要記得，不受控的思想通常代表你正在試圖**思考**自己的情緒，而非真的去**感受**它們！當我們努力想逃避羞恥之類不舒服的感覺，就會陷入在腦中不斷自我攻擊與防禦的迴圈。放下頭腦，進入自己的身體，讓自己真正感覺一下正在發生的事。讓那些感受出現，到達頂峰，我保證之後它們就會消失。一旦情緒過了之後，你會發現自己的心思更容易安定下來。

左側：無所作為的沮喪

海底輪右側做太多的不平衡，不可避免地會把我們丟回海底輪左側的區域：慣性（inertia），後來我把它視為**無所作為的沮喪**。這裡緊抓住的是對需求沒有被滿足的沮喪，那些我們真的想做、但沒有時間或力氣去做的事，還有那些我們生活中似乎就是去不了的地方。當我們到處奔波、為各種事情忙碌，通常就不會去達成那些對我們真正有意義、有成效、有創造性成就的事，於是我們就會感到沮喪。

不管你的腦子裡有什麼尚未化成實際行動步驟的想法與渴望——無論是改變飲食或是展開新的創意計畫——那些未被表達的能量就會累積在左髖骨周圍。我有時覺得它是

「沉默絕望的臀部」，因為這裡包含這麼多尚未實現的潛力，還有那些我們否定與切斷連結的未滿足的情緒需求。被困在這裡的能量是純粹的光與潛能，卻一直被阻撓、分散、送出去與卡住。它跟在膝蓋及雙腳發現的受困能量非常有關。

現在你可以問問自己：**你生命中的哪個部分還沒有實際去做？**或許是你想要一部新車或一份新工作，但好像都存不了錢。抑或是你想健身與改善飲食，但似乎無法踏出第一步。你想離開現在的公司，但又不敢冒險創辦自己的事業。這些體驗都是無所作為的沮喪。在意識上，你想要某個東西，但在潛意識中又有某個東西將其阻擋或阻止下來。這種內在分裂不只會產生一種張力，也會在你和自己的顯化力與創造力間產生分歧。

當我們不按照自己的需求與渴望行事，自然而然就會感到挫敗。在我們認為自己想要的與我們付諸實行的潛意識習慣之間出現不協調時，就會常常感到沮喪。到底是怎麼回事？我們為什麼就是不能去**做**自己極度想做的事呢？答案經常是我們在重現與重演一種沮喪的模式，那是源自從孩提時代就很熟悉的未被滿足的需求。如果你小時候的基本需求沒有被滿足，特別是覺得在家裡不安全或不受保護時，成年後你就很難轉換狀態，主動照顧自己的需求。因此，你必須學會成為自己的父母並養育自己。

很多試圖改變生活方式的人，最後卻困在自己的左髖骨裡。有一次，我幫一名女子處理多年來的減重問題。一方面她對於想照顧自己健康的渴望感到非常挫折，另一方面又似乎無法停止攝取過多空熱量食物。我們發現她童年的某個事件導致她覺得不安全，於是到了青少年時，用碳水化合物來自我安慰，就是她為壓抑不安全感所採用的一種應對策略。這成了一種儀式與慰藉。音叉也顯示出她的太陽神經叢有許多停滯與空虛感。透過進食，這個區域可以運動與活動，也為她內心的空虛帶來短暫的溫暖與舒適感。暴飲暴食真的對她有用！那就是這習慣很難戒除的原因，她可以藉此感到安全與受到照料。而由於潛在缺乏安全感的感受沒有得到解決，她就會一直去尋找讓自己感覺良好的應對機制。如果有任何強迫症、上癮或是內在衝突的行為，我們都必須問問自己：「**我是如何利用這件事來讓自己感到安全？**」

當你處於那種沮喪、能量在原地打轉的狀態，當你正掙扎著想讓自己的需求及渴望與行動一致，不妨後退一點，進入所謂「目擊者」的心智狀態。從一種超越自身的旁觀者角度來看自己，並認知到你的生物場是如此完整！不知有多少年，你都被壓制在左髖骨的周圍，不斷演出這古老的挫折故事。你可以後退一步、放下一切，讓自己安住在中立狀態嗎？留意你陷入沮喪的迴圈與回到身體當下所在之處時，兩者的狀態有何不同。

找到對的生活方式

就在海底輪的正中心，在由罪惡感驅使的做太多與無所作為的沮喪之間，我們發現了佛教徒所說的「**正命**」，也就是正確的存在、正確的作法、正確的行動。如果你的雙腳與膝蓋保持一致，且有強大海底輪的支持，那麼你就是在做對的事，你是順流而行的。無論事情看來怎樣，你都是一個平衡的人。藉由意識到自身長期過勞的模式與無所作為的沮喪，我們就能讓海底輪的能量回到它應該在的位置上，然後採取能讓我們充滿生氣、也能為集體做出積極貢獻的行動。

正確的生活方式代表著進行與我們的天賦相符的行動。我們正在做生來就該做的事。我們正透過行動在體驗著真正的自由與豐盛，那就是海底輪最理想的表達方式。我們歸於中心、向下扎根、活在當下、無所畏懼。我們沒有想去任何地方，也沒有要努力解決任何問題。這裡只是一個純然居中的所在，支持我們擁有隨著生命之流採取最適當行動的能力。它以最能為自己和他人服務的方式，讓我們在做與不做之間取得平衡。我知道這是個理想，但我認為堅持與追求理想很重要。（我自稱是理直氣壯的理想主義者，因為需要有人來擔任這個角色！）

在做與不做之間保持平衡，代表允許我們以自己覺得自然的方式，暫停所有瘋狂的活動與流動。跟著我重複一遍：**我允許自己不要像個瘋子一樣到處亂跑**。我允許你花時間在你需要做的事情上，這並非浪費光陰，而是以適當的節奏做事，也不用擔心無法完成所有工作。我們每天都為了各種忙碌的工作而瞎忙，但重要的是在一天結束後，問問自己今天到底做了什麼？自己是否完成了有價值的工作？

而更重要的是，在所有這些你忙著去做的事情中，**你**處於哪個位置？一旦感覺自己獲得允許，可以從我們的能量中心進入流動狀態，我們就會開始以最佳步調朝著適合我們的事物前進。讓自己獲得允許去做事，而不只是盲目向前，做著所有我們的大腦與文化告訴我們必須要做的事情，這聽起來可能有點激進，但我想請你真正沉浸在這種可能性中，讓自己處於一個更中立且輕鬆的位置，與每天生活中的各種人事物打交道。我們的目標是要像空中的猛禽一樣，在每天的生活中毫不費力又有力地滑行。

要進入心智與情感自由的區域，有個重點是要慢下來，讓我們的腦波、心跳與猴子腦（monkey mind）慢下來。就長遠來看，緩慢與穩定是走向健康、幸福與成功的道路。每一天，給自己的大腦及身體一些空間、停頓與休息。當你在執行過度忙碌的程式，經常會壓縮胸腔與橫膈膜，讓你屏住呼吸並進入自動運作模式，這時我們就需要接地與放電，讓多餘的能量流過並經由雙腳排出。你不需擔心要對此做出任何有意識的決定，只要信任自己的身體知道如何辨別需要與不需要的東西。如果過度偏執於未來，你可以這樣說：「我相信未來的自己會妥善地照顧好自己。」

這讓我想起了在多倫多課堂上的一名女子，她在課程的最後一天帶著咖啡進來，告訴我們她前一天在處理海底輪右側阻塞後所經歷的事。「我意識到自己位於身體的中軸，而且能量就是沿著中軸流動。」她說，「我常常覺得自己的想法與思想都在我眼前，我總是急於到這裡或那裡，但是今天我要去咖啡館的時候，我感到自己歸於中心、活在當下，處在一種真正放鬆的狀態。這感覺很棒！」

海底輪的核心教導之一就是：**休息是被允許的**。休息一下並沒有關係。要記得，你這一生要過的日子還很長。你要成為的是烏龜，而不是野兔。野兔的能量是忙碌地四處奔波、但沒有朝著展現我們的真實、本性與創造力的方向取得有意義的進展。烏龜則是朝著我們真正的需求與渴望的方向，緩慢、穩定的移動。

避免燃燒殆盡

我一直是個非常勤奮的人，但年輕時的缺乏界線與無法騰出時間照顧自己，讓我的人生經歷不只一次、而是兩次的嚴重耗竭。在獲得調頻治療與學習設定界線，並練習一些我接下來要分享的簡單思考建議後，我已經學會練習**保存能量**。這個練習讓我在過去的五年中可以幾乎不間斷地教書、旅行與拓展業務，也不會感到燃燒殆盡或筋疲力竭。我稱這些方法為**順流而行**與**順勢而上**。

保存能量的一個好方法是拒絕匆忙，努力保持內在步調，就像坐著輪胎內胎在內在河流上順流而下一樣。如果你曾在炎炎夏日裡，坐進輪胎內胎在河上漂流，你就會明白我的意思。此時的你悠閒自在地躺著，順著河水漂流。有時你會遇到一些急流而漂得比較快，但你仍然保持那種悠然自得的姿勢。你在這麼做的時候，不會有急迫感，不用趕時間，也不用掙扎，真的就像當一隻烏龜。

在保持內在輕鬆愉悅速度的同時，我也順勢而上，意思是去進行任何感覺最簡單、且讓你強烈感覺是「啊！」、而非「呃！」的任務。當你像隻被斬斷頭的雞一樣四處跑、在太短的時間內嘗試做太多事，或強迫自己去做不想做的事，就會消耗大量的能量，而在許多情況下，那些事完全沒有必要去做，只是因為習慣的力量而發生。藉由順流而下與順勢而上，我仍然可以完成大量工作。掌握這種不費力地過日子的方式的訣竅，就是相信自己可以完成需要完成的所有工作！同樣的，關鍵是回到中心，達到電磁平衡。我們越與中心對齊，就會有越多能量流過中軸。

我也喜歡在一天當中實踐規律、短暫的（五分鐘或更短）微休息。我最喜歡的微休息是一種簡單的冥想，你可以想像人體環面形狀的能量場並感覺你的中央通道。中央通道始終是開放的，但是當你全神貫注於想太多、做太多或沮喪，就可以將自己的意識帶回到環形電磁體中。感覺自己的中軸，並用大腦把自己帶回到校準的狀態。無論你身在何處，都可以睜著眼或閉上眼來做這件事：只需花一分鐘的時間調整自己的方位，並回到中軸。頂住天地之間的空間，然後就在裡面休息！只需要一分鐘就好。駕馭自己的思想與能量，回到中心與接地。做一些深呼吸，讓空氣進入腹部，然後進入地下。抬頭仰望天空，聽聽鳥叫。進入阿爾法腦波的狀態，在其中，你的大腦是靜止的，只是聆聽著周遭環境的動態。在其中休息片刻，然後繼續前進。

第十一章

薦骨輪：重拾快樂、價值感與豐盛

薦骨是個沸騰的能量大鍋，其中蘊藏著我們的自我價值、性欲、創造力、現金流以及享受喜悅和親密感的能力，我們文化中的大多數人，都沒有與這些事建立起健康的關係！你知道有多少人能夠完全不帶愧疚地享受接收金錢、親密關係與愉悅感嗎？就我的經驗來看，能夠做到的人非常少。

許多人都想擁有感覺有趣、性感與豐盛的經驗，但是要到達這種狀態，我們卻有著許多內在的障礙。幾乎每個人的第二個能量中心都擠滿了這麼多「東西」，真的很誇張。在集體層面上，這真的是最混亂的脈輪。在一開始做音叉個案時，我發現幾乎每個人薦骨中心的能量都像抹開的花生醬一樣散布在整個能量場中。這裡有很多分散的、卡住的能量，對該區域能量的流動造成阻礙。在薦骨輪的右側，我們會發現罪惡感與羞愧，以及內在批評家的聲音。左側則存在著沮喪與失望，被性侵、流產、難產與懷孕的傷痕，感到不被需要或不被愛，消化問題，以及對接受愉悅、親密感、力量與金錢有所掙扎。要讓薦骨輪恢復健康頻率，我們可以使用**橙色**，**母音「喔」（oooo）與種子音「VAM」**。

療癒薦骨輪時，我們就進入了似乎對人類健康與福祉的損害最大的情緒與心理程式中。在人體解剖學中，這裡的失衡與干擾訊號會以下消化道的疾病來呈現，例如：腸躁症、小腸菌叢過度增生、克隆氏症、結腸炎，念珠菌過多與腸道微生物失衡。我發現腸躁症與長期壓抑沮喪有很大的關連，而克隆氏症與結腸炎幾乎總是與罪惡感、羞恥感，以及過度活躍的內在批評家有關。下背痛通常與強烈抑制跟該脈輪相關的所有情緒有關。此外，薦骨輪還與前列腺問題、子宮或其他女性生殖器官相關的任何問題有關。

特別是東方的許多靈性傳統，都對身體的這一部分及其蘊含的力量懷有強大的敬意。肚臍下方的區域通常被視為是意識的寶座。在道家的煉金術典籍裡，此處被稱為「欲望的大鍋」，其中儲存了我們的創造力。在禪宗中，這裡是**丹田**，也就是身體的物質與靈性中心。佛教禪宗的學生常被教導要訓練將注意力放在丹田，運用這種技巧控制自己的思想、情緒與欲望。這裡確實也是我們創造生命的地方：子宮。

在西方，這是我們文化中已被遺忘的東西。現在，這個能量中心已經變得非常壓抑與容易生病，我們可以從消化問題與下消化道疾病的流行程度中得到證明。在這裡，健康的表現是充滿活力的生動音調，但我更常聽到的是被阻隔、悶住的音調，這顯示在表面之下，有大量的能量正在被壓抑與關閉。人們都教導我們要害怕此處的原始力量，但我所看到的是，幾乎所有人的第二脈輪都擁有過多能量，遠比我們允許自己經歷到的更多。

這個故事很大一部分的真相是，宗教已奪走了這種熾烈而原始的創造力，並為它放上了一張魔鬼的臉。因此，人們被這樣的文化同化，便傾向於對薦骨區域保持分離並變得麻木。當我引導學生將意識帶入各個脈輪，總會觀察到他們很難將意識維持在身體的這個部位。許多人甚至無法把氣吸到腹部，因為他們不想與住在那裡的所有內疚、羞愧、沮喪與失望有所連結。那種不適感就像接近蜂窩一般！在過程中的某個時刻，許多人就乾脆決定不想經過那裡。

我們可以思考一下，自己是被訓練成如何看待身體的這個部分？我們所有人，特別是女性，從小就被教導如果腹部沒有像模特兒和運動員那樣平坦，就要加以批判，於是這裡就成為我們自我批判與羞辱的焦點。我們沒有帶著愉悅與喜悅的心情將意識錨定在腹部區域，反而只有退縮與羞恥感。當我們從外人的評斷、憎恨與各種故事來看待它，便是否定了自己生命的這一整個部分，而這裡是創造力與內在知曉的真正中心。但我們最後都只有在**外面**看它，而非在裡面主導它。

我要邀請大家再度回到薦骨輪中。我們都想回到那裡，因為那裡充滿了生動有趣的事物，值得我們忍受一些不適，進入這個地方，將呼吸帶入那些不適之處並把它們消化掉，好進入那個充滿樂趣的地方。要跋涉穿越內疚與羞愧的沼澤並不容易，但得到的獎賞卻是巨大的。擁有一個美好、清晰的第二脈輪，可以啟動讓你成為創造者的力量。雖然喚醒這部分身體可能需要一些時間和練習，但我保證你可以做到。

我也要提出一項警告：處理這個區域的能量會帶來不可思議的效果。那會讓很多深藏的能量開始流動。對自己溫柔一點，真正花一些時間探索自己的這一部分。請跟這裡出現的事物待在一起，但不要深陷其中。如果開始感到恐懼，請試試看能否以更正面的看法來解釋這種恐懼。能夠收回我們愉悅、享受、創造與資源流動的權利，真是**令人興奮！**擁抱自己的價值，讓這種能量自由地流過全身，會令人感到非常激動。它會把你放在你生命的最前緣，讓你過著充滿靈感、熱情的生活。

原罪的神話

在薦骨輪中，最大的干擾訊號就是「我不夠好」的故事：**我不值得被愛、我不值得享樂、我不值得生活中的美好事物、我不值得豐盛、我不值得擁有自己的創作才華**。只要到了有這些信念的地方，我們就會屏住呼吸、阻塞自己的能量，我們的批判性思想也常常創造出靜電噪音，因而產生自我實現的預言。這些信念源自我們出生前就已存在、比我們還強大的力量，經常是深刻地編寫在我們的程式及慣性中，以至於我們大多不知道它們對我們生活的巨大影響。

在為個人及團體進行薦骨輪療癒時，有時我會在能量場邊緣碰到一種有趣的概念，我稱它為「**遺忘的罩紗**」。這裡的調性感覺就像是一層霧。它告訴我的是，我們出生時就得到這種健忘症。我們忘記自己是誰，忘記自己靈魂的使命。在進入這個稠密、陌生的世界時，我們就好像穿過一層包覆著一切事物的薄膜。然後我們必須花一輩子的時間，努力憶起自己的真實身分。我們忘記了自己是完美、一體和完整的——我們的本質就是星辰。當我們受到家庭與文化的程式編碼與訓練，在經歷生活中的掙扎與挑戰後，我們就會認同一個有罪的、不好的、不對的自我。我們完全失去了與靈魂的和諧完美的聯繫。

當我第一次發現，在我處理的每位個案身上的噪音與靜電干擾背後，都有著完美的和諧時，令我產生了許多內心的衝突。我被弄糊塗了。在試著搞清楚自己遇到的狀況時，我開始認知到自己的信念：我們都是誤入歧途的罪人。就像第一個男人與女人亞當與夏娃一樣，我們被趕出了伊甸園。我們的本質都有缺陷，都是某種程度的壞蘋果。這是我潛意識裡的信念，而我還不是生長在一個信教的家庭呢！我從未上過教堂或主日學校，但仍感染了這種原罪信念的病毒。

然後，我在此親眼看見、親耳聽見了如此不同的事。我在每個人身上體驗到虹身（rainbow bodies）的和諧完美，而這與編碼至我腦中的人性信念並不一致。

我猜想，無論成長的家庭是否有宗教信仰，你都會以某種形式抱有這種信念。這幾乎是舉世皆然的人類神話，在現代文化中幾乎無法避免。這就好像你在人生的某個時刻喝了有毒飲料，然後就某種程度上相信了自己是個罪人。因此，你已被「罪疚、壞人、犯錯」這黑暗三件組的程式編碼，因而否定了自己的偉大，無法發揮天賦才華與享受人生樂趣。

不妨問問自己與原罪故事的關係。這是伴隨你長大的故事嗎？你能明確找出童年第一次開始感到自己「不夠好」的時間嗎？你現今的人生中，有哪些經歷會觸發這些故事？

當你相信自己不值得，能量上發生的狀況，就是你阻礙了能量的流動。你的本質就是健康與豐盛，跟大自然本身一樣。大自然是極為豐盛的。我們是大自然的一部分，當你進入自然的流動，那就是你的人生體驗。在那些時刻，你感覺自己像是盛開的花朵，花瓣散發出香氣撲鼻的香味。我們之所以擁有那些經驗，是因為那就是我們的本質，但卻有強大的潛意識編碼告訴我們不是！我們不是大自然神聖榮耀的一部分，而且還被逐出了伊甸園！我們已經誤入歧途，我們做了一些不好的事，必須受到懲罰。這些故事幾乎是我們人生中所有功能失調的核心。但它們只是故事，我們可以有意識地消除這些訊號中的雜音。

當你開始將自己視為大自然，你就會超越自己被告知的故事，超越我們被集體編碼的程式，開始思考自己的**真正本質**。不妨思考一下你的硬體組成成分：你是由星塵、礦物質、水和光組成的。這有什麼不值得之處呢？你正在管理這個創造分子的集合體，這些分子有什麼不值得之處嗎？如果不是，那麼為什麼整體會小於其中各部分的總和呢？你是大自然的一部分，你是完美的，除此之外的其他說法，都是不真實的。

現在請做一個深呼吸！

右側：內疚與羞恥

內疚與羞恥情緒居住在薦骨輪的右側。我發現這是我們能感覺到的兩種最不舒服與最令人無力的情緒，因為它們與價值問題息息相關。它們經常無意識地運作，讓我們太常感到自己不夠格與不好，以致沒有察覺這已成為我們潛在的情緒基調。

那麼內疚與羞恥有什麼不同呢？內疚最好的解釋是「我做了不好的事」，而羞恥卻是告訴自己「我**很糟糕**」的聲音。這會讓羞恥感變得更沉重，也更難處理一些。在我的經驗裡，「羞恥」是讓人感到最不舒服的一種情緒。我們讓自己的大腦過度運轉，用來逃避這些痛苦感受，包括：覺得自己不夠好、不值得被愛與擁有。

在許多情況下，這些情緒與性經驗有關，像是流產、性侵和童年時的性虐待。我也常發現這個區域涵蓋了性欲（通常伴隨著對身體的羞恥感），就像蛇的巢穴一樣，充滿了令人不舒服的能量。在那些年輕時遭受過性侵的女性中，她們的場域經常表現出黯淡無光與缺乏活力的狀態。這原本應該是明亮、閃亮、快樂的星光般的能量，卻已變得消沉、絕望，且令人感到羞恥。

內疚與羞恥可能源自出生之前，這會發生在非婚生或母親出於某種原因對懷孕感到羞恥的孩子身上。如果父母在孩子還小的時候，就利用這些情緒來管教與操控他，也會讓孩子形成這種內疚與羞恥的模式。我經常在大約兩歲的場域碰到「不」的音調，內疚與羞恥的波形便開始浮現。許多孩子都是在這個時候第一次經歷到懲罰與譴責，他們會聽到別人說：「不，那樣很糟。」「不，你很糟糕。」「不，不要那樣做。」「不，你錯了。」兒童會因無數行為而感到羞恥，包括完全良性的行為。我一次次看到他們只因表達自己的生命力本質而感到羞恥。在人生的早期，我們就因為感到羞恥而壓抑了自己表達自然豐盛的能力。難怪我們成年後變得麻木，與生命的創造力分離。

我經常往前追溯這種模式的源頭。這個脈輪受到大量來自家族和祖先的影響，意思是這裡的模式甚至不是我們自己的！如果你是美國人，那麼你的祖先很有可能經歷過極度壓抑創造力與性能力的事件。我們承載著之前清教徒的失真頻率，也可能承載著幾個世代女性遭受壓迫所造成的失真頻率。在薦骨輪中，我們都預先載入了這些糾結，比在任何其他脈輪還要多，我們必須解開這些結，才能讓自己抵達自由的境地。

我的一個學生曾經治療過一名祕魯女子，這名女子具有很強的直覺力，也是一位療癒師，但她一直很害怕與他人分享自己的天賦。她的薦骨輪兩側均有嚴重的能量失衡，可能是源自童年的狀況與母系血統。結果是，她家族中的女性都是療癒師與藥女（medicine women），但由於繼承了祖先受天主教會迫害的恐懼，許多人便壓抑了這些天賦（這在許多南美文化中很常見）。在一系列的療程過後，她們一起合作努力，釋放了從她母親及祖母所繼承而來的恐懼，以及這位個案不斷告訴自己，關於取回她的女性療癒能力會違背上帝與教會的故事。當她能夠釋放祖先的舊有模式，她就能獲得擔任療癒師的力量。

對於消除這類祖傳模式的影響，聲音療法或其他形式的能量療法有極大幫助。此外，我還喜歡運用一個簡單的自我引導觀想法：首先，請花一點時間調整呼吸，並將你的能量接地。當你感到歸於中心，就閉上眼睛，觀想自己的第二脈輪成為一個發光的橙色光球，就在肚臍下方的位置。想像它很健康、完整、不斷地振動著，並與其原始藍圖校準。這個光球發出強烈的光芒，釋放了所有的內疚、責備、批判與壓抑。接下來請觀想你的父親、母親，以及他們與自己的第二脈輪的關係。細想他們與金錢、創造力與愉悅的關係。持續觀想這一切，想像他們的肚臍下方發出明亮、健康、活潑的橙色光。看著他們的薦骨輪是如此健康而完整，不受任何壓抑與壓制。想像他們沒有內疚與羞恥。然後，使用同樣的方式觀想你的祖先，先從你認識的開始，再來是不認識的祖先。剛開始可能並不容易，但請繼續做。如果在練習這個觀想法時出現任何黏稠能量，沒有關係。如果你持續下去，相信自己會走過這一切，那個波動會在達到頂峰後消散。

無論這些情緒多麼令你不舒服，要記住，它們並不是天生就這麼糟糕。雖然內疚和羞恥令人不舒服，但它們都有特定目的。就像高速公路旁的減速振動帶一樣，它們的目的就是幫你保持平衡，並在你偏離車道時提醒你。如果不會感到內疚或羞恥，你就是一個反社會份子！「你不覺得丟臉嗎？」這句話，就說出了羞恥感的重要性。自戀狂的定義不就是不覺得羞恥與不承認錯誤嗎？我們不會想要成為不會為不當行為感到羞恥的人。感到內疚與羞恥時，只要以健康的方式表達，就可以幫助我們調整自己的行為，並在適當的時候激勵我們做正向的改變。

我們都希望能夠接受情感浪潮的洗滌、吸取教訓，然後繼續前進。我們都**不**希望最後是逃避或過度放縱這些情緒。過著每天的生活時，請留意自己縱容內疚與羞愧的時刻，知道自己何時快要進入這些沉重的地方。運用你的心智將能量引導回中心，尋找一些值得感激的事物。要一直把氣吸到腹部、歸於中心，然後接地。當你覺得自己開始偏離中心，就把能量帶回到中立的狀態。要知道，你**可以**命令光子以自己想要的方式排列，也可以把自己帶回愛與感激之中（當然，除非那一刻你真正需要的就是深陷泥淖。）

我們經常將內疚與羞恥投射到他人身上來試圖規避，我也多次看到人們以怪罪與自以為是的方式來釋放這些羞恥感。這兩種情緒位於太陽神經叢與薦骨輪之間的半音區域（half-step zone），就在內疚與羞恥感**上方**的位置。只要你處於這個位置，認為自己高人一等，把問題都怪罪到別人身上，你就不必陷入不舒服的自身羞恥感中。但要真正療癒，你必須自願深入自己的羞恥感中，以釋放它在你身體系統中的積壓能量。（這個過程並不有趣，但從另一方面來看，感覺一定很棒！）

小提醒：我也觀察到，自以為是是內心平靜的隱形敵人。請注意自己什麼時候會對某件事表現出自以為是的態度，留意一下自己有那種感覺時，生物場中的能量是如何排列的。請試試看你是否可以讓自己歸於中心，並更深入地了解真正發生的情況。

馴服內在批評家

內疚和羞恥會引發批判，接著內在批評家的架構便隨之而生。內在的批評家是第二脈輪能量的最大盜賊。它位於下腹部的右側，簡直就像吸血鬼般吸光我們的創造力。我認為內心批評家的喋喋不休，是靠我們的能量維生的寄生思想型態。它是種功能嚴重失調的動力，會為很多人帶來很多問題。若到了由內部批評家控制局面的程度，我們的消化系統、喜悅、活力與個人力量都會遭到破壞。

內在批評家常常以內在完美主義者的樣貌出現，它永遠不會真正讓你享受任何事物，因為事情應該更好或更不同。**這還不夠好。我應該再努力一點。我原本可以做得更好的。為什麼我不能更像她（他、他們）一樣？**內在批評家不斷以右髖骨的能量餵養忙碌的頭腦與身體轉輪。大多數持續無生產力的想太多與做太多，都是由這個聲音所驅動，它就位於那個轉輪正上方的場域，不斷提醒著我們還沒有達到要求。

若仔細聆聽內在批評家的聲音，你會發現它是在咆哮的！事實上，當我聆聽一個人身體的這個區域，我可以分辨出他們內在是否有位激烈的批評家，因為音叉真的會發出咆哮似的聲響。我可以保證，如果那個聲音是個隨時跟在你身邊的人，你絕對無法忍受！你會朝著這個人的鼻子揍一拳，然後叫他滾遠一點。你不會忍受另一個人這樣罷凌你，但你卻願意忍受這個人在你的心裡。**你之所以能夠容忍內在的批評家，是因為你在某種程度上相信這是你應得的，抑或是相信你可以用虐待、懲罰與自欺欺人的方式，來追求健康、美麗與成功**，無論這種方法在過去失敗了多少次。

如果能聽到內在批評家在體內造成多少不和諧，你絕對會嚇一大跳。我們真正想要的是能夠滿意地安住於當下，不用擔心自己或周遭世界有什麼問題。但內在批評家卻把這種可能性搶走了。滿意的狀態就是體內的一切都正常運作的狀態！此時，所有細胞都處於最佳狀態，心率的變化正常，一切都在我們的系統中發出共鳴。當你感到壓力，無論是來自外部或是自我施加的壓力，我們的整個系統都會開始崩潰，你其實是為身體系統內的病毒與病原體提供了能量，讓整個系統充滿了混亂而非秩序。這是經過一段時間的壓力後我們會生病的主要原因之一。

我們想尊重自己的細胞，讓它們做自己該做的事，因為說到底，細胞的健康決定著整體的健康，而我們可以做到的就是監督內在批評家的聲音。就是它們在製造訊號中的雜音，讓身體陷入壓力狀態。這裡提供一種簡單的技巧，我稱之為一張**給自己的筆記**。想像你做了一件不該做的事，讓你覺得很糟，不斷怪罪自己，內疚和羞愧感緊跟著你不走，讓你的內心糾結。你的腦中持續迴盪著「不該那樣做、不該那樣做、不該那樣做」的聲音。

這時候，你就可以創作一張給自己的筆記，聽起來大概像這樣：**內在自我，請聽好，我正在寫一張心理筆記，下次遇到類似情況時，我會盡可能記住要換個方式來做**。或許你會在把一封帶著憤怒情緒的電子郵件寄出之前，花點時間鎮定一下；或許你會在上網瘋狂購物之前，先想到自己的長遠財務目標。無論如何，只要將其歸檔為一張給自己的筆記即可。承認發生的事就是一個學習的經驗，知道下一次你會記得這種痛苦與不適，並設法加以避免就好。

如果內在批評家又出現，並想讓你再次關注自己的不良行為，你可以指著那張筆記，然後說：「好，好，我明白了。我有寫下筆記了，你不用再告訴我同樣的事情。」筆記已歸檔，案件完結，再見。不要讓羞恥感不斷出現，對自己又踢、又咬、又抓。當我們學到教訓，找到可行的重點，會比較容易繼續往下走。讓自己沉浸在這種不適中，感受它，從中學習，原諒自己，然後就繼續前進。

另一種對我的許多學生很有效的策略，是創造一位內在教練的概念。當內在批評家開始把鋪天蓋地的「應該……」壓到你身上，你可以說：「**謝謝你的回饋，我也想聽聽我的內在教練怎麼說**。」內在的教練是和善且善於鼓勵人的，但也會堅決地確定你正朝著目標前進，並做著該做的事。內在的教練會說：「嘿，你有拿到那張給自己的筆記了嗎？我們來仔細看一下。」如此就沒有其他胡說八道能讓你感到煩惱了。你可以讓內在批評家執行他的程式，說他想說的話，然後轉而求助內在教練，選擇聽聽看他們想要說什麼。要完全刪除內在批評家的程式非常困難，但藉由長期的練習，你會越來越少聽到內在批評家的聲音。所以，擁有另一個內在教練的概念會很有幫助，我們也能放心地給予他能量。

左側：挫折與失望

位於薦骨輪左側的混亂波形與挫折和失望有關，尤其是對未滿足的需求與渴望的沮喪。

挫折與失望常是感覺與我們的力量失聯的結果，而且是以我們無法了解或找不到根源的方式。**為什麼我的創造力被封鎖了？為什麼我找不到愛？為什麼我不能賺更多的錢？為什麼我就是開心不起來？**通常，這種干擾已存在於幾個世代人的DNA中。我們無法將其連根拔起，因為它已深埋在我們的系統中。我經常在這裡發現一種像是「一蹶不振」的音調，感覺像是不太了解自己的熱情與創造力是什麼。當我們的生命力被否定、創造力又得不到表達，通常就會導致挫折與失望。

現在，我們正在處理的同樣是左邊能量深溝的核心問題：深陷於未滿足的需求，以及對於我們不能做、不想做與無法擁有的事物的沮喪中。這裡的狀況特別與以下的事相關：我們想要但沒有得到的金錢、我們沒有表達出來的創造力、我們缺乏的親密感與性滿足，以及我們就是無法享受人生的多種方式。那份沮喪的能量可以變成陽性能量，上升至太陽神經叢和肝臟（膽囊）的激烈憤怒中，或者它也可能變成陰性能量，沉入下腹部左側的悲傷泥淖中。

我在這個區域最常遇到的概念，是一種童年舊有的退縮與內化模式。如果在小時候沒有得到我們所需的愛，特別是在七歲以下的年紀，我們的自然反應就是將一切歸咎於自己。對於沒有從父母那裡得到愛的原因，一個小孩的結論就會是他們不夠好。長期下來，那會觸發一種無言的失望感與能量的遞減。就像一隻把自己拉進殼裡的蝸牛，一個天性本就是去愛每個人與每件事的孩子，其開朗、飽滿的能量變得退縮不前。這種情況以各種不同的程度，出現在我們文化中幾乎每個人的身上，但似乎我們當中較敏感與富有同情心的人感覺更為強烈。我們自己那個輕盈、明亮的部分走入了陰影中並離了線。當我在個案身上看到這一點，我會請他們向年輕時的自己表示同情，並傳送療癒能量給那些情境所造成的傷口，他們在那些情境中感覺被忽視、拒絕或否定愛與連結。對造成這份退縮的相關人士表達同情與寬恕。**責怪別人很容易，但最終，同情、寬恕與理解才是療癒之道**。

我在很多人身上（包括我自己）的這個區域都見過另一種模式，我稱之為「**受害者情結的姿態**」。在這種內在的能量狀態中，我們被迫蹲守在左髖骨的地方，因為沒有人聽我們說話、沒有人滿足我們的需求而感到沮喪，我們感覺自己的生命落入某個罪犯或獨裁者的手中，像個受害者一樣無力。

不久前，我才發現自己處在完全相同的情況。這對我來說是一種熟悉的模式，因為大多數時候，我都是年紀最小與個頭最小的人。正如我說過的，早年建好的軌道會成為我們日後人生的軌道。當我的腦子因為某個曾讓我吃過苦頭的人靠近我而變得緊張不安，我便突然意識到體內的能量姿態，而果然，當下我的能量完全失去了平衡。我顯然出現慣性的憤怒與暴躁，因為我正在內心播放著同一捲無能為力的舊錄音帶。有了這樣的自覺，我便有意識地把自己的內在能量流帶回中線，身體站直，花點時間適應這比較平衡的內在體驗。從這種校準的角度來看，我再重新思考這種情形，突然看到了一種我以前從未考慮過的方法，這種方法可以雙贏，且能讓我脫離受害人與加害人的互動狀態。

其祕訣就是：**不要執著於這些模式與故事，反而要靠自己走出新的模式與故事**。你並不需要別人用音叉來移走那份能量，你可以自己由內而外地加以調整。現在就來試試看：先確認你的內在是校準的，去探究如何運用心智的力量，將自己從裡到外的能量整理好。把這件事當成日常練習，你將會驚訝地發現，只要改變內在光子的架構，你對自身與人生的經驗都會隨之改變。

背面：享受樂趣與豐盛的能力

每個能量中心都有其需要接受、與脈輪背面有關的主題。我發現大多數人都被牢牢編碼為只付出不接受，使他們的脈輪後方像小蛤蜊一樣封閉起來。我經常在薦骨輪背面看到一隻狗夾著尾巴的畫面，我們很想把尾巴拉出來，敞開心胸接受生命不斷提供的豐盛禮物與樂趣。你能讓自己接受簡單的快樂嗎？你覺得自己值得享受愉悅的性愛嗎？富有創意的靈感呢？美味的食物呢？你能不感到自己不配地要求加薪嗎？

不過，我現在談的不只是性或金錢。不管是玫瑰的香味、美妙的鳥叫聲、陽光照在臉上的溫度，或是陌生人的一個微笑，都能讓我們從中獲得喜悅。這些純粹的感官愉悅、生活中的小確幸，只要我們相信自己值得接受，就能隨時感受到。

如果想要人生的豐盛，我們必須願意提出要求，開始去發掘我們周遭已存在的豐盛。在自然界中，只要將一顆種子埋入土中，就能結出數千顆果實。天上所有星辰、我們體內的所有細胞，也從來不會匱乏！而處於這種豐盛流動中的你，不會從某人身上奪走任何東西。事實恰恰相反，我們收到的好東西越多，就越能成為一個管道，與他人分享這些美好。能夠擁有資源幫助自己及他人，是一件很棒的事。有能力去照顧自己的孩子、伴侶及父母，款待朋友，並為我們關心的理想做出貢獻，也是非常美好的事。能購買藝術品、支持藝術家，感覺真的很棒！

不妨想想，**你每一刻都在從生命本身獲得一個珍貴的禮物：呼吸！**大自然無時無刻都在提供你賴以維生的重要能量，並提供你燃料去做想做與必須做的事。習慣屏住呼吸，與習慣阻止自己去接受有密切關係。如果不讓自己接受呼吸帶來的生命勢能，你要如何接受樂趣、愛與金錢？

試著有意識地在光中呼吸。想像一道金色光流從你的肺部擴散至整個身體，讓自己的內在沐浴在跟提供太陽與星星動力相同的電流中。吸氣時，讓呼吸愉快地流進體內的每個細胞。讓自己欣然接受大自然的美好，並讓它為自己補充能量。對你的細胞好一點。你永遠不會說自己的細胞不值得擁有它們正常運行所需的資源！

回到你愉悅的身體中

在療癒薦骨輪時，有個有趣的想法供你參考：你的身體是為了體驗並享受樂趣，由生命本身縝密設計而成的。你擁有一個**愉快的身體**，跟你的受苦肉身完全相反。生命的進化是透過離開痛苦、邁向喜樂來完成的。生命中有很大一部分是跟享樂有關。所有我們在做或想做的事，從吃巧克力到追尋成道，都是因為它會為我們帶來愉悅。透過眼睛、耳朵、嘴巴與鼻子、皮膚與生殖器官，我們是被創造來享受巨大的愉悅的。從性高潮到美麗的落日，大自然賦予我們這些用感官來接受與欣賞造物的樂趣。我們不是注定要以受苦肉身來體驗人生。我們是被設計好要透過生理上愉快的身體，來體驗創造的奇蹟。

這種把享樂當作人類生理存在的整體目標的觀念，某些人聽來可能覺得「不靈性」。有一次我將這一切告訴我的朋友瑪希，她便問道：「可是，那開悟呢？與神合一的喜悅呢？難道那不是我們存在的目標嗎？」我答道：「嗯，那些我聽起來也是愉快得要命啊！」

我們想要的、渴望的一切，以及那些我們受到驅使去追求的一切，都會以某種方式為我們帶來愉悅。只是受到錯誤的程式編碼與不連貫的波形影響，讓我們相信追求愉悅是件壞事。而清教徒的教養以及所有關於靈性和自我成長的故事，都告訴我們：「不，不，不，我必須要讓自己變好。我必須攝取潔淨飲食，要能安住在靜默中，控制自己的欲望。」同時，我們也錯過非常多這種俗世體驗所帶來的美好與快樂。

有一種心智病毒通常與健康、靈性與在世間「做好事」的故事有關，它告訴我們，享樂在某種程度上是自私又不好的事，因此我們應該為享樂感到內疚。在想成為一個更有覺悟的人的追尋道途上，我們許多人拒絕接受當下正在發生的這種人類體驗。愉悅感是汙穢的、一種動物性本能、屬於「較低脈輪」。我們只想專注於愛與光明，然後揚升至天堂！我們想把注意力放在較高脈輪，要變「好」，不要讓自己享受巧克力、葡萄酒與咖啡。我們想要服務他人且富有同情心。世界上有那麼多苦難，所以我們也應該要受苦。地球正在發生「第六次大滅絕」，我們怎麼還有心情享受性愛或大餐！看到這種說法越來越多，我的回應是，媒體上的故事不能作為不去品嘗新鮮草莓滋味的好理由。即使世界正在分崩離析，我們仍可以享受快樂，說實在的，我們**應該**享受快樂。參與健康愉快的活動會增強我們自身的光與連貫性，從而為集體電磁體帶來更多的光與連貫性。

我知道，我越能透過享受快樂與美麗來滋養自己，就越能滿足自己的需求，也越能服務與鼓舞他人。現在請跟著我複誦一遍：**快樂不等於自私**。當你讓自己沉浸在美好與喜悅中，你會更快樂、更滿足。你會散發出更一致的氛圍，並對周圍的人產生正面影響。你在愉快的身體上花的時間越多，對你自己與其他人就越好。重點是要確定你的生物需求是滿足的，而非處於需求不滿的狀態。一旦陷入匱乏與需求不滿的狀態，你就會像個自由基，只是奪取與吸收周圍的一切，那會使你變得難以靠近。但是，當你身心都獲得滿足，你就會像一座行動喜馬拉雅鹽燈，你的周圍都會散發出美好的氛圍。

讓身體健康的愉悅之道

在我最近的一場工作坊中，有個學生舉手問我：「你算是哪門子的靈性老師？你會罵粗話、喝啤酒與咖啡，還吃肉與巧克力。」我的回答是，靈性和享樂不是互相排斥的，而且我也不認為自己是靈性老師。我感興趣的是成為全光譜的人，不只是從「靈性」角度來看。我堅信，在變得健康與覺悟的同時，我們也能享受快樂。

內疚感、羞恥感與自我否定並不是實現健康的永續途徑。我提倡一種不犧牲健康與能量等級的方式來享受愉悅感，我稱之為**適度享樂主義**。健康是我追求的首要目標，但是沒有食物是應該被排除在外的。我會讓自己在沒有罪惡感的情況下享受任何適量的事物。

要達到上述的狀態，可能要花一些時間與多一點自我覺察。我的丈夫也正在經歷這個過程。他曾是我所謂的極端享樂主義者：他熱愛享樂，在大部分的人生中，他過分攝取咖啡、冰淇淋和啤酒。直到四十歲時，他的身體突然再也承受不住了。他必須往相反的方向走，放棄這一切，這對他來說並不容易！如今，他已到達某種康復階段，開始能重新攝取一些令人愉悅的食物。我的目標是幫助他成功實現適度享樂主義，讓他能夠享受使他感到愉悅的事物，又不致渴望或沉迷其中。

如果你正面對一些健康挑戰或成癮模式，需要限制攝取量一段時間，我鼓勵你去做。在我自己追求健康的過程中，我不得不放棄所有的糖與甜味劑幾個月，以清除頑固的念珠菌增生問題，並克服自己對糖分的渴望。在某種程度上，我已戒除了幾乎所有甜食，只是要確定自己不會再強迫性地使用任何糖分。我花了很長時間才能掌握適度的享樂主義（實際上是數十年），但現在我已擁有了很大的自由，能夠適量地享受一切。

我想建議你也一樣能享受美食與自我滋養的樂趣。我們可以用達到平衡狀態的目標來獲得健康。我們真的需要抱持著適量是有可能的願景，這是至高無上的理想主義，而其前提可能並非對每個人都有效，取決於你的成癮模式以及上癮程度，但那對我以及我周圍也遵循這種生活方式的人們來說，都是有效的。

適度享樂主義的核心思想，就是放下對享樂難以抗拒的衝動之後，我們真的可以用健康的方式享受愉悅。這就是整件事的運作方式。這其實是烏龜走的途徑：緩慢而穩定，而不是走極端。在任何時刻，以任何一種難以抗拒的衝動去追求任何事物，只是在處理渴望之下的情緒。改變要從自我覺察開始。跟自己確認一下：**我想要吃巧克力蛋糕，是否是因為強迫性地想要用它來紓緩某些不舒服的情緒？**如果答案是否定的，那麼再問自己：**我的身體系統可以負擔這塊巧克力蛋糕嗎？我此刻能成功代謝多少這種令人愉悅的物質？**也許只有兩口。或許改天吃一整塊巧克力蛋糕沒關係，因為你可以感覺到自己的消化火燄（digestive fire）[21]夠強大。

我喜歡一週喝三到五杯酒精飲料，但很少一晚喝超過一杯。最近我與兩位國際課程助教金柏莉與潔西卡一起到英國授課，某天下午我們剛結束一場能量強大的療程。雖然她們兩個很少喝酒，不過那天晚上下課後，我們都感覺自己需要喝兩杯雞尾酒。我們去了一間不錯的餐廳吃飯，並享用了兩杯雞尾酒，因為那正是當下我們感覺應該要做的事。如果沒有用對的心態來看待這件事，就會無法接受那兩杯酒。但我們的心態就是兩杯雞尾酒恰到好處，所以事後我們都沒有經歷任何不良效應。

我們必須學會留意這些細微的線索。就是讓自己回到野生動物的飲食方式，野生動物不會暴飲暴食！牠們餓了就吃，吃飽就停，就是這樣！身為人類，我們需要相信自己的內在感覺，順著那感覺去做該做的事情，這是一個過程。如果能持續下去，你就能辨識出一個微妙的提示，那就是當舌頭不再享受正在吃的東西，就表示你已經吃飽了。重點是學會認出那些非常微妙的事物。當我們處於陽性能量過多、想太多與做太多、渴望

21 編按：阿育吠陀理論中對消化能量的說法。

吃糖的模式，就無法靈敏地適應身體微妙的暗示。但你越能學會呼吸與接地，讓自己維持在中軸，留意當下，你就越能聽到線索。

簡而言之，其實就是掌握痛苦與愉悅之間的界線。對我來說，早上喝一杯卡布奇諾是一種愉悅，但兩杯就會痛苦（不只我，我身邊的每一個人都是，因為那會讓人過於亢奮！）。我愛喝卡布奇諾，不過我只愛喝一杯勝過兩杯。我們都必須反覆測試，找出自己留在愉悅區的方法，並對自己有足夠的愛與尊重，留在那個範圍之內。不過，如果不小心跨越範圍，也別陷入內在批評家模式。給自己一張筆記，下次再用來檢查。不用設定什麼走極端的規定，只需承諾自己下次會先確認狀況，找到當下最適合自己的方式就好。

第十二章

太陽神經叢：發光的內在太陽

二〇一九年十一月，我飛到洛杉磯，在由杰拉琳·格拉斯（Jeralyn Glass）創立的「聲音的神聖科學」（Sacred Science of Sound）研討會上進行了一次團體生物場調頻療程。在做這種療程時，我會站在人群面前，想像一個包含所有人的全息圖。接著，我會在空中揮動音叉，如此我可以確切讀取並調整團體的能量。（是的，我知道這聽起來很新奇，但如果沒有效果，老實說我才不會做這種奇怪的事呢！）我依序呼喚各個區域，那個特定區域的團體能量就會反映在音叉的音調上。我會停留在這裡，直到能量有所變化，之後我才會繼續進行。在這次特殊的療程裡，我們從腳部開始向上移動至穿越整個身體，原本進行得滿順利的，直到抵達太陽神經叢的右側。在生物場解剖學中，這個區域保有與憤怒情緒以及與父親的關係有關的資訊。

儘管用了各種不同的音叉重複敲擊，這裡的受困能量依然拒絕讓步，無法發出清晰的音調。

「加油！各位，」我瞄了一下時鐘說，「這是你們的內在之光！我們必須讓它發光！」

這個受困能量依然沒有移動，所以我請人們分享阻礙他們發光的事物。一個又一個的回應像爆米花似地接連出現在會場中，我簡直無法相信造成能量阻礙的原因居然這麼多，例如：害怕被批判、害怕被迫害、害怕自己不夠好……不斷增加！雖然能量開始鬆動，但光是談論還不足以讓音調變得清晰。整個團體的人必須站起來，動動身體、發出聲音。幾乎是不約而同地，這群人一同唱起了〈我那微小的光〉（This Little Light of Mine）這首歌。直到這一切發生，音叉的音調才終於變得響亮而清晰，我們也得以繼續處理並完成其他能量中心的療癒。

這次經驗對我有很大的意義，讓我了解太陽神經叢的更大文化圖像。我們一直習慣於感覺無力與分離、壓抑我們的憤怒、隱藏我們的光芒。這種根深蒂固的模式流傳了幾千年，甚至可能影響我們的一生，讓我們的生命黯淡無光，我們很多人都有很好的理由害怕發光！沒有完全活在當下，沒有運用這個能量中心的能量，就會讓我們無法充分發揮力量與潛力。

太陽神經叢位於肚臍正上方，是我們內在發光的太陽。它與**黃色**的頻率、**母音**

「喔」（oh）與種子音「RAM」共振。這是個不可或缺且充滿資訊的能量中心，有一整個聰明器官委員會在這裡一起工作。在太陽神經叢的右側有肝臟、膽囊、右腎和右腎上腺，而在左側則有脾臟、胰臟、胃、左腎和左腎上腺。而在我探索與繪製身體與生物場解剖學圖的這些年裡，我開始對太陽神經叢感到深深的感謝，尤其尊敬肝臟。在中醫裡，肝臟被視為身體這個軍隊的將軍，負責監督人體所有機能的運作。人們一直爭論意識的所在地是心臟還是大腦，但我認為肝臟才是意識的所在，就跟古希臘人認為的一樣。肝臟關注身體的一切！它以無微不至的關注與關懷，來照顧我們的呼吸、循環、消化與排泄系統的運作。

就情緒來說，我們會將憤怒與無力，以及自尊、個人力量與父母的能量儲存在這個中心。這個區域包含的資訊是如此之多，以至於我覺得這裡可能還有另一種磁軸。我花了好多年，才有辦法區分在這個區域發現的不同音調與頻率。

我們的腸道通常被稱為**第二大腦**，但在我看來，它可以算是主要大腦（我的意思是，小腸的形狀**看起來**就像大腦！）。當我們強化這個能量中心並學習從核心來運作，就能釋放大量的紀律、專注、決心、清晰度與個人力量。我們有能力設定目標並將其實現，也可以推動計畫直到完成。我們能以一種健康、有效的方式來維護自己的權利。我們會以得體的方式與他人的能量交流，也能設下有力的界線。我們也享受強大的消化火燄。在那些與食物過敏、脹氣、腹脹及胃酸逆流對抗的人身上，我看到大量的個人力量被鎖定、受困在太陽神經叢兩側。於是那本來應該是強大且精力充沛的消化火燄，就被削弱與分散了。

當我們把太陽神經叢的能量集合起來，力量會是驚人的，這也是我們可以運用的非凡能量。不過，當這裡的能量分散，我們的意志與個人力量就會被削弱。太陽神經叢的左側握有陰性能量失衡所產生的**無力感**。我在這裡發現一個人與母親的關係（與脾臟和胰臟有關）、兒時所受到的教育，以及好好支持與照顧自己的能力。太陽神經叢的右側，是與陽性能量失衡相關的**憤怒**（對自己或他人），以及我們與父親的關係。與許多整合醫學（包括中醫與阿育吠陀醫學）一致的是，我發現憤怒會被處理並儲存在肝臟中。

我們真實自我的強大是難以想像的，那就是我們的本性。但是，我們的意志與個人力量會變得薄弱，是因為很多的太陽神經叢能量都被困在這個中心的兩側，這些能量包括憤怒、無力、與母親及父親的未解問題、不健康的飲食習慣，以及像把手壞掉的馬桶一樣運轉的腎上腺。而因為缺少強大的界線，我們的能量會被身邊難相處的人吸走。基本上，憤怒和無力感都是未成功表現出來的力量。然而，只要進入太陽神經叢中心，我們就能在世間順利發揮自身能量，並採取適當的行動。

在距離太陽神經叢兩側大約十吋之處，有兩個能量結構，大小跟曲棍球差不多，我稱之為**母親與父親區**。我們的性格都深受父母能量的影響，這種能量會留在太陽神經叢的兩側，持續影響著我們的能量場。即使父母早已去世，這段關係的歷史仍然存在。我只要把音叉伸進父親區，就能得知你父親的所有個性，一切都被編碼於此。我經常在這裡接觸到一種感覺像是能量牆的結構，會發生在人們將父母拒於門外的時候。透過阻止能量的流動，這些結構真的會在右側（父親區）降低肝膽功能，以及在左側（母親區）降低脾臟與胰臟功能，甚至可以進入腎臟、腎上腺與胃。事實上，我們要創造的是強大的界線、而非牆壁，這也是培養健康的太陽神經叢的關鍵。

太陽神經叢的後面與接受支持有關。你有得到父母的支持嗎？你支持自己嗎？你有能力付清帳單且能一夜好眠嗎？在這裡，保持心胸開闊就是從其他人、自己、宇宙與自然界的流動中獲取所需的資源。我們正在獲得所需的一切，好讓自己隨著意圖的流動前進。那可能非常簡單：當一位陌生人幫你拉開門，你可以接受並感謝這種支持；當宇宙給你一個完美的停車位，你就得到了支持。我們可以改寫腳本、敞開心扉，讓自己接受這種支持。當我們帶著「我永遠不會得到需要的支持」的故事過生活，等於是關閉了內心的門戶，甚至當支持來敲門時，我們也不會去注意到，因為我們太全神貫注在自己的故事裡了。我們都想打開內在的門戶，讓這種支持真正進入體內。現在，你可以念誦以下的梵咒：**我敞開自己接受一切支持。得到的支持越多，我能付出的支持也越多，我是被支持著的。**

你內在閃耀的太陽

當人們開始探索能量世界，往往會對心輪有過度美好的想像。許多新時代的療法，都有這種從心輪開始運作的概念，這可能有用，但也有其限制。我的理由是：我們進入心輪時，裡面有太多不同層次的事正在發生，有仇恨、絕望、沮喪、悲傷、怨恨、哀傷。我們想要得到心輪的愛，但上面好像被這一切事物所覆蓋。我也發現將意識錨定在心輪，可能會明顯感到頭重腳輕，因為它的位置並不完全在你身體的中心。

我處理的能量問題越多，就越能認同我的太陽神經叢。若要作為我們安放意識的位置，我個人認為太陽神經叢比心輪更為平靜且閃耀。我的經驗是，當我錨定在自我核心，就很容易進入這種懸浮狀態，就像太陽懸浮於天空中一樣，同時旋轉與散發著光芒。與自己的內在太陽越常連結，你就越能順著自己的自然軌道流動。此時，你的消化火燄會很旺盛，頭腦很清楚，意圖很強烈。然後，這種力量會支持與提升心輪。在沒有獲得來自底層的支持時，試圖從心活出自我並不是那麼省力。我們都想讓這個金色光球占據身體的正中央，讓光球的電流得以沿著中央通道向上流動，並為心注入能量。

一談到太陽神經叢，人們往往會誤以為這是一種過於陽剛、自信與野心勃勃的能量。實際上，這是一種流動的能量，而非需要努力、奮鬥或向外推動的能量。當你錨定在中央太陽，整個宇宙的力量會流經你的全身。一個健康的意志，就是陰陽能量的完美平衡，是毫不費力地臣服於宇宙意志之下。你做著工作，採取各種步驟完成任務，但卻沒有任何掙扎的感覺。當你不為了做而做，一切就會自行完成。

請花點時間與你內在的金色光芒的頻率校準。當你進一步深入存在的中心，感受自己的內在光芒正在向四周擴展。喚回你的力量與活力。用你的意圖為你的內在火爐添加燃料，把火升得又旺又熱。告訴自己，你會把這種力量引導為有效的行動。這股新能量要往哪裡流動？它想如何表達自己？

右側：父親、憤怒、肝臟與膽囊、右腎與腎上腺

太陽神經叢的右側握有與你的父親、你與父親之間的關係、來自父系祖先的遺傳資訊，以及憤怒與責備情緒等相關的資訊。這裡的能量可能非常熱，我在處理這個領域的問題時經常都是汗流浹背。

理想上來說，父親的能量是賦權且穩定的。這是我們自身太陽元素的反映，能將自身的光芒反射回我們身上。如果你的父親遭受過創傷，或基於某種原因沒有連結到自己的那些面向，就會缺乏這種賦權的影響。如果他的能量不穩定，那麼這裡就會有個不穩定的元素。對我來說，這感覺經常就像是原本應該整齊地堆疊在一起的碎片錯位了，造成根本的結構弱點。那種影響也會在生理上造成結構性弱點，特別是在脊柱與中背部，以及太陽神經叢的振動上。這在父親是酒鬼或暴怒成性的人身上比較常見，或是因為其他原因，父親沒能在他們自己或他們與孩子的關係上發揮功用。

在處理父親區時，我一直都對我發現的問題是如此之多感到驚訝。大多數人的父親都是防衛的、堅強的或頑固的，而其他人則是在父親缺席或壓抑情感的情況下長大。那會形成一種隔閡。**我與父親沒有連結。他就是不在。他在哪裡？他在工作，他隱身在報紙或電視節目後面**。而另一種常見的模式則是出現在憤怒、反覆無常或無法預測的父親身上，這對高度敏感的神經系統發育會產生巨大影響。缺乏父親的支持似乎對膽囊特別有影響，幾乎所有我處理過有膽囊問題的人，包括切除過膽囊的人，都與他們的父親有著極具挑戰性的關係。

憤怒會儲存在肝臟中。這是一種非常炙熱的情緒，當它被內化時會產生很多問題。我們會對這種情緒的力量感到麻木，是因為我們不知道要如何表達。在壓制憤怒時，我們也壓制了火，這與我們的生命力有很大關係。當我們沒有完全表達與釋放自己的憤怒（許多人都沒有），它就會卡住並導致肝臟與消化系統的問題。

當我們不表達自己的憤怒，長期下來，我們的肝臟最終就會變得麻木，那裡就是那些憤怒分子會去閒逛的地方。一連串壓抑的憤怒、壓力、毒素、酒精與藥物使用，以及其他環境的影響，會讓我們的肝臟、最後是意識傷透腦筋。而憤怒到不知所措的人通常會伸手去拿我所謂的**肝臟奶嘴**：糖、過量碳水化合物、酒精、巧克力與霜淇淋或乳酪等濃稠的乳製品。這些東西適量攝取是沒問題的，但過量就會阻塞肝臟。正如先前提到的，我曾有過一種可怕的、無法控制的糖癮。我一直都是吃這麼多糖，我也告訴自己，**我從來都不生氣**。當時我甚至沒有意識到自己是在用糖來抑制憤怒。我不明白為什麼我似乎無法戒掉糖，但那是因為我用它來掩蓋所有我還沒準備好去面對的憤怒。我還發現，那些與父親關係不佳的人（這種人還出奇地多），往往會用肝臟奶嘴來抑制這種難受的情緒。

我們需要弄清楚，要如何以自己感覺最好的方式釋放憤怒，無論是透過運動消耗體力，還是刷洗浴缸、打鼓、寫作，或是婉轉地說出真話。對我來說，憤怒是一種斷斷續續的頻率，它似乎想要以忽動忽停的方式移動，所以跪下來擦洗地板或浴缸是讓那種波形穿過自己的好辦法。我也喜歡這樣的肯定句：**我允許自己去找到表達憤怒的適當方**

式。一旦我們開始放下積壓的憤怒，一旦我們開始注意到自己的不滿之處並試圖予以改正，我們與憤怒的關係就會改變。因為我們軟化了它，我們就比較不可能以憤怒來回應某種情況，或者如果我們這樣做了，它會激勵我們採取有意義的行動來解決問題。當我們解決了積壓問題，並允許憤怒成為自己的一部分，憤怒就會停止累積與爆發。

憤怒的重點是：它是一種推進劑。我們沒有要洗去自己的憤怒。它具有推動我們採取建設性行動的崇高使命。例如，對政治狀況的憤怒可能會讓你去競選當地公職；或者你對大規模監禁感到憤怒，所以你捐款給那些在爭取那項變革的組織。如果你對不尊重你的人感到憤怒，你可能會因而說出自己的真心話。我對食物成癮劫持了我的生活感到很生氣，那促使我去想辦法解決問題，進而幫助了他人。我受到感動而去使用我獲得的工具與知識，來幫助人們感覺更好。讓你的憤怒推動你去採取某種行動，把調節器推向積極正面的方向。

我們不想讓自己被卡在憤怒和無力中，沒有具體有效的行動。如果你對世界的現狀感到憤怒，卻沒有採取任何行動，那麼你只是在浪費能量。我看到這種事一直發生在我們的政治和環境議題上。我並不是說不應該對外面發生的事情生氣，當然應該。但我們想讓這些能量推動我們以同情、善良、尊重與愛的方式採取有效的行動。重點是回到中央通道並從一種活在當下的姿態開始行動。當你被困在太陽神經叢的兩側，就會在憤怒與無力之間來回徘徊。我們反而可以利用那種憤怒來把自己推回中心，並從那裡開始行動。

左側：母親、無力、脾臟與胰臟、左腎與腎上腺

在我剛開始要弄清楚生物場解剖學時，必須花滿久的時間來思考要用什麼詞語來命名太陽神經叢左側的失衡振動。這聽來可能很奇怪，對我來說，那聲音聽起來就像是「**後悔的現在式**」。當事情發生在當下，你怎麼能說後悔呢？我開始意識到那是無力感，例如：**我無力離開那段有害的關係**、**我無力消化那頓大餐**、**我對自己的上癮症無能為力**、**我無力實現夢想**。當我們覺得自己此刻沒有內在或外在資源來執行我們想要的結果，就會創造出這種感覺。

在這裡，我經常遇到向後移動而非向前移動的能量。意志被別人占據，或者被父母壓抑情緒的人，在人生中往往會陷入一種成為別人踏腳墊的舊有模式，習慣性地讓別人把意志強加在自己身上。可能在童年時期就有一個微弱的意志被打破或損毀。這通常具有遺傳因素，特別是對女性而言，她們在歷史上就一直被迫扮演配角，讓男性的意志凌駕她們的意志。那會產生無能為力與軟弱的感覺，以及造成無法消化與處理這些經驗，

無法代謝他人的能量。這還可能引起胃灼熱或胃酸逆流的情況，因為他人將意志強壓在我們身上。

無力故事的一部分通常源自於母親，是一種擔心、煩躁與無所作為的模式。與其採取建設性的行動，我們反而是在這種擔心的循環漩渦能量中打轉。我們被困在左邊的受害者情結故事的深溝裡。不過，這只是一種模式，只要認清無力感是一種習慣，我們就能翻轉這個腳本。這個故事可能已經在你的女性世系中流傳了好幾代，但它可以被重新編寫。即使在閱讀本文時，你也可以有意識地運用自己的心智，把能量拉回來。在所有你放棄力量的地方，所有你看見母親放棄力量的地方，都把能量拉回來、駕馭它、擁有它、要求它、散發它。如果想哭的話，就哭吧，只要再把能量拉回中心就好。

在這裡，我們還可以找到母親區、母親的能量紀錄，以及你與母親的關係的相關資訊，最早可以追溯到受孕的時候。我在很多人身上觀察到一種同樣的母系壓力與不知所措的模式。許多母親都承受著過度的壓力，撫養孩子的責任過重、孤立無援。從歷史上看，撫養一個孩子需要一個村莊。較早世代的人有大家庭，有祖父母、姑姑阿姨和叔舅可以互相幫助。在沒有家庭與社區支持的情況下，一個女人獨力撫養孩子真的不太自然，但我們很多人的母親都缺乏她們需要的支持系統。當一位母親被孤立，她的心理與情緒健康就會受到負面影響。對於孩子來說，那股能量會在生物場的外緣產生一層雜音，並對他們的全身造成影響。

在母親區裡還有另一個非常具破壞性的模式，就是產後憂鬱症的頻率。如果你的母親在懷孕、分娩時與分娩後進入抑鬱狀態，那種悲傷、孤立與耗竭的音調，會在你自己的能量場中形成一種模式。嬰兒是一個小小的共振機器，他們會接收並回應周圍的振動，尤其是來自母親的振動。我總是建議我的學生與個案去了解他們的出生故事，你在母親子宮裡時，她有發生什麼事嗎？你的出生狀況如何？當你還是嬰兒時，家裡發生了什麼事？如果母親還健在的話，可以問問她；如果她不在了，就去問其他家庭成員。當你知道故事，就可以處理它。你可以開始改變你從那次經歷中受到的影響——我們**全都是**從生命的一開始就背負著一些東西。

我的母親懷上我時已經三十九歲了。在懷孕初期，醫生告訴她我患有唐氏症，而且只有一條腿。有五個孩子已經夠她忙的了，懷孕期間還要一直擔心自己怎麼能同時應付一個有特殊需要的孩子。不過值得慶幸的是，我出生時很健康，但我總有一種奇怪的感覺，覺得自己在某方面有缺陷，而且有很長一段時間總覺得自己有什麼地方不對勁。要花很大的力氣才能把那些印記從我的系統中移除，但這絕對有可能做到。

母親的能量會直接影響脾臟，它在我們的系統中扮演著非常母性的角色，也就是從我們吃的食物中汲取營養，並用來建立健康的血液和免疫力的工作。脾臟和胰臟都與我們滋養自己與吸收生活甘甜滋味的能力有關，因為有胰臟調節我們的血糖。如果媽媽不夠貼心、無法提供滋養，我們最終得到的就是未滿足的需求與受挫的渴望。如果由於某種原因，我們沒有從母親那裡獲得需要的養育，我們將藉此創造出匱乏的故事。當那些需求沒有得到滿足，我們會告訴自己：「我不再期待了，我不在乎，因為我沒有得到過，也永遠不會得到。」結果是那些器官的功能變得僵硬。我們不再開放心胸享受生活的甜美，也停止在情感與身體上滋養自己。

這一切都不是為了對我們的母親施加更多過度的責備（這一點我們的文化已經做得夠多了！）。在最好的情況下，當母親都是一項極其困難的工作。我們在這裡的工作，有一部分是要原諒我們的母親，關於在童年時期無法從她們那裡得到任何想要或需要的東西，無論是出於什麼原因。幾乎每個人，即使是那些母親富有愛心、健康又敬業的人，在母親區的某處都有一個匱乏的故事。即使你很難愛你的母親，但你並不真正了解她的故事。**我從這項工作中學到最重要的事情之一，就是唯一合乎邏輯、合理且適合擴及任何人的情感就是同情心，最首要的是對自己的同情心，然後再從自己內心散發出來。**那就是一個健康的太陽神經叢的展現。

放下批判並拾起同情心是一種解脫。這並不容易，但會大大減輕我們的負擔。你必須努力解決一些舊的情緒與故事，才能到達那種境界，但一旦你到達了，事情就會變得更容易、更自然。就讓我們選擇向他人散發慈悲的祝福，而非做出評斷或感覺自己是別人語無倫次下的受害者。

界線：好籬笆造就好鄰居

無力感導致的太陽神經叢左側失衡，最常見的表現就是界線薄弱與被人利用的模式。在這個區域的生物場雙層膜上經常會看見破損或撕裂，導致能源外泄。這是一個模糊、滲漏與虛弱的區域，如果出現在身體上，可能會是腸漏症。這是一種在你不想滲透的地方出現滲透的體驗。因為你付出太多，把你的能量傾倒出來，卻沒有明確的界線來保護自己。

如果在生命早期，父母或其他權威人士曾侵犯過我們的邊界，就會造成我們侵犯自己邊界的模式。透過不良的健康習慣或其他缺乏自我照顧或自我尊重的行為，從而強化了一種熟悉的無力感和與自身意志的分離感。

當我與學生及個案一起處理界線問題，我通常會專注於加強中央通道的能量，而不是實際處理外邊界的問題。這似乎是一種更簡單也更容易完成療癒的方式。中央通道**就是**場域的外邊界，那道中軸的能量會從頭部與雙腳流出，然後圍繞著生物場的外圍走。

這代表你與中軸的校準做得越好——你在電磁核心中越能歸於中心——外邊界就會變得越強大。你的生物場外緣的膜就像一個細胞膜，當一個細胞具有高電壓，便處於最佳運行狀態，能讓想進來的東西進來、想出去的東西出去，細胞有足夠的能量來管理資訊的流入與流出。但是當電壓下降，不應該進入的東西會進入，不應該外泄的東西也會外泄，我們會變得容易受到病原體、病毒、細菌與能量吸血鬼的影響，因為我們沒有防禦能力來維持一個強大的邊界。我們越加強自己的電磁核心，越提高我們的電壓，外邊界就會變得越強大，我們就有必要的**能量**來認清與維護自己的界線。

當我們變得更能歸於中心，自然就會產生更強大的界線。健康的界線是種雙贏，能使我們的人際關係蓬勃發展，又能彼此互惠。好籬笆造就好鄰居！我們都不想讓我們的房子裡擠滿了待太久的客人，不想感覺人們在吸食我們的能量，但我們也會在自己的體內以某種方式對自己這樣做。當你這樣生活，就會因免疫系統被削弱而容易受到自體免疫疾病的攻擊。你的防禦力下降！你的電壓下降，變得容易受到病原體攻擊，或者身體對誰是入侵者感到困惑，於是開始攻擊自己。我人生中有一段時間把一切都付出給別人，加上懷孕三個月，我便得了艾利希氏體症（ehrlichiosis），這是一種嚴重的蜱傳染疾病，有點像必須使用類固醇治療的萊姆病。那幾乎要了我的命，讓我好幾個月都爬不起來，期間我才終於被迫將一直付出給他人的關心與關注給予自己。

界線問題通常與心輪有關，心輪承載著過度照顧他人、將他人的需要置於自己的需求之前的不平衡，以及喉嚨的失衡，這也與說出自己的需要與渴望的能力有關。能夠說「不」非常重要。如果不尊重自己身體的需要，你的身體就會崩潰。你需要能夠認識到自己的需求，並知道自己是在何時為了尋求認可、包容或關愛而將它們擱置一旁。這是真正的自我照顧，不僅是吃羽衣甘藍與冥想，而是建立強大的個人界線，並主張我們自己的需求。

取回自己的力量

為了擁有一個強大而平衡的太陽神經叢，我們需要對自己的力量有個清晰而透徹的認識，那需要經歷一個找出我們對權力的舊有信念與故事的過程。許多人對**權力**這個詞有負面的聯想。通常，我們認為那是不好的，我們誤信任何權力本質上都是凌駕於他人**之上**的權力。我常看到讓人們停止使用個人權力的一大原因，就是害怕濫用這種權力。不知道有多少靈性人士對我說過：「我在某一世真的很有力量，但我濫用了自己的力量，現在我對擁有自己的力量感到不安。」我不會縱容這種故事。我告訴他們這個故事可能是真的、也可能不是，但無論如何，對他們都沒有任何好處。

現在讓我打破你會濫用權力的神話。如果你正在閱讀這本書，那麼很可能你這一生都會待在這裡，所以你沒有理由害怕會獲得權力並濫用在他人身上，那不是我們與權力連結的方式。要利用我們的力量來支持與提升他人，為這個星球帶來永久的改變，增加連貫性、功能與理智。如果世界上到處都是想要做好事卻認為權力是件壞事的人，那麼什麼事都不會發生。如果你來到地球團隊是因為想幫忙改善地球上的狀況，那麼你的無能為力是無濟於事的。

讓力量不再那麼令人害怕。力量的另一個簡單定義就是**能量**，它是你的馬力、**實力**。更多的力量代表你更有能力完成工作，無論是什麼工作。如果你比現在更強而有力，從一個六十瓦的燈泡變成一百瓦的燈泡，突然間，你會有更多精力來完成生活中的事、完成專案、對付難纏的人物、打破混亂、將病原體趕出你的細胞。力量是電力、光與流明[22]。你為什麼不想要那樣？為了所有人、最重要的是為了你自己的利益，你的工作就是變得更強大、更聰明！無論你擁有更多力量是為了當一個能以更優雅與幽默的方式度過一天的護理人員，或是成功地領導一家大型企業，或是跳得更高、跑得更快，我們都將從擁有更多可用能量中受益。

你不可能濫用你的光，若它是真正的力量，你不會用它來支配他人。如果你在支配他人，那麼你是在恐懼、而非權力中運作。真正的權力是支持與提升自己與其他人的力量，是在他人的生活中、以及自己的心靈與祖先遺產的黑暗角落中閃耀的力量。力量是減輕自己負擔的能力，如此你才更有能力實現自己的目標，或者至少變得更健康。重點是調高自己的瓦數並變得更亮！這會有什麼危險、可怕或壞處呢？

權力使我們能夠活出自己的天賦。我們知道自己的天賦是什麼，我們會採取行動來發展那些天賦，並將它們散播到世界上。我們都體驗過看著某人自由並有自信地活出他們的天賦是多令人感動。我曾經看過一支關於麻薩諸塞州一名高中生的網路瘋傳影片，他是位了不起的藝術家，他為自己畢業班的四百一十九名同學都畫了一幅炭筆肖像。在學校的最後一週，他很早就到學校，然後一一把那些畫掛在走廊牆上。人們看到這些美麗的肖像都哭了。這就是完全與自己的太陽神經叢連結，並與自己的力量擁有健康關係的完美實例。他有一個願景，然後努力將它付諸實現。他擁有一種天賦，並以一種改變他人生命的方式發展與分享了這種天賦。

22 lumen，光束的能量單位。

克服百分之八十症候群

就更基本的層面來說，權力只是為了幫助我們**完成任務**。我們設定並達成目標，我們完成任務與計畫，實現夢想與願景。無論你在人生的哪一方面未達到目標，你在那一方面一定缺乏力量。如果你有更多力量，如果你有強大的信念與力量增強的內在體驗，你就不會被困在原地踏步中。想想那些生活中沒達到目標的面向，也許你在財務上沒有振作起來，對金錢感到無力；或者你可能不知道你的人生目標或使命，對這件事感到無力。不管是什麼，更多的力量——身體系統中更多的電壓與內在核心中更多的力量——都會帶你到達你想去的地方。

百分之八十症候群是指在開始一項計畫時把目標設得很遠大，但卻無法堅持到最後的傾向。我總是在太陽神經叢較弱的人身上看到這一點，通常是那些與父母其中一方或雙方有關的區域有大量阻塞能量的人。他們的生活充斥著未完成的計畫（通常還有沮喪的夥伴）。導致失敗的原因是因為我們有太多能量堵塞在酗酒的父親、無力的母親、祖傳故事、不健康的食物與削減自信心的自言自語上。我們在太陽神經叢沒有足夠的注意力與能量的原因很多，這些因素都將能量分散到各處，以致我們無法取用。

當我們釋放太陽中心的能量，就會找到勇敢與進取心，讓我們能多走一哩路到達終線，而且這感覺**很神奇**。如果你只完成百分之八十，你的投資就不會有回報。人生中大多時候，我都是一個標準的百分之八十的人，但我終於意識到，在完成某件事時，我會感覺很棒；而當我讓某件事半途而廢，我會感覺很糟糕，因為那件事仍在我的系統中消耗能量。我向你保證：**最後一哩路的投資回報是非常值得的**。到達最後的百分之十或百分之二十階段時，我們會告訴自己我們做不到，這是個心理障礙，那些額外的步驟並不如我們想像中那麼難。那實際上只是為了養成把開始做的事完成的新習慣。我們可以從小事做起！把洗好的衣物放入抽屜中，而不是堆放在梳妝台上；把洗碗槽裡剩下的最後兩個平底鍋洗乾淨。不管在何處放棄，都只需多走幾步。完成我們打算做的事，即使是最簡單的事，也會讓我們感知到自身的力量，從而產生一種擁有更多力量的真實體驗。好運偏愛大膽的人，我們將透過大膽的行動吸引我們想要的結果。

要知道，在工作完成時，你會感覺很棒！你的太陽神經叢會滿意地閃閃發光。我喜歡這種成就感。趕快把最後步驟做完，然後宣告大功告成，感覺很美好。那真是令人爽快！那會啟動大腦的獎勵系統，我們原本就被設定要從中受益。別摒棄這種美好的感覺。

真的感覺被困住時，我會運用一種觀想來磨練意志與意圖。首先，將你的意識集中到內在太陽上。然後想像一道光束從太陽神經叢一路延伸到能量場這顆球體的前方，穿透能量場的外緣。這是一個開放的通道，讓你的意圖流出，讓對你很重要的資訊流入，你可以接收到。有了這個聚焦意圖的雷射光束，你就可以輕鬆地採取行動，並以清晰的願景與強大的意志向前邁進。想像這道雷射般的金黃色光束從肚臍上方射出，並延伸到你的生物場外緣。這道光是集中的，它直達邊界，不會在中途某處消失或被往後推。一切就快完成了！它會直達你需要它去的地方。感受那種專注與自信的感覺。

有一件事要注意：我直到五十歲時才意識到，如果我一直逃避某件事，就是不肯去面對，那就是我需要他人幫助的事。我學會如果請人幫忙解決，要完成事情就會變得容易許多。當我跟我十八歲的兒子解釋這件事，他告訴我他不覺得自己值得接受幫助。這是一種常見的情緒，所以請檢查一下你內心是否也有這種心理病毒在運作。體恤的接受能賦予付出之舉崇高的意義，需要幫助是沒關係的。

為消化火燄增添燃料

在生理上，強壯的太陽神經叢代表著強大的消化火燄。當卡在生物場兩側的能量回到中心，我們的內在之火就會得到滋養與燃料。

健康的消化與排泄是我們整體健康最重要的因素之一。我們希望自己的消化過程一路平順，那就是為什麼與我們的下消化道和上消化道相關的太陽神經叢和薦骨中心，對我們整個系統的完整性與功能如此重要的主要原因。

擁有大量個人力量的人是精力充沛的消化者！他們可以消化與吸收各種事物。如果消化火燄夠熾熱，你就能毫無問題地燃燒麩質與乳製品。

我把自己的消化道想像成一個電動焚化爐，它能將卡路里轉化為熱能與內在之光。你的內在焚化爐越強大，你的消化功能就越好。我的消化火燄太熱了，它可以開心地焚燒乳酪、肉類與穀物之類的東西，完全沒問題。如果我要吃一塊可頌麵包，我只是將其焚化。我會在內在火爐裡把它燒掉，然後把它轉化為光，不帶有任何故事、內疚或批判。我喜歡把我的消化火燄想像得非常熱，以致它可以燒掉食物可能攜帶的任何除草劑、殺蟲劑或其他汙染物。我知道我可以依靠腸道中的帶電微生物，來幫助分解與燃燒我攝取的一切。

由於我經常得外食，這套哲學便改變了我的飲食方式。如果可以選擇，我一向都會選擇當地的有機小農食物。然而，我並不總是有這樣的選擇。無論吃什麼，我都會祝福食物、食物中的水，以及每一個經手讓食物能送到我面前的人，以及他們的家人。我津津有味地享受食物，並用我健康、充滿活力的消化火燄將它們燃燒殆盡。不管食物是「好」、「壞」或「乾淨」，我都完全沒有內疚與批判。我可以吃披薩、霜淇淋、甜甜圈、炸薯條、乳酪或任何中西部機場可能提供的速食。但我吃這些東西的量相對較少，而且只有在我感覺到我的消化火燄已經準備好消化這些食物的時候。

雖然吃什麼就會像什麼是事實，但同樣重要的是要記住，卡路里基本上只是一個熱量單位。消化系統會把熱量與光分配到我們體內。另一種思考方式是：你的胃是一個燒柴的火爐，你吃的食物是木頭。只要你有好的煤炭當基料——強大而連貫的內在之火再加上飢餓——你可以在火爐內扔進任何東西，它都會燃燒得很旺。它將幫助讓火燃燒得更烈、更亮，分配更多的光與能量至整個系統。也就是說，無止盡地提供垃圾會逐漸破壞大多數系統。

當太陽神經叢變弱，火就會縮減成一團餘燼。它不再是座有效的焚化爐。這就是我們最終出現消化不良、食物過敏與敏感、胃痛、營養吸收不良、胃酸逆流與胃灼熱的時候，也為不受歡迎的客人增生創造了條件。

據我觀察，腸道細菌、酵母菌、寄生蟲等的不平衡，是源於我們系統中的音調與振動不平衡。這很快會成為一種惡性循環：從導致微生物失衡的音調失衡開始，接著微生物失衡變得更嚴重，進一步再引發一連串的音調失衡。例如：念珠菌就是起於憂鬱的音調。憂鬱症通常是「轉向內在的憤怒」的結果，並以糖為養分，兩者一起撲滅了你的消化火燄。我們不能完全消除念珠菌，因為它原本就存在於體內，但我們可以做的是創造一個更有共鳴的內部環境，使念珠菌自然地落入和諧的層面，而非到達不和諧、有害的層面。

根據我的工作中所看到的，療癒這些不平衡（其中許多是遺傳的、能量的不平衡）的一個首要部分，是使我們內心的交響樂達到平衡，讓所有的段落與曲目都以正確的方式演奏出正確的音符。你的腸道是微生物的交響曲，它們要不是幸福地生活在一起並自得其樂，要不就是生活艱難。我真的相信即使不加以補充，腸道微生物群仍可以恢復。透過解決導致失衡的潛在情緒與心理模式，就能恢復腸道微生物群的音調。

我們在上一章中討論的薦骨失衡，通常是與內在批評家有關，會從我們的整個消化道中吸取能量，尤其是下消化道。內疚和羞恥的顫音抑制了消化火燄，使它變成一種嗚咽聲。我還沒有找到本質上跟情緒無關的下消化道問題。克隆氏症、小腸菌叢過度增生、潰瘍性結腸炎與大腸激躁症，都與情緒壓抑和疏離有關，包括兒童也是。小孩子不會說：「我有焦慮症。」他們會說：「我肚子痛，我不舒服。」我們沒有辨識與表達自己的情緒，反而在創造這我們可以為它命名的東西。那會延續到成年後，我們會用胃痛來掩飾一些自己不理解也沒有去處理的複雜情緒。

如果你正為消化問題而苦苦掙扎，我建議你做一件事：每當你感到胃痛或消化系統不適時，問問自己那裡是什麼情緒。或者更深入一點，問：**為什麼我的系統存在一個弱**

點，導致我的腸道無法正常運作？另一件要做的事情是，有意識地將更多能量與電壓引導到你的腸道，以幫助消化火焰燃燒，讓你的消化作用再次運行與顫動。如果我吃了不適合我的東西，與其感到噁心與內疚，並繞著它進入一個受害者情結的故事中，我反而只是向我的胃發送更多電壓。我會動員身體軍隊，運用我的意圖力量，把一些額外的資源往下送到我的腸道來幫忙。

我們可以在這裡運用一種內在管理技巧。多年前我開過一家餐館，午餐時間忙不過來時，我會在整個餐館裡跑來跑去分擔任務，哪邊進度落後，我就去哪邊幫忙。如果洗碗工需要幫助，我就進去洗碗；如果三明治吧需要支援，我就進去做三明治。無論哪裡事情負荷不了開始出現問題，我都會加入並給予支持。這和我對身體的態度是一樣的。**有些事情進度落後了，我最好發送備份能量！**與其進入受害者模式，你還可以進行一點意識駭客攻擊，所需要的只是認識到你可以有意識地將更多能量發送到需要的地方。

重新調整腎上腺

消化作用以及維持太陽神經叢和整個系統健康的另一個要素，就是腎上腺功能。

腎上腺是兩個小的內分泌腺，大約是一顆核桃大小，位於腎臟的頂端。它們的工作是在我們的系統處於壓力之下時，將腎上腺素與皮質醇等荷爾蒙釋放到血液中，為我們提供額外的能量來協助面對這些壓力源，這是化學觀點的解釋。從電的角度來看，你的腎—腎上腺複合體是充電的。當腎上腺釋放大量腎上腺素，就會向你的系統注入大量電力與能量，讓你可以進行戰逃反應。腎上腺很小，但能釋放出大量的能量，腎上腺場域可以從身體邊緣向外擴展約三呎。（最近的研究也證實，在承受壓力時，我們的骨骼也會以釋放能量來回應。）

左右腎上腺具有不同的個性，也分屬不同的部門。我發現，右腎上腺與人際關係和社會壓力有關，我稱之為**辦公室政治腎上腺素**。如果你的老闆是個混蛋，或者你正在和配偶爭吵，你的身體可能不會受到威脅，但這種情緒壓力會啟動右腎上腺。即使是自以為是的人，也可能讓右腎上腺素啟動。失去平衡時，右腎上腺就會成為烈士。它會有一種如果不加班就什麼也無法完成的感覺，覺得需要一直運行才能保持系統運作。如果腦海中出現這種聲音，那麼你的右腎上腺可能已經在運作了。

我們的身體受到威脅時，左腎上腺就會爆發，我稱它為**劍齒虎腎上腺**，也就是經典的戰逃反應。而對我們人身安全的「威脅」可能是當前的，也可能是幾十年前的，甚或兩者兼有。腎上腺節律的歷史會留在當前的腎上腺節律中，而直到我們出現並重新調整它之前，任何發生過的事都會留下紀錄。如果在年輕時曾遭受到身體甚至言語上的虐待，你的左腎上腺就會超速運轉。我甚至在那些有特別惡毒的內在批評家的人身上看見左腎上腺爆發，那可能是辱罵他們的父母（即使父母已經不在了）的具體聲音。如果你有在情緒上攻擊自己的壞習慣，或甚至因為工作太努力、沒有照顧好自己（尤其是運動過度）與沒有得到足夠的休息而傷害自己的身體，都可能在系統中產生身體被威脅的感覺。

腎上腺就像身體的每個器官與系統，有著自己的節律。在這裡，我經常遇到的是腎上腺節律運作得太高、太快，儘管有時它也可能是黏稠狀的，或者在極少數情況下完全當機。現代生活的步調可能導致腎上腺卡在開啟位置，產生各種各樣的症狀，包括睡眠不佳、壓力反應高、十分易怒、甲狀腺功能低下與消化不良（替代醫學將其描述為**腎上腺疲勞**）。如果長時間承受過大的壓力，幾乎就像一個把手卡住的馬桶，水一直在流。當腎上腺運行太快、太久，它們最終就會耗盡，讓我們處於筋疲力竭與沮喪的狀態。

腎上腺崩潰時，你就很難有振作的感覺。我看到的腎上腺失衡通常與長期過勞與負擔過重的系統有關。我們會把盤子堆得太高，會在內心想說**不**時嘴裡卻說**是**，我們會過度安排與過度投入，因為這種超速運轉的舊有感覺是如此熟悉與舒適。這種節奏可能在我們出生時就設定好了，人們在生命的最初階段應對壓力的方式，通常會成為他們在一生中應對壓力的方式。我們以過快的腎上腺節律開始生活，然後不斷創造使這種節律永久化的環境。如果這種情況持續夠久，我們最終就會從過度興奮的狀態轉變為精疲力竭。

這是另一個受文化影響很大的區域。我們承受著巨大的社會壓力，需要一直工作與活動，但這會破壞腎上腺。早在我上預備中學時，每天早上八點到下午五點都有課程、活動與運動，加上每晚三個小時的家庭作業與週末的比賽。現在，孩子們的過度安排從學齡前就開始。自一九七〇年代以來，兒童的遊戲時間不斷減少，同時童年早期的憂鬱症與焦慮症患者也急劇增加。這種模型會產生一種深層的做太多模式，從而打亂了我們系統的基本節奏。

所以，我們付出的代價是習慣性地逆來順受，不僅是對我們當下的健康，也是對我們多年被剝除的人生。當我們剝奪孩子的玩耍、休息與空閒時間，那是不健康的。我們讓孩子與自己承受這種壓力的目的是什麼？

除了文化和教養灌輸給我們的事物之外，我們需要深入探討什麼對我們的人生來說是健康與適合的。你的身體在告訴你什麼？我喜歡把身體想像成我的馬。如果馬累了需要休息，而你卻鞭打牠要牠繼續前進，相較於把牠當成一個自然有機體一樣尊重，你的馬將會死得更早。當你把身體看成是背負你走過一生的馬，你就會開始重新思考：你真的會想鞭打那匹馬，強迫牠一直走嗎？那就是你開始使用腎上腺素的時候，因為你已經沒有任何自然能量了。處於這種模式時，你的整個系統最終都會失控，腎上腺會耗竭。你變得更容易對食物過敏，你的免疫力下降，總是生病。你的消化火燄變成一堆餘燼，沒有從食物中汲取營養，也失去了性欲。

人們經常想透過飲食與營養補充品來治療腎上腺疲勞，但我發現，除非腎上腺的基本**節律**得到調整，否則這只能提供像ＯＫ繃的解決方案。聲音可以用作腎上腺的適應原[23]，身體會利用引入到場域中的連貫節奏來認出自己的缺乏節奏並自動更正。不久前，我開發了一種叫做**腎上腺復位**的技術，我們在太陽神經叢兩側的能量場邊緣放入一個音叉，然後慢慢地朝著身體中央中線移動，同時把注意力放在腎臟（腎上腺系統），從受孕的位置開始聆聽那個節奏的紀錄。當音叉穿過這個紀錄，它的作用就像一個節拍器，幫助身體將腎上腺重新校準到健康的節奏，再加上讓腎上腺更加和諧的意圖，我發現這種方法可以真正改變人們的生活。一旦內在的壓力氛圍發生變化，他們的外在生活就會重新配置以反映這一點。你還可以將單一音叉放在腎臟上或上方，像聽診器一樣使用它來監測與感受節奏。允許不連貫與連貫節奏進行對話，直到感覺到更大的和諧感。

除了聲音和充分休息之外，對腎上腺與整個太陽神經叢最好的療癒補品之一就是**玩耍**。有時候，我們需要讓自己不要那麼以目標為導向，偶爾去盡情玩樂一番。在疲憊、憤怒與犧牲之下，太陽神經叢裡有一種與生俱來的光明和喜悅想要唱歌跳舞。什麼事能讓你興奮？對我來說，就是不斷地探索。我喜歡冒險，只要有機會，我就會與我的丈夫開車到以前從未去過的鄉間小路兜風，因為那會讓我很開心。探索生物場也是如此令人興奮，因為它是一整個隱藏在一目瞭然之處的領域。每一次療程都是一次冒險，因為你永遠不知道會遇到什麼，那令我非常雀躍。

我們想要變得更健康、更有錢、更成功的重要原因是想感到自由，而感到自由就是享受更多樂趣。**請問問自己：如果不感到憤怒或無力，我可以玩得開心嗎？**當我們開始療癒自己，自然而然就會傾向去做讓我們快樂的事。去玩耍，去藉由音樂與藝術發揮創造力，去自由體驗生命中喜悅的部分。通過那種嬉戲，我們會產生更大的感激、喜悅，以及與他人和整個生活的連結，這能讓我們開心地進入心輪的能量中。

23 編按：adaptogen，指可保護我們免受環境、化學壓力源損害以及能還原身體健康機能的草本物質，例如：紅景天、五味子、西伯利亞人參等。

第十三章

心輪：向愛敞開

心臟是我們整個系統的電磁馬達。它不僅將含氧血液泵送至全身來維持生命，還不斷地讓我們的系統與四周環境交換電流。心臟的電磁場是身體產生的最強大的能量場，可以向各個方向擴展數呎遠的範圍。它除了會傳送訊息到體內各個細胞，我們也可以在體表的任何一點檢測到心臟的訊號。

簡單來說，心臟就是我們與生命的電連結。我們是電磁環境的一部分，而無時無刻環繞著我們周遭的電力讓我們得以生存。你已經了解自己不僅從空氣中吸入氧氣，也在吸入光、等離子、帶電粒子，並進行著各種作用。你的心臟將這種能量泵送至體內所有血管、所有器官、組織及骨骼，還有整個人體生物場的等離子泡泡中，是這股能量讓我們活著。想想看：如果某人心跳停止，我們不是會用**電擊**器來協助啟動心臟嗎？

在生物場解剖學中，心臟能量中心控制著心臟與循環系統、手臂、肩膀與雙手，還有肺與橫膈膜。它握有給予和接受愛的表達的能力，但也可能躲藏著一些難以感受的情緒，例如：仇恨、怨恨、悲傷、沮喪與絕望。在身體上，心輪的失衡可展現為呼吸淺短、氣喘、肩、臂或手部痛、上背痛、姿勢不良及許多心血管疾病。心輪如果處於和諧狀態，會反映在**綠色**、**母音「啊」（ahh）及種子音「YAM」**上。

心臟病是美國人的頭號殺手。我們探討飲食、抽菸與飽和脂肪在心臟健康中扮演的角色，但除了貼上有點空泛的「壓力」標籤外，我很少聽到有人討論**情緒**對心臟的影響。我從電的角度觀察到，心臟病是身體對無法處理的情緒的反應。當我們太長時間承受情緒負擔，心臟就會變得緊張。心臟深受哀痛、絕望、悲傷和仇恨等情緒影響，一旦這些情緒累積，便會對心臟機能產生損害。當我們使柔軟的心變得堅硬以阻擋難受的情緒，就會阻止無時無刻都在泵送至心臟裡的生命與電力之流。就我的經驗來看，當人們透過推開自己、他人與生命本身，來切斷與生命的電磁關係，就會產生心臟病。

在心臟能量中心兩側的檔案櫃裡，特別是左右肩膀周圍，我們會發現與不健康或不平衡的愛的表達，以及缺乏或失去愛相關的資訊和情緒。心輪的左側會保有未經處理的悲傷、沮喪與哀痛，往往是經由世代相傳。特別是如果一個人患有憂鬱症，這裡就會有很多受困能量。在心輪的右側，我發現這裡的失衡與過度包容及過度照顧有關，例如將他人的需求置於自身需求之前、心裡想說**不**、嘴裡卻說**好**，以及怨恨的感覺。就在心臟的位置，我們會遇到仇恨的情緒。這是一個艱難的情緒，我們之中有許多人（尤其是善良的靈性人士）都不願承認自己有這種感覺。有時候我也常觀察到，人們會壓抑仇恨與自我厭惡的情緒，最後將其投射到他人身上。

這是負荷相當重的器官。心輪中有**很多**狀況，這就是為什麼我更喜歡選擇太陽神經叢作為安住意識所在的部分原因。是的，心輪充滿著愛與同情，但我們必須費力處理所有可能引起激烈反應的情緒之後，才能到達那裡。當意識集中在核心之處，我們就更容易敞開心扉。有了強烈的自我意識與強大的自我界線，我們才能以尊重自身生物體需求的方式給予他人愛與關心。

在愛與感恩中休息

如果心臟能量中心是敞開且連貫的，我們就能輕鬆、自發地感受到對自己、他人與所有生命的愛。我的意思不只是說「我愛你」，而是**真正**感受到愛的力量從內心深處湧出，對自己的愛、對家人的愛、對朋友的愛、對大自然的愛、對宇宙的愛。我們能夠讓整個身體在愛中休息，那真的是最節能的休閒場所。

我的一個朋友總是說：「如果是陳詞濫調，那絕對是真的。」的確，愛是地球上最具療癒力的勢能。我堅信愛能戰勝一切，就像永遠都會升起的太陽。我滿認同一些靈性哲學所說的：「一切不是愛的都是恐懼。」我的結論是，一切都是愛，任何不是愛的東西都只是靜電干擾或失真的能量。在受苦肉身的雜音之下，一切都是愛。

不過，現在讓我們擴展一下對愛的認知。關於愛，我們已經習慣從羅曼史、性、異性戀伴侶與童話故事幸福結局的角度來思考，但愛遠不止於此。大自然以完美的幾何圖形呈現，而那種完美就是我們所說的善、真、美、愛，都是同一件事，一切都指向訊號中的最佳位置，即完美的正弦波。當你處於那種振動中，當你在夏日外出閒逛，感覺一切都非常好，那就是愛。大自然就住在那個最佳位置。每個人都想要愛，不是只有嬉皮與無可藥救的浪漫主義者。

在閱讀本章的過程中，我想請你檢查一下自己對愛的信念：有憤世嫉俗嗎？有受傷、害怕嗎？還是一種匱乏感？對任何信念表示尊重，同時讓自己有可能接受一個更寬廣的角度。你不必改變或擺脫任何可能存在的限制性信念，但或許你也可能抱持愛能戰勝一切、或是愛已經贏得一切的想法。

愛的療癒力是一種生物學事實。在向愛打開心房時，你會在自己的系統與生活中創造更多的連貫性。而在心臟的眾多重要功能中，它也是身體的驅動節奏，為身體的一切奠定基調。我把它想像成一個家庭中的母親：**如果媽媽不快樂，沒有人會快樂**。當心臟處於連貫的狀態，它會以有節奏且一致的方式跳動。心能商數學會的研究人員對此現象進行了廣泛研究，追蹤人們在感受到愛、感恩與喜悅等正面情緒時的心率變化模式。他們觀察到，在正面情緒的影響下，心律會變得更加一致且有序。由這些一致的情緒產生的心率變異（heart rate variability）節奏，創造了一個完美的正弦波。

讓心輪進入連貫狀態的最好方法，是有意識地感受愛與感恩。要記得，我們都是演員，我們有能力在生命中喚起這些情緒。感恩是一個很好的起點，因為它很容易獲得。無論生活中發生什麼狀況，我們都能感恩很多事物。本田健在他的優秀著作《快樂錢商》中，談到每天要說一萬次謝謝。本田解釋，他最早是從一個日本老人那裡得到這個建議，所以真的就是說：「謝謝、謝謝、謝謝！」我們可以對任何事情都心存感激。我很感激我可以起床。我非常感激洗這個溫暖的澡，我很感激我的咖啡。一整天我都會不時停下來想想自己，不斷地說著謝謝。

感恩的體驗會產生實際的能量影響。我的好友保羅・米爾斯（Paul Mills）博士進行了多項研究，測量感恩如何改善人們的健康與福祉，這些數據令人信服。感恩會立即讓你錨定內心、回歸中心、把能量喚回你的身上，並使其可供使用。它也提供了一個角度，讓你問問自己，是否真的需要做更多或擁有更多你正在做或擁有的這件事。問問自己，你是來自一個滿足還是匱乏的地方？片刻的感激會讓一切變得清晰。

最近，我有一次非常強烈的感恩體驗。那是我的五十歲生日，命運早安排好這一天，讓我們在牙買加壕鎮（Trench Town）的男孩鎮（Boys' Town）學校啟動了「無國界調頻師」（Tuners Without Borders）計畫，就在雷鬼音樂教父馬利年輕時住處的街對面。許多事共同促成了那一天，包括接受東尼·羅賓斯（Tony Robbins）對我們提供的慷慨贊助，所有這一切加起來，創造了我此生最奇妙的經驗之一。那時，我正走在金士頓飯店的走廊上，回想著這令人難以置信的一天，我感到無比感激。就在突然間，我感覺自己的生物場在擴大，彷彿它在向上帝伸出手一樣。接著我就感受到被上帝觸及的那種爆炸性的、欣喜若狂的、超然的體驗。那確實是我所經歷過最非凡的、出自內心深處的經驗之一，就好像我的感激之情變得大到真的從我身上爆炸了似的。在這次體驗平靜下來之後，我想到了保羅。如果有人能理解發生在我身上的事情，一定就是他。當我對他描述我的經歷，我說「**超越**」（transcendence）是我能想到的最好的形容詞，接著他告訴我，那實際上是一件公認的事，而它確實就被稱為「超越」！

不要低估感恩練習為你改變事情的能力。這是一股非常強大的力量！

放下心盾

療癒心輪是個讓心柔軟與開放的過程，就像一朵牡丹開花——從小高爾夫球狀的花苞開始，爆開成為一個美麗多維的宇宙。當心變得柔軟，分離與孤獨的感覺就會被廣闊的溫暖與連接感所取代。之後，緊張的關係自然會開始癒合。心臟會再次變得溼熱柔軟，感性的心也是開放、溫柔、溫暖的。我們回到藏傳佛教中所謂的「悲心」（tsewa）狀態，即內心與生俱來的溫柔，這便是開悟的本質。

在這裡我遇到的一種常見結構稱為「**心盾**」。當我們處於某個情境，在其中我們真的別無選擇，只能保護我們溫柔的心免受到難以應付的角色或情況的影響，這時我們就會架起這個盾牌，通常是在生命的早期。這是可以理解的，因為導致關上心門的情緒真的很難承受。如果你在一個會虐待人或無法預測的家庭中長大，你就會學會關閉內心以保護自己。如果你有一個雙重人格的父親或母親，一下子給你愛，一下子又收回愛，那真的會擾亂你的身體系統。這樣來回過了一段時間後，你就會開始製造假象，因為你再也無法面對受傷了。

我們架起心盾來應付難以處理的情況，然後我們就把它留著，以保護自己不必去感受內心所承受的傷害。時間一久，我們的心會變得僵硬，導致動脈硬化、心臟疾病與心肌梗塞。

一旦開始溫和地處理與釋放駐留在心中的情緒，一旦允許自己去感受那裡的傷害、悲痛與哀傷，心臟就不需要再硬化以避開它們。花一些時間去探索與調查你的心的歷史。你是否曾冷酷地對待自己或他人？你在何處關閉了心房？你有沒有在父母身上看到這一點？

感受內心發生的事情。當你把意識帶到那裡，能感覺到任何地方變得緊繃或僵硬嗎？運用活躍的想像力來探索你內心，以及任何可能存在的屏障。當我們將任何思想形式或能量結構帶入意識之光中，光自然就會開始溶解那個結構。將你的呼吸引導到那裡以打開空間。讓那顆柔軟、年輕的心重新表達出來，知道（或至少對這種可能性抱持開放態度）敞開心扉是安全的。

我們會穿上盔甲是有充分理由的，但在某些時候，我們必須問問自己，是否仍需要從一個防禦的角度來看待世界。非常緩慢而溫和地，我們想要開始放下我們的防禦、爬出我們的外殼。我們要開始相信讓心敞開與面對脆弱是安全的。

右側：過度給予，心裡想說不、嘴裡卻說好

當我們為他人犧牲自己的幸福，心臟右側的陽性能量就會產生失衡，這是過度照顧與過度包容。我稱右肩為**好女孩**或**爛好人肩**。心裡想說**不**、嘴裡卻說**好**的傾向在此是個巨大的模式。長期下來，它會對整個心臟區域造成不和諧，並阻礙接受及給予的自然流動。這些模式通常是由被趕出部落的根深蒂固的恐懼所驅動，那份對他人想法的恐懼被編碼到右臂。我們最終會犧牲自己，為他人做得太多，因為我們想要被愛與被接受。如果不這樣做，我們害怕自己會被他人拒絕和孤立。

在這個區域，我經常遇到幾種特定的人格類型，其中最多的是幫助者人格：他們通常是療癒師、照顧者，以及專業服務者或經營非營利組織的人。另一種是最年長的孩子，他從小到大都被期望要照顧年幼的弟妹。結果他們都會扮演總是負擔責任並照顧他人的角色，他們對一切都有一種責任感。再來是共感者，他能在深刻的層面上感受他人的情緒，並有意識或無意識地承擔起減輕他人痛苦的責任。另一種是被迫成為父母的孩子，因為他們自己的父母基於某種原因無法擔任那個角色。

右邊心臟與肩膀的問題（以及太陽神經叢失衡）經常發生在與父母有糾纏或共依存關係（codependent relationship）的人身上。這種情況尤其常發生在女性身上，這是你小時

候所能經歷最困難的事情之一，它剝奪了我們的遊戲感與輕盈感，也沒有空間讓我們經歷發現自己是誰與什麼會令我們快樂的過程，我們很大一部分的發育會受到阻礙。很多時候，我們最後會重複一種舊模式，讓自己的情緒失效，並犧牲自己以取悅他人。

我有一位擁有一所按摩學校的女性朋友，她忙碌地從事按摩工作，並在三所不同的大學任教。她也是位單親媽媽。不久前，她打電話給我說：「嘿，艾琳，我受傷了。猜猜是哪邊？」我說：「就在你的右肩，對嗎？」「是的。」她答道。她去健行時摔倒，就是右肩著地，我對此一點都不驚訝。如果你的能量在某個區域失去平衡，那麼你身體結構的那個部分就會出現弱點與脆弱性。如果你曾感到右肩疼痛，那就必須問問自己：**我是如何過度給予？我如何危及自己身體的健康？**或者回想一下生命中右肩受傷的時候，當時發生了什麼事？

當我們為了尊重他人而不尊重自己，這不是雙贏，也不是健康或正確的，那對我們的心臟與情緒健康都不利。我們對「禮貌」的文化觀念是問題的一部分。除了禮貌之外，我們許多人還成為捨己助人的文化理想的犧牲品。我們習慣相信照顧自己的需要是自私的，但現實是：**為損害我們自身的健康與福祉而服務並不高尚**。當然，有時我們會發現自己身處的境地真的別無選擇，只能將自己的目標與願望放在一邊，去照顧他人的需求。我生命中就有一段時間，是在我父親人生的最後一年照顧他，因為一直在照顧他的母親去世了。當時，我家裡有一個晚上不肯睡覺的新生兒，還要努力經營兩家企業。對於成為一名照顧者我別無選擇，我得照顧好爸爸、兒子與自己的生意。那個時候，我沒有能力建立清楚的界線，照顧好自己，結果我變得筋疲力竭、憤憤不平！

當我們習慣性地把別人置於自己之上，結果就會產生怨恨，它會在右肩與其四周累積並定居下來，然後以消極的侵略性行為、關係疏離的方式出現，或到達就是突然崩潰、無法再待在對方身邊的地步，最後你會責怪與懲罰那個你對他說「是」的人。你搞錯了，因為你才是把自己放在那個位置的人。退後一步，問問自己是否有選擇，而非默認那個習慣性的角色。這是個你可以說「不」、設定界線、先照顧好自己的地方嗎？當你第一次開始說「不」，你可能會感到內疚，但你會度過那個階段，最終找到能量輸出與輸入的適當平衡點。在適當的時候說「不」對你自己比較好，對他們也比較好，最後，那會保留與加強你的人際關係。總會有一條和平的道路，你只是必須找到它。

即使是照顧者，也必須先戴上自己的氧氣面罩。現在我們有一個世代的人正在照顧自閉症兒童與阿茲海默症父母。如果同時要照顧上下兩代的人，還有一份全職工作，你要怎麼處理那樣的狀況？你必須照顧好自己的身體、提高自己的電壓，除了別人的需要之外，你還必須找到自己內在的需要，照顧好自己。你必須在一天中找到能趕上上升氣流的時刻，否則你一定做不到，而我們需要你做到！我們正處於一個有著人類共同經驗的時代，周遭有很多的需求。我們需要超級英雄。

如果你被困在年邁的父母與孩子或其他複雜的照顧者工作之間，會需要一定的耐心。你無法放棄一切去找到你的才能與喜樂，但是你可以選擇在每個小地方提高自己的電壓，增加你為他人**以及**自己去做該做的事的能力。

還有一點要記住：雖然我們對某些關係沒有選擇權，尤其是家庭，但我們對其他人**確實**有選擇。良好的能量管理的一部分就是人的管理，首先開始意識到你把時間花在誰的身上，以及對你的能量有何影響。能量是電磁的，它會從高密度區域流向低密度區域。當我們和某人在一起，有時甚至無法控制地讓我們的能量流向他們。我們都認識一些無法滿足自己需求的人，以致跟他們在一起時你的生命力都會被他們吸走。與這種人來往不是一種互相讓步，全都只是過度需要關懷。同樣地，我們並不總是有選擇，尤其如果我們是照顧者。但只要有可能，我們最好和那些像喜馬拉雅鹽燈一樣的人在一起，他們會向身邊的人散發額外的電力，又不會耗盡自己的精力，他們照亮你並讓你感覺良好。花更多時間與這類型的人在一起，並努力讓自己成為那一類的人。與電子捐贈者、而非電子偷竊者在一起，並以成為電子捐贈者為你自己的目標！

左側：悲傷、沮喪、哀痛與失落

心臟左側的區域是我第一次在生物場解剖學中定義出的區域，那時我意識到自己一直在這個區域發現悲傷的故事。用音叉很容易識別悲傷的情緒，因為它聽起來就很像悲傷的音樂，絕對不會誤認。

在這裡，我們懷有很多舊有的痛苦與創傷，幾乎總是與愛的匱乏或失去摯愛有關。我們帶著許多悲傷的能量，像是失去摯愛；忽視、虐待、遺棄及背叛的經歷；關係、工作、夢想或任何心中珍愛事物的終結。在這個區域，我也篩選出很多不同的悲傷表達方式，包括哀痛、失落、沮喪、背叛、失望、孤獨、憂鬱與遺棄。對於我們所有人、我們的家人與祖先來說，這裡有著很多痛苦，我們想對其表示尊重，其中很多都是人類歷史的一部分。這是佛教四聖諦的第一聖諦：苦聖諦，**人生是苦**。要在沒有傷害、失去與痛苦中度過人生是不可能的。

這也是另一個深受祖先影響的區域。如果你的父母（特別是母親）帶著很多悲傷，那種悲傷的一部分就會留在你身上。在一次療癒師的培訓中，為了一段專注處理肩膀問題的課程，我自願擔任被療癒的對象。與我一起授課的老師以為處理我身上的問題應該會很輕鬆簡單，因為我已經處理過很多次這裡的問題。但是，當她從我心臟中心左側能量場的外緣開始處理，幾乎立刻就遇到了一片亂流。原來這是來自我外婆的能量，那無疑是悲傷的，課堂上全部的人都能感覺得到。更有意思的是，幾乎全部學員也馬上感覺到那是我外婆留下的能量印記。在到達祖先之流時，這能量變得更加強大。事實上，我已經下了很多功夫處理自己與母親的悲傷情緒，有時感覺沒完沒了，但你知道嗎，其實我的DNA也被植入了另一層同樣的模式。所以當老師開始療癒這股外婆的能量，突然間，我覺得左肩胛骨上側這個深層的結被解開了。那天晚上，我去看我的按摩治療師時，她便問我：「為什麼妳的肩膀感覺如此不同？」這個天知道在那裡卡了多久的結，就這樣消失了。

有個不錯的觀想，是把你的母親與外婆，然後是整個母系的世系都容納到你心裡。想想她們可能在生命中曾有的連貫與不連貫頻率的相對程度，她們能自由地感受愛、喜悅與感激嗎？要知道，透過在自己身上下的功夫，你也能療癒父母與後代子孫。

這裡的雜音大部分也與童年時沒有獲得所需的關愛有關，包括被領養或因早產而被放入保溫箱的人所擁有的遺棄感。有一次，我幫一位朋友療癒，但在開始療程時，我並不知道她在出生的第一個月都待在保溫箱裡。當我梳理她心臟左側的能量，便遇到一道感覺像是她和母親間的障礙，就像一堵玻璃牆。我告訴她時，她才告訴我保溫箱的故事，而這份與母親之間隔著玻璃的感覺，便一直伴隨著她一生。她從不曾覺得自己能真正與母親連結，結果她一直緊握著巨大的悲傷與沮喪。這種被遺棄的感覺，甚至也會出現在出生後立即被醫生或護士從母親身邊抱走的嬰兒身上，這在現在非常常見。在出生後馬上與母親分離，會造成這種感覺：**我的媽媽在哪裡？為什麼我沒有被觸摸、抱著與餵奶？**

如果你在童年時沒有得到想要與需要的愛，請花點時間把愛送給嬰兒時期的自己。把這個內在孩子抱在懷裡，把愛送給他（她）。跟內在小孩說他需要聽的話，不管是什麼。**你會克服一切，你是被愛的，你值得擁有愛。**

要記得，**宇宙的本質就是愛，任何不是愛的，都只是訊號裡的雜音**。當你說著「我不可愛」的故事，你只是在增強雜音。人的內心是溫柔、細膩的，我們這些敏感的人，內心往往更為柔軟。而在遭遇內部和外部威脅時，它會舉起盾牌來對應內在與外在的威脅。試試看你能否用和善的甜美聲音，而非內在批評家的咆哮聲，來對自己柔軟的內心說話。

世界的痛點

我進入繪製生物場域圖過程的幾年後，在影星羅賓．威廉斯（Robin Williams）自殺身亡的那週，我有了一個新發現。那一週，在前來接受生物場調頻的人身上，我都注意到他們**左腋窩周圍**有一團受困能量。在仔細聆聽那個區域的音調後，我意識到那是因為對人類處境與世界局勢的痛苦感受而增強的能量。

威廉斯的離世，為我們帶來非常多的集體悲傷、震驚與幻滅。他一直是那一代最受歡迎的演員之一，人們看著他的作品長大，我們很多人都覺得自己認識他。對此一事件，我們都有著共同的震驚及悲傷，因為一個總是令我們開懷大笑的人，居然會痛苦到結束自己的生命。

於是，我開始將生物場解剖學中的這個點視為**世界的疼痛區**。從那之後，我注意到很多人身上的這個點都是被觸發的，最近幾年越來越多。那些讓我們感到世界苦難的事件，對我們來說可能很強烈且在情感上難以承受。我們不僅知道別人的痛苦，也能感同身受。有些人習慣哀嘆世界的狀態，並為此感到悲傷與無力，他們的能量就會從這個點傾倒出來。

左邊腋下可以說是「絕望的深淵」。在這裡，讓我們感覺不好的事情永無止境。我們正在目睹第六次大滅絕的發生，地球上充斥著塑料與汙染、難民與垃圾、不公義與不平等。我們可以坐在那邊整天為世界上正在發生的事情哭泣——每個消失中的物種，每條被汙染的河川，每個被剝奪基本自由、尊嚴與生存需求的人。

我們很容易進入這種境地，但整天在那邊坐著哭泣有什麼好處呢？如果你對水汙染感到難過（我常常這樣），那就去河邊撿撿垃圾，捐二十美元給你信任的環保團體。做一些事吧！可以儘管為那些事哭泣，但之後也看看有什麼能做的事。

不過，有時候感到絕望是沒關係的。我們都不想否認這種世界的痛苦，那是真實的。世上有失落、哀痛、悲傷與傷害，都需要得到承認與尊重。然而，在這歷史的關鍵時刻，我們在人生道路上前進時，仍必須繼續走在這條鋼索上。前進的道路是狹窄的，要保持在正軌上並不容易。我們很容易陷於世界的痛苦中，難過好幾個小時。如果那就是你現在需要做的事，那麼請給予尊重。但如果你已經養成習慣，就必須問問自己這是否有幫助。如果你一直告訴自己關於受害者情結與無能為力的故事，那肯定沒有幫助；如果你正陷入左邊的能量深溝，就不是在改善自己或任何人的狀態。

當我們讓自己困在世界的痛苦中，那也只是在整個混亂中注入更多不和諧的感覺罷了。我不是說你不應該感受到世界的痛苦，我也每天都感受得到，我很容易為任何我知道的悲慘事件而流淚，但我不會停留在那種狀態，因為我也很容易感到感恩、驚喜、神奇甚至恩典。雖然世界充滿痛苦、苦難與不公，但也仍充滿音樂與奇蹟，充滿感到喜悅、愛與驚奇的機會，值得感激與驚喜的理由。世界不是**非此即彼**，而是**兩者皆有**，例如：痛苦與美麗、受苦與享樂、仇恨與愛、毀滅與重生。

當你陷入世界的痛苦中，請開始將頻率對準能量場中發生的事。注意心臟的能量是否正在向左側移動，然後沉入那裡。看看能否讓心再打開得更寬廣一點，在懷抱著感恩與好奇心的同時，也能容納痛苦與悲傷。試著把內在能量位置從左腋下轉移到胸部的中央，將你的意識從悲傷與沉重轉變為感恩與愛。

在對聲音的研究中，有一種叫做「**音流學**」（cymatics）的學派，描述了聲波與振動對物質的影響。這種方法至少可以追溯到一千年前的非洲部落，他們會將穀物撒在鼓皮上，然後用不同的聲音在穀物中形成不同的圖案來進行預言。如果你觀看「音流學」的影片（我強烈建議你在 YouTube 上找一段影片來看），你會發現當頻率改變，物質的舊有圖案（不管是沙子、金屬屑或任何東西）便會散開，同時出現新的圖案。所以混亂和秩序，熵和負熵，都是同時發生的。儘管在我們的國家與全球，事情似乎都進入衰敗的狀態，但一個潛在的美麗新秩序也正在興起，我相信我們正在目睹「時代的轉變」。在混亂中可能會感到非常不愉快，但新結構的產生需要那種混亂。當周遭發生那種混亂，我們可以選擇將注意力放在哪裡。我們可以將注意力放在正在崩解的事物上，也可以專注於正在形成的事物。當我們因為世界各地發生的熵作用而感到驚慌失措，就會開始偏離自己的道路。

不妨問問自己：**現在負熵在哪裡？**有強大的熵就會有強大的負熵。我們可以讓自己被拉入下降氣流，也可以選擇跟隨上升氣流。我們專注的事物，無論是什麼，都會擴展。如果只專注於正在崩解的事物，那就會成為你的經驗。你可以認同那種崩解然後發飆，你也可以問問自己：**嗯，有什麼新秩序正在出現，我要如何參與其中？我如何才能擺脫對混亂與崩解的恐懼，進入一個與正在發生的事物校準的狀態？**

讓我們用一個不同的方式來說：**如果有些事情正在崩解，而其他事情正在發生，那麼我要追隨正在發生的事物，並成為其中的一分子。**這真是生存的狂野時刻！雖然這可能真的感覺很粗略，但你越健康，就越能用不同的方式來說，並問自己在這個歷史關鍵時刻裡必須扮演什麼角色。

療癒仇恨

現在我們看見的世界混亂的主要原因，其實是憤怒與仇恨的集體釋放。這是一件好事，不僅是為了我們自己，也為無法表達自己的前幾代人擺脫積壓的情緒。但這也需要我們更加意識到仇恨的存在並加以管理，以免對自己與他人造成傷害。最重要的是，經常有意無意地置身於仇恨中，絕對不是一種健康或提高電壓的做法！

仇恨是一種難以處理的情緒，有很多原因。那是我們不喜歡談論的事，更別說去**感**

覺了。在讓人們去認識並談論羞恥這件事上，我覺得《脆弱的力量》作者布芮尼・布朗（Brené Brown）做得很好，但沒有人喜歡談論仇恨。在成長過程中，我們被告知「仇恨是一個強烈的字眼」，不應該說出口，也不應該有這種感覺。我們被編碼成只能克制這種情緒，然後用拒絕的方式對仇恨說「不」。結果，我們把這種由自然身體反應產生的真實情緒，轉成某種被否定且只能放在心裡的事。我們沒有試圖理解**為什麼**會討厭某件事並加以修正，反而被囑咐要壓制這種情緒。

一提到仇恨，人們會分成兩個陣營：壓制仇恨並將仇恨內化的人，以及藉由偏執、侵略、仇恨言論與仇恨犯罪（hate crimes）來表露仇恨的人。通常，將仇恨內化的人最終會討厭憎恨者。他們討厭川普，討厭白人至上主義者，討厭種族主義者、恐同者與厭惡女性者。結果我們陷入了讓仇恨四處流通的狀況，幾乎每個人都帶有某種程度的自我憎恨。

即使是善良、美好、有靈性的人也會體驗到仇恨，我們必須承認並接受這一點，而且那沒有關係。仇恨是一種真實的情緒，感到仇恨並不是一件壞事，但我們要承認它。請對自己誠實：**你討厭什麼？**若仇恨出現，請允許自己感到仇恨，並對此感到好奇。一般來說，在感到受傷、害怕、憤怒與無力時，仇恨就會升起。那是對不健康或痛苦狀況的真實反應，接受它是合理的。問問自己，你是否可以原諒這一切，並允許能量在自己心中自然地流動，好讓自己能敞開心扉感受更多的愛與同情。

在搬到佛蒙特州的伯靈頓時，我發現開車時周圍總是有自行車騎士。我以前住的地方從來不用面對這種問題，所以在很短的時間內，我就發現自己開始討厭自行車騎士。事實上，我對他們的厭惡程度令我十分驚訝，而感受到這麼多仇恨真的很奇怪！於是，我向幾個朋友表達了我對自行車騎士的厭惡，其中有些人感到被冒犯也很吃驚。我決定不想繼續為仇恨灌注能量，所以我決定看看它的來源並真正試圖理解它。

結果，我發現這其中混合著幾種不同的情緒。一方面，我感到無能為力，因為我幾乎無法控制這種情況。自行車騎士似乎為所欲為，我也無法預測他們的行為。除了害怕撞到他們，或他們會撞到我之外，我也認為他們缺乏敏感度、不在乎別人的安危，並因此感到受傷。所以我感覺害怕、無力與受傷，對整個情況也感到有點生氣。

大部分時候，仇恨是個有很多碎片的糾纏的結。為了自己的健康著想，我們都想解開這些結，才能讓身體釋放多餘的能量。只要我能夠將其分解，然後個別處理每一種感覺，能量就會開始自行提升。我便能告訴自己，**這就是我的環境中正在發生的事，我要如何才能學會與之共處**？我意識到我必須適應與克服這種狀況，而不是陷入各種情緒交織而成的網中，因為這對我的身體或周遭的人都沒有好處。

如果對身旁發生的仇恨事件感到苦惱，要知道你可以改變訊號。與其關注我們周遭的所有恐懼和仇恨，我們可以關注善良的人從內心傳送出來的愛。人類做出所有可怕的事，但也有同等或更多的仁慈、同情、愛與慷慨的事在發生。有很多人的心正朝著愛、和諧與免於恐懼的自由的方向努力著，我們可以在此找到團結的力量。

有很多愛正透過乙太傳播著！連貫的心臟訊號始終存在，我們只需要與它校準。

有意識地接受愛與感激

透過心輪的後方，我們接受愛與感激。很多人都被植入程式，因為我們覺得自己不值得，不允許自己獲得正面的關注。我們把愛推開，因為覺得自己不值得接受它。我們從不真正接受他人的關愛，如果有人讚美我們，我們就把這種感覺關閉。這麼多年來，人們經常很感謝我幫助他們感覺變好。一開始這令我感到很不自在，我需要很有意識地敞開心扉，才能讓自己接受這些感激。

愛和欣賞就是一種貨幣，有人提供給你時，你最好像海綿一樣將它們吸收。把它們想像成是有人捐贈給你的電子，你可以讓那些電子為心臟與全身提供能量。

當我們無法接收，就會失去很多：人們想給你的是一種形式的能量，而我們需要那些電力來補充自己身體電池的電量。我們可以從很多地方得到愛！你有讓宇宙愛你嗎？

你有讓陽光愛你嗎？我們都沐浴在愛的海洋中，愛就在我們身旁。想想那些祈禱、唱誦與發送愛的人，所有聖人、靈氣治療師及禪修者無時無刻都在傳遞愛。每一刻，世界上都有很多人在發送祈禱、愛與療癒。一直以來，大自然本身就為我們提供了完整療癒的密碼。

不久之前我去山上健行時，我的左膝開始感到不舒服。下山的時候，我真的有點寸步難行，所以我便站在一棵美麗的山毛櫸前，讓它愛我、療癒我，而它確實做到了，有點令人驚訝的是，剩下的山路我竟能毫無痛苦地走完，甚至到了第二天都沒有再痛過。愛就在你身邊，愛一直在療癒你。只要能夠進入愛的領域，就是個很好的改變大腦慣性的方式。讓那份愛進入你的內心，讓一朵花、一棵樹或一陣清涼的微風愛你。

第十四章

喉輪：與真實共振

身為一名聲音療癒師、作家及歌手，我對喉輪有特別的喜愛。此處掌管著嘴巴、下巴、耳朵，以及聽力，除了喉嚨及甲狀腺等身體器官之外，喉嚨也是創意的表達與溝通中心。唯有透過喉嚨，我們才能創造並聽見聲音，也是在喉嚨中心，我們才得以與真實的自己共振。

我常常說，喉輪是我處理過最強大的能量中心，因為我們會透過**言語**創造自己的人生。要高估言語的力量很難，因為我們用字的品質決定了我們的生活品質。因為我們說話，所以我們創造。

你是如何使用文字的創造性力量呢？那些你一直在重複的無益咒語是什麼？它們又在不知不覺中創造了什麼？根據我的觀察，從我們嘴巴**說出去**的話，比我們吃進嘴巴的東西，在決定我們的健康與喜樂上扮演著更重要的角色。我們通常很注意自己吃了什麼，相對之下較少注意自己說了什麼。如果你的飲食很潔淨，卻不斷跟自己及他人說：**我有橋本氏症**、**我生病了**、**我不健康**，以及**我的身體退化**，那麼你就是沒有理解到你的言語是多麼有創造力。

如果密切注意人們說的話，以及他們說話時的聲音音調，你會很驚訝地發現可以從中得知的事。我是一個語法控，特別是遇到某人在宣告式地陳述自己的身分與人生經歷時，如果他說的「我是」或「我擁有」，與他寧願不想成為或擁有的事有關，我會毫不留情地責備他。我堅決要求重視語言的創造力量。

但是，不只是從你口中說出來的話，也包括你腦中所想的話。思想具有驚人的創造力，我們一直用自己所思考、相信與訴說的內容來創造。在印度教的傳統中，傳說有種能實現願望的神樹，名為如意樹（kalpatarus），那其實只是一種心智的隱喻。我們都有思想，那些想法遲早會被實現。這就是「小心你許下的願望」這句話的真正意義。

喉嚨區域的生物場保有溝通或缺乏溝通的紀錄。表達的衝動即為一種電磁事件，若受到壓抑，它就會在系統裡不斷累積與增生，產生靜電干擾與身體發炎。「說出來總比放在心裡好！」是我在這份工作中看到的深刻真理之一。

就生物場解剖學來看，喉輪左側的區域跟我們不說與不表達的事物有關。這裡保留著我們話語的印記與抑制的情緒（這裡經常有大量來自許多世代的表達受阻所造成的遺傳性創傷）。在喉輪右側，我們會發現與說話不被注意有關的資訊。喉嚨兩側區域的失衡可能導致甲狀腺問題、呼吸急促（這是一種瓶頸效應），以及脖子與下巴的緊繃。我們都想讓喉輪兩側是一致的，並以心輪上方為中心，好讓我們能更輕鬆地說出與活出我們的真實自我。當喉輪平衡，我們就能清楚溝通，他人也能聽見我們說的話，我們是運用語言的力量來創造並顯化我們渴望的事物。想與喉輪的健康共振連結，你可以觀想**藍色**，發出或哼出**母音「哎」（I）**的聲音，以及重複發出**種子音「HAM」**。

當我們抵達第五個脈輪中心，也就開始透過聲音的載具來開發聲音的力量。現在可以問問自己：你的聲音聽起來如何？你是以中立的中音調說話嗎？你的聲音是高亢緊縮、還是低沉又模糊？每一次說話的時候，就像是在為身體療癒，所以你要開始注意自己聲音的調性。你可以發出高音或低音，移動聲音到各個地方，盡情地表達，讓身體動起來！用更多樣的方法練習使用自己的聲音，好讓你能真正移動能量穿越整個喉輪中心。

你可以唱、可以哼，也可以重複默念梵咒。關於哼唱對於身體的好處，聲音治療師強納森．高曼（Jonathan Goldman）寫了一整本書來說明，不妨試試看！或者試著在每個能量中心發出不同的母音或種子音。為了鬆動舊有的音調模式，產生更大的共鳴，我常用一個簡單的發聲練習：想像你的喉輪變成自己喜歡的美麗藍色色調，接著發出幾次

「啊——」的聲音，你可以深吸一口氣，然後吐氣的時候盡可能發出延長的「啊——」聲。

你的聲音是身體內建的療癒工具。科學也證實，唱歌可以降低壓力荷爾蒙並增加催產素（愛情荷爾蒙），以及讓你感覺良好的腦內啡。歌唱或誦念時，我們的呼吸會變慢，這有助於舒緩神經系統、降低身體壓力反應。人體的骨骼及體液能夠傳導聲音，而當我們運用聲音，聲波便會傳遞至整個系統，釋放壓力並放鬆神經系統。你可以試著引導聲音進入不同的器官、關節或任何身體感覺緊繃的部位，給這些地方來一點「聲音按摩」，真的有效！

當喉嚨中心的背後是敞開的，就會從我們生命的最深處帶來靈感，為我們清理出一條道路，讓內在智慧與藝術性出現。幾年前，在幫一名女子處理喉嚨問題時，我問她的職業是否為作家，她說：「不是耶！為什麼這麼問？」我繼續聆聽音叉在她的能量場發出的音調後說：「我真的覺得妳是一位作家。」幾年後我又再見到她時，她已經寫了一套童書。她告訴我在那次療程後，彷彿音叉的聲音把她喉輪後方的軟木塞拔除，讓靈感源源不絕地流出一般，她便開始動筆寫作。喉輪的後方可以開啟我們接收靈感的能力，讓我們能與靈感交流。那麼，宇宙想要你表達什麼？你的靈魂要你溝通什麼？你能放鬆、打開那扇門，讓訊息更自由地流動嗎？

喉輪也包含了嘴巴以及我們與口腹之欲的關係。透過嘴巴，我們向世界表達自己，也接受這整個世界，吸入氧氣與生命力。透過嘴巴，我們享受食物以及味覺帶來的愉悅感，嘴巴真是個享樂的中心！這個脈輪擁有的感官享受力與薦骨輪有非常密切的連結。透過這兩個中心，我們得以給予及接受樂趣，例如：分享親密感、表達讚美、發出美妙的聲音。但是，許多人並沒有使用嘴巴享受愉悅，反而常常無意識地吃喝。不帶愧疚地坐下來享受食物，帶著快樂、感激與祝福去吃喝的能力，就是健康喉輪的關鍵。

表達真實的自己：甲狀腺健康與高電壓的祕密

從事生物場調頻這麼多年來，對我來說最深刻的教導之一，是看見有多少人無法真實地表達自己。我們透過各種方式壓抑自己，直到情緒卡住、爆發，我們說別人想聽的、而非真正感覺到的，或者我們乾脆就什麼都不說，心懷怨恨，直到它以某種方式讓我們生病。同樣地，因為在意他人的看法，我們也經常抑制自己的創造天賦與獨特光芒。但如果不表達內心與腦中產生的想法，我們就不能依據真實的自我創造人生。

不說真話的能量缺乏連貫性。當你隱藏真實的自己或是說假話，能量就會離開你的中心，變成某種在外圍的振動，那會創造出不和諧的波形，進而破壞你的甲狀腺及整體系統健康。

甲狀腺藥物是美國第一大處方藥，這也充分說明了我們喉輪的整體狀況，以及我們是如何被文化深刻植入不說真話的程式，尤其是婦女與少數族群，都在這個區域受到了削弱與壓迫。我們的自然表達一直受到箝制與阻塞，以無法說出真相以及否認、壓抑自己的情緒等方式來呈現。

我也觀察到，甲狀腺的健康與我們的溝通習慣有直接的關連。甲狀腺與喉輪相連，是一個小小蝴蝶形狀的腺體，就位於脖子底部的正前方。許多甲狀腺相關的疾病都與我們說與不說的事物有關。這樣說或許有點過度簡化，不過在我的經驗中並非如此。有甲狀腺問題的人通常會有以下傾向：模糊的自我界線、缺乏說出自我需求與自我尊重的能力。他們無法表達自己的需求及渴望，經常為了別人費盡心力，損傷了自我。

大多數人的甲狀腺都不太健康，無論是否被診斷出病症。不過，根據我的觀察，多數人的喉嚨兩側都有大量的能量堆積，這代表能量無法流過喉嚨，並為甲狀腺提供能量。那種模式為甲狀腺問題奠定了振動模板。當過多的能量堆積在喉嚨右側，說了話但沒有人聽，最後可能會讓我們的甲狀腺機能亢進。如果我們在左側花費太多時間、克制與不表達自己，我們最終會變成甲狀腺機能不足。如果我們在當下以善意、愛、尊重與婉轉的方式表達真實自我，最後我們一定會有個健康的甲狀腺。

你可以服用各式各樣的藥物來治療自己的甲狀腺，但只能治標不治本。你的身體越放鬆與忠於真實自我，你以清晰的中音調說話時，聲音就越能與甲狀腺共振——這是我們放鬆、回到中心時的自然說話方式——你的甲狀腺就會痊癒。透過那種共振頻率，來自喉嚨中心的力學能（mechanical energy）便能使甲狀腺保持健康。

大多數的甲狀腺問題都是由自體免疫引起，也就是一種自己攻擊自己的內在衝突。這是自我審查與自我批判的自我，在對抗自由、有創意與情感豐富的自我。你的內在存在著兩個或更多人所需要耗費的能量，遠多於只有一個人。這種外顯於我們文化中的分而治之狀態正開始內化，出現在大多數人發生分歧的內在世界。我們沒有去體驗自己是個享受著內在一致性的完整存在，反而成為一個與內在受害者分裂的內在批評家。甲狀腺問題可以充分說明那種分而治之。我罹患暴食症時，就親身經歷這種狀況多年：一部分的我叫自己停止，但另一部分的我卻無法或不想停止。那種自己的行為與價值觀不一致的掙扎，搞得我們筋疲力竭，也帶我們遠離真實的共振。

我認為，甲狀腺健康的關鍵就是只**說實話**，並**與真實的自己和諧共處**。真實是個消磨時間的好地方！帶著健康的甲狀腺活在真實裡，對我們整體電量有著神奇的效果，每天都能以同樣的油量行駛更多哩程。我也發現，越能與真實的自我一起流動，就越能感覺自己像顆劃過天際的星星。我只是讓那種真實引導我的思想、言語及行動，承諾自己所說、所寫以及所表達的都是真實的事物。你越常這麼做，獲得的也會越多！你的甲狀腺會因此而感謝你。

然而，我要先聲明這真的不是件容易的事。在某種程度上，我們大多數人都害怕說出真相，因為說真話的人會受到懲罰。講實話的人常引來別人的嘲笑，而說謊的人反而會受到獎賞，幾千年以來都是如此。這是種真實而有根據的恐懼。我們必須認可因為說實話而遭受懲罰的祖先，我們可以從生活中的小地方開始著手，找到那些我們沒有把焦點放在真相的地方，從那裡去調整自己。請問問自己：對於某人，你一直需要去面對的真相是什麼？你一直在逃避的真相是什麼？

以下是一個遠離真相時刻的常見範例：一個朋友請你幫忙某件事情，假設是搬家好了，但你很累、沒有空，也真的不想去。但你已習慣取悅他人，你應該當個好人，所以即使你的身體在說**不**，你還是說了**好**。你內心的聲音很清楚：「我不想做這件事。」但你又不懂得拒絕，或是你覺得自己不值得拒絕。抑或是你害怕對方的反應，於是你就枉顧自己的身體，跟對方說「好」。這看來或許只是個小小的過失，但當你把這些不尊重自己需求的小地方加總起來，長期下來就會累積成大問題。

假如你不知道真實的聲音是什麼，那該怎麼辨？當我們的腦子裡有很多聲音，要分辨真假會很困難，那需要透過長期的自我研究才能做到。我就發現，只要照著我的後腦收件口收到的指示行事，事情就能解決。但是只要我不理會收件口收到的訊息，之後就會有「我剛剛應該照著做才對」的後悔感。沒有人能夠告訴你腦中的聲音哪個才是對的。藉由一些自我提問，你會開始培養出洞察力，知道哪個聲音會帶來好的結果，哪個聲音會帶來不好的結果。那些結果會促進你的健康、幸福及和諧嗎？若是，那個聲音將帶你找到真實的自己。或者，那些結果會讓你感覺丟臉、沮喪及匱乏嗎？若是，那個聲音就是一個以小我為中心的結構，對我們沒有益處（而且那很有可能是父母懲罰性的聲音，仍在你的腦海中迴盪！）。

對我來說，真實感覺像是一道上升氣流。那是我分辨的方式。它會在我內心湧現，想要被表達出來。在開始提供生物場調頻服務的第一年，我的腦中會出現各式各樣的線索，而且通常都很怪異！那時我會告訴自己：「這太奇怪了，我不打算這麼說。」但它會一再出現，然後用更明顯的方式讓我注意到，我發現自己必須把這些訊息說出來，否則它們會像彈珠遊戲一樣不斷在我腦中彈跳，最後我還是不得不把它們都說出來。於是，我開始告訴個案這些奇怪的訊息，而這對他們真的具有某種意義。他們會從接收到的訊息中獲得一些好處，並很高興我告訴他們。從這個過程，我學到自己必須在真相出現時說出來。現在的我已經比較容易聽見指引，以及辨別什麼是我的真心話了。

左側：那些我們不說或不表達的事

當我們習慣性地忍住不說、壓抑情緒、抑制自然的表達，並抗拒真實自我，能量就會聚集在喉輪左側。如果你在生活中傾向於不為自己說話，也不表達自己的情緒或需求，能量就會在能量場的這一部分集中與累積，你可能會有一種窒息感，覺得表達自己是不好的。如果你成長於一個對孩子聽而不聞的家庭，結果可能就是你表達的能力受到壓抑。那可能會在喉輪產生一個結，影響能量的流動。

喉嚨左側是一個非常壓抑的地方。在這裡我們會發現一些事情的印記，那些事在我們內心升起，想要被表達，卻從未被提及或以任何方式釋放。就跟薦骨區域一樣，這裡也是受壓抑情緒聚集的一大中心，會對系統造成阻力。我在此處經常遇到像冬天的糖蜜一樣難以流動的能量，它非常厚實、沉重且移動緩慢。當我們想說但忍住不說，當我們壓抑自己的情緒、欲望、需求，甚至是我們的想法或夢想，都會讓能量在此處堆積。事情可能簡單到例如腳踢到東西時沒有罵出髒話。當表達的衝動在體內出現，就是一件具有實際質量的東西。如果沒有表達出來，它就必須有個去處，最後只好跑去你的能量場，把你的生命力隔絕起來。

壓抑情緒需要耗費大量的能量，遠比釋放情緒所需的能量還要多。當我們壓抑喉輪的表達，就是拒絕讓情緒從這個能量中心流過，也代表甲狀腺無法獲得正常運作所需的能量。這樣真的會降低我們的電壓。老實說，我認為那是我們能做的造成自己健康最大危害的事。為什麼呢？因為沒有釋放的事就會留在原地。除非釋放那股能量，不然它就會一直存在，造成問題。那些脈衝會停留在能量場裡，造成靜電噪音與失真。

阻止情緒表達的模式通常源自童年早期。每個人的父母都會用一句話來制止小孩變得情緒化，以我父母為例，他們會說：「別胡說！」因為表達不被允許，所以我們學會內化自己的情緒。我們開始對感覺感到內疚，然後變得害怕自己的情緒。當孩子決定不再感受某種情緒，這個參考點直到成年後仍會存在。不過，一旦那種情緒獲得抒發的管道，它從不會如我們想像的那麼糟。事實上，它從不像我們的恐懼所說的那樣恐怖與嚇人。我看到人們之所以壓抑情緒，是因為那種情緒太強烈，以致他們害怕它永遠不會結束。但是根據我處理情緒體這麼多年來的經驗——不管是我自己的或是其他人的——我還沒有見過永無止境、深不見底的情緒。它們都有盡頭及終點。

當人們有強烈的自我審查習慣，能量便會密集堆積在他們喉嚨兩側外約四吋的地方。我們會在這裡遇到一種能量結構，在生物場解剖學裡稱為**喉嚨過濾器**（throat filter）。這種結構的作用就像是能量的過濾器，會留住我們不說的事並緊抓不放。它令我想到烘衣機裡的棉絮濾網。我在英國教學時，發現人們的喉嚨過濾器居然卡了這麼多棉絮，我感到很驚訝，那幾乎是我在美國人身上看到的兩倍厚。健康就是一種流動，我們都想讓自己的**話語**進入流動狀態，好讓我們能開始在流動的狀態中生活。每一次你讓話語流動而非突然停止，就是在清理喉嚨過濾器的能量。無論想表達的是什麼，都讓它出現，只要以一種友善及尊重的方式即可。透過清理這塊區域的阻塞，我曾成功治療許多人的暈眩症與梅尼爾氏症，似乎是當這個地方能量超載時，真的會讓我們頭暈目眩！

我們都是野生動物，此舉真的是在重新取回我們的野性！你和小孩子一起相處過嗎？他們喜歡做什麼？他們喜歡到處跑跳、製造雜音，但我們卻被逼著在學校坐好、閉上嘴巴，這對我們的喉輪是一大傷害，就像是我們的嘴巴都被充滿汗臭味的髒襪子塞住一樣。我們喉嚨的不自由，很多是來自學校的訓練。在學校，我們很多人都因為自己發出的聲音而受到懲罰。我們不僅害怕被罵，也害怕犯錯，心裡想著：我會說錯話。我要被羞辱了。我又說了不該說的話。我要被處罰了。

我在許多人身上看見想對著月亮嚎叫、想以吼叫的聲音來發洩野性的衝動，但卻被抑制與內化，且經常轉變為憂鬱沮喪。這是一種非常潮溼、無聲的能量。進入這些區域時，我經常感覺自己的身體非常緊繃，簡直就像穿著緊身衣一樣。請別將這種家庭生活植入的程式誤認為是真實的自己。重新取回內在想要吼叫的渴望，這個吼叫其實代表著生命、創造、表達以及真實自我。在佛教中，「獅子的吼叫」是隱喻宣講佛法靈性真理的力量。而對所有人來說，它也是表達真實自我力量的有力象徵。

在二〇一七年，我有幸遇見傳奇爵士音樂家賀比・漢考克（Herbie Hancock）。他告訴我在每次演出前，他都會和他的樂團成員在後台集合，然後花一點時間帶著意圖吟唱，而他們的意圖是希望觀眾**勇於表達自我**。這是一個很棒的意圖，值得我們親自實驗，並傳送給所有人。

右側：說話但無人聆聽

喉嚨右側的區域記錄著我們說話但無人聆聽的相關資訊。如果你在嬰兒時期經常大哭卻無人理會，或者你的父母很疏忽甚至缺席，你的喉嚨右側就會很早被植入非常多的資訊。如果在年幼時說話無人聆聽或需求未受到滿足，你很可能會產生某些信念，例如：沒有人在乎我說什麼。我想什麼都無所謂。我要什麼都無所謂。其他人的需求才是需求，我的需求不是。

無人聆聽真的很難受！我處理過許多盡一切所能想以真實的自己與他人溝通的人，但卻未被他們生命中的人接受。有個不聽你說話的配偶、母親、父親或老闆，真是一件很難面對的事。在人生中一直被許多人忽略或誤解的模式，更是難以面對。這種模式會在喉嚨右側造成很大的壓力，並經常伴隨著需求未被滿足的沮喪，往下旋轉堆積至左髖骨處。

這也是現在令我們痛苦掙扎的文化。我們都對彼此大吼大叫，卻沒有人在聽！在我們的政治及公共論述中，存在著這麼多的分歧，許多人只站在某個議題的其中一邊，也有很多人乾脆躲起來選擇不聽，同時因為無人聆聽自己而生氣。但好消息是，我們在處理自己身上的這種模式時，也是在幫助處理群體中同樣的模式。如果人們更能傾聽、更常被聽見，事情就會進展得更順利。

喉嚨右側的失衡並不只是跟我們與他人溝通的能量有關。當我們跟**自己**說話卻沒有去聽，能量就會在喉嚨右側外約四吋的地方累積。你的身體、較高自我與意識一直在跟你說話，這個部分的你知道自己該做些什麼，才能在情感上、身體上、精神上保持健康。你能聽見你的猴子腦雜音背後的聲音嗎？你有回應那份內在指引嗎？或者你忽略了它？

我想我們內在都有一個信號管，引導著我們「這樣說」或「不要那樣做」。過去，我總是想知道爵士音樂家是如何聚在一起即興演奏的，他們毫不費力地彼此協調，在現場創作一首充滿活力的樂曲。他們怎麼知道接下來該演奏什麼？如果你詢問一名爵士樂手，他會告訴你，那是因為音符會提早半拍落下。一旦線索出現，樂手們就能毫無疑問且毫不猶豫地跟著演奏。而我們的內在線索也是同樣的道理。那部分的我們正在此引導我們的小小化身，並且說：「去這邊。做那件事。說這些話。先完成這個。」那個信號管就是內在權威的聲音：你的意識、高我，不管你要怎麼稱呼都可以，甚至可能是上帝或源頭。我們要不是傾聽那些微妙的暗示，然後依照它們的要求行事，要不就是忽略它們。長期下來，你會發現忽視這些線索是需要付出代價的。當我們聆聽這些線索，我們與生命這場遊戲中其他玩家的關係會更加和諧。當我們忽視這些線索，就無法與自己、他人與生命的一切同步。

如果想被別人聽見，你最好先學會聆聽自己的聲音。越能聆聽並回應自己的內在權威，你就能從其他人身上獲得越多**外部**權威。如果想要改變世界，就需要忠於自己的內在指引。你越能聆聽自己、榮耀自己、尊敬自己，就會有越多人聆聽你、榮耀你，尊敬你。當你被傾聽與尊重，要將同樣的禮貌擴及他人身上就會容易得多。因為對自己有信心，你會變得更強大、更有影響力。在此，我們可以誦念一句好用的梵咒：「**我被聽見了**。」如果感覺太空泛，你可以說：「**我喜歡被別人聽見。被聽見真的感覺很好**。」這句話完全是真的！你也可以這樣說：「**我聆聽並尊重自己**。」以及「**我值得聽見此刻出現在腦中的任何線索**。」

另一個讓人們決定如何回應你的重要因素是說話的語氣。我們的音調會攜帶情緒及潛意識信念的相關資訊。當你從一個內在權威的所在說出你的真實想法，那份資訊就會反映在你說話的語氣中。當你帶著某個信念，像是：**不管我說什麼，都沒有人會聽也沒有人在乎**，那份資訊也會反映在你說話的語氣中，於是其他人便會做出相對的回應。有人說，在溝通的時候，人們如何回應你的決定因素，有百分之十是你的用字遣詞，百分之二十是你的肢體語言，而有高達百分之七十是你說話的語氣。語氣是文字背後的感覺與共鳴。我們不僅可以從歌詞，還可以從演奏的音符中分辨出一首歌曲是否悲傷。

在經過喉輪的調頻後，我總是非常驚訝一個人說話的語氣可以有如此大的轉變。我治療過許多歌手與演說家，他們會跟我說自己聲音的音調改善了，在做了釋放的工作後，有時還會有戲劇性的轉變。當釋放掉甲狀腺與迷走神經的壓力，當整個系統放鬆至一個更連貫的狀態，他們的聲音自然就變得更洪亮。我們都知道，聽到一個洪亮、平衡的聲音，會比聽到一個緊繃、微弱的聲音要更令人愉悅。

那麼這種音調是來自哪裡呢？喉部，這是我們用來產生聲音的主要生物器官，由迷走神經賦予活力，能將心臟、肺部及消化道與大腦連結。如果肝臟有壓力，你的說話語氣聽起來就會像是快要生氣的樣子。如果你的腎臟都擠成一團，你的聲音就會帶著令人窒息的恐懼。只要緊張的模式存在，不管發生什麼情況，都會反映在你說話的語氣裡。在放鬆時，因為體內有更多開放的共振空間，你的聲音會更洪亮。而在緊張時，會讓聲音變得又薄又尖。留意說話的語氣是判斷一個人的緊張程度、他們潛藏的情緒基線是什麼，以及他們的信念是什麼的好方法。注意當你被忽視時，會如何造成身體的緊張感。長期下來，這種緊張便會變成一種不斷被觸發的固定模式。

而這個等式的另一邊是更深入、仔細地聆聽他人的想法。當我們把深入聆聽的禮貌擴及他人，就更有可能獲得對方的回報。我們不能只是進入自動失效（automatic invalidation）模式。以我為例，與其試圖證明我先生對某件事的觀點是錯的，好證明我的觀點才是對的，我可以從他的觀點來看待問題，並說：「嗯，你說的對，從你的角度來看，事情真的看起來不一樣。」說對方是對的，不代表你就是錯的。我要重申，這是一個**兩者兼顧**而不是**非此即彼**的概念。

約翰・波斯溫克爾（Johan Boswinkel）是一位傑出的荷蘭科學家，他發明了一種療癒用的生物光子裝置。我喜歡引用他的一句名言：「真相有一百四十四種面向。」我第一次聽到這句話時，它就像支箭一樣卡在我的腦中，讓我對它的含義困惑了好幾天。我思考得越多，就越能意識到我們只能看到事物的單一面向，而非常重要的是，「真相、全部真相與唯一真相」對我來說與對你來說可能並不相同。重要的是，要能願意傾聽他人的觀點並予以尊重，並了解真相就像一面稜鏡，我們只是在反映出其不同的面向罷了。

成功的表達策略

當你活在透明的真實中，就能自由地說出當下需要說的話，並且**不帶任何指控**，這就是令人驚訝之處。如果你提出指控，就會得到指控。我們必須讓這些升起的想法表現出來，但是以我們感覺良好的方式。所以我們都必須學會某一種表達策略。

若我們當下就能處理挫折與不適感，即可阻止它們擴大且變得可怕。當我們以尊重與仁慈的立場，不帶指控地說話，就不需要「抵抗」，這就是我說的**成功的表達策略**。很有可能你的父母從未教導過你這件事，因為大部分人都是在不是可怕就是無效的溝通模式中長大，所以我們要以一種堅定但仁慈的方式，為自己弄清楚表達需求、意見與渴望的意義。

成功的表達策略可以自學，方法一般來說就是透過嘗試與犯錯，而老實說，犯錯的部分很傷人。就經驗而言，這**真的**很痛。你試著表達真實想法，但結果說出來的方式是錯的。我見過很多人決定不再說真話，因為他們試過了，而且你看看說真話造成的大屠殺！但你必須致力於表達真實的自己。當你用的溝通方式無效，請在心裡做個註記，供下一次參考，然後就將它放下。

在學會成功的表達策略前，你必須甘願度過一段混亂的時期，但這個技巧真的值得學習。緊抓住傷痛與沒說出口的話，會讓我們受困於過去，無法完全活在當下，也會對我們的整體電磁體健康造成巨大的累贅。如果這對你來說是個全新領域，閱讀馬歇爾．盧森堡（Marshall B. Rosenberg）的著作《非暴力溝通：愛的語言》是個很好的開始。而在我們機構裡使用的另外一個系統是「關鍵溝通」（Crucial Conversations），這個系統概述了如何有技巧地使用有效溝通方法來應付困難的情況。

你身為創造者的力量

喉嚨的終極表達並不只是有效地溝通，而是以自己人生的創造者與作者的身分，輕鬆獲得我們真正的力量。

話語是很有創意的！我們一遍又一遍地聽到，卻沒有完全理解。你所說的一切都是一種肯定，所想的一切也都是一種肯定。當你說：我破產了，我生病了，或各種我怎麼樣了的陳述，你就是在創造它。你可能馬上就把它創造出來，或是一段時間後才創造出來。但是當你與自己所想與所說的話語切斷連結，你說的話也沒有反映出真實的自己，那麼你所創造的人生便與你的真實自我沒有關連。

很重要的是，留意那些你告訴自己的關於你是誰、你可以做什麼、不能做什麼的故事。那些故事只是可以被重新編碼的程式。**你是說故事的人，而你隨時可以決定改變故事**。如果你想擺脫生活中的垃圾，就停止說廢話。如果你想要富足、豐盛，想要健康又強壯，你就必須說著與想著那一切。我已學會永遠不要坐在那邊閒閒沒事地想著：「我太胖了，我真是一文不名，我好掙扎。」我做過那種事。當我說著那些話，那就是我的現實。

有時候我們對此都有一些盲點，然後習慣性地以無意識的方式在不知不覺中創造事物。說起來有點傻，我就用我的頭髮證明了這件事。二〇一二年時，我因為做電腦斷層掃描掉了一堆頭髮後，我的頭髮就變得很脆弱、毛躁又煩人，完全變了樣。於是我不斷地說：「我討厭我的頭髮。」一直到我的兒子卡西迪指出我正在做的事，提醒我話語的力量後，我才決定開始說：「我愛我的頭髮。」（雖然我一點也不愛）並持續不斷地說。就在很短的時間內，我不僅找到一位好的美髮師，知道如何整理我的頭髮，也找到一個好的產品，真的讓頭髮不再毛躁。突然間，我真的愛上我的頭髮了！在你的話語與創造之間**會有**一點時間差，所以很多人會半途而廢，但請不要放棄！

有一本很棒的小書，是查爾斯・凱普斯（Charles Capps）所著的《神話語的權能》（*The Tongue: A Creative Force*）。在這本書中，有一段引述基督的話：「我已經告訴我的人民，他們說的必給他們成就；然而，他們卻一直說著他們已擁有的。」我也總是說，如果你去到一間餐廳，卻不跟他們說你要吃什麼，那麼你就只會得到麵包與水，而很多人的生活就是麵包與水。如果能更清楚地表達意圖與渴望，如果能要求真正想要的事物，我們就更可能接收到它們。

身為一個創造者，要變得更強大的最佳方式就是信守承諾。每次說要去做的事卻沒有做到，你的能量便會消散，你會失去力量，喉嚨的能量也變得虛弱。當你的言行不一致，當你說要做的事與你真正做的事有落差，就會削弱自己的創造力。這是個神奇的小技巧：如果你想要變得強大，就必須說到做到。因為每次你做了自己說要做的事，你就為自己的話語注入了誠信與力量。你相信自己。你知道若自己說了要去做什麼，你就會去做。那樣會給予自己權威，別人也會回應你，這會增加你透過所思所說來顯化的能力。這裡有兩個很棒的肯定句：「**我信守承諾。**」「**在準備好信守承諾之前，我不會說出來。**」

創造性話語：富足與豐盛

你與金錢的關係，是開始試驗你的話語創造力的好地方。我發現豐盛與我們談論金錢的內容有很大關係。許多人一生都處於相同的財務狀況，那完全與他們對自己講述的故事有關。

我們（通常是潛意識）對於金錢的信念，幾乎就跟宗教信仰一樣，我們真的**深陷**其中，它們也在我們的能量場裡造成了非常緊縮的模式。小時候，我們對金錢並沒有任何信念，是父母親傳授給我們最初的信念，告訴我們金錢是什麼、金錢在我們生命中扮演的角色。他們在我們身上創造了失真的濾鏡，讓我們藉以感知事物及金錢。金錢本質上是中性的，跟其他東西一樣，只是能量、貨幣的一種形式。

在你活出豐盛人生的路上，有哪些故事會造成阻礙呢？你是否有個無法相信自己或宇宙的故事？或者有個分離、孤立與匱乏的故事？那些故事不但可以還常常阻擋現金流。不過，這些都只是靜電噪音，只要將它移開，我們就能認出清晰的真相：身為大自然與人類的一分子，我們原本就是豐盛的。我們細胞內是豐盛的！我們體內的微生物是豐盛的，等離子也是豐盛的。

以下是一些對我們不會有太大好處的常見金錢故事：金錢是萬惡的根源、金錢很骯髒、金錢對我來說無關緊要、在意金錢就是唯物主義、如果我有更多錢，其他人就會更窮、我需要的錢總是不在我需要的時候出現、給予金錢比接受金錢高尚。上述這些都是心智病毒，就是這麼簡單！它們是信念、故事。金錢本身是中性的，金錢就只是能量！我們對於金錢的感覺，通常反映了我們對生命本身的看法。

改變這些內在的故事，也會改變感覺、共振，以及我們對金錢所攜帶的情緒調性，這樣便能吸引到不同的經驗及結果。而**話語中攜帶的情緒，甚至比文字本身還要重要**。當你說：「我破產了。」就是在喚起那種破產的感覺，然後你的人生經驗就會吸引那種感覺。情緒會產生磁場，會將類似的能量吸引到你的能量場中。當我說我很豐盛，就會產生一種相對應的感覺：一種連結、擴展與豐富的感覺。我正與宇宙連結，而宇宙就是豐盛的。歸根究柢，你的電子帳單上的數字，跟你是否與生命的豐盛本質協調一致無關。

在豐盛到來之前，你或許必須刻意假裝。這沒什麼錯！你必須要願意體驗豐盛的感覺，雖然你的銀行帳戶告訴你的或許是另外一回事。看看你能否在不顧慮現金流的狀態下，找到感受豐盛的方式。你有豐盛的愛嗎？那感激呢？你有非財務的支持來源嗎？你會發現，你越能感覺豐盛，就有越多人會對你微笑。有趣的事會來到你身邊，不一定是電子信箱裡的一張支票，可能是有人突然送了個禮物給你，或某人幫了你一個忙。

說個剛發生在我身上的顯化與豐盛的真實小故事。在牙買加時，我曾試著每天在我的皮膚上敷純蘆薈葉當作保溼品（這效果真的出奇地好！）。幾天過後，我決定在臉上塗鳳梨泥，看看會有什麼效果。所以前一天我到鎮上本來打算想買一顆鳳梨，但是我忘記了，因為我在沙灘上全神貫注地寫作，完全忘了時間，而我必須趕回家赴我與按摩治療師的約，她就住在我家後面，所以很方便。

在我結束按摩療程後，沿著車道走到她母親的小店前，看到那裡有一輛裝滿各種新鮮農產品的旅行車，當地居民都會來這裡買東西。我的一位牙買加朋友就站在那邊，在我經過旅行車旁的時候，他跟我說：「小姐，想來顆鳳梨嗎？」我回答：「是的，我正需要，但我身上沒帶錢。」接著他回道：「別擔心，這顆鳳梨我請客。」

他沒有問我要不要香蕉、木瓜或芒果，不管是什麼原因，他似乎很確定要買顆鳳梨給我。所以我就讓他破費了，帶著一顆別人送的鳳梨回家。當我們開始覺得更豐盛、更有吸引力，就會遇到這種好事。

要練習改變你對金錢的看法，有一個很好的方式就是調整你的自言自語，特別是你在付帳單時的感受。留意一下你要開一張不想開的巨額支票時的感覺，在你有那種緊縮、不舒服的感覺時，請注意你的想法是什麼。因為你感覺恐懼、匱乏及不足，所以這一切就會被你被吸引過來。這就是我們可以翻轉腳本之處，假如你跟自己說，**我很幸運有錢可以付這筆帳單；我很幸運能夠支付房租**。當你開了一張支票支付修車費，你感到輕鬆與感激，感覺你的能量在流動，而非緊繃與擠成一團，那就是一種非常不同的改變！對於金錢，你所能做的最好事情之一，就是學習帶著輕鬆、感恩及流動的感覺放手。對自己有錢可以花覺得感激。我發現當我們改變自己的自我對話，那種感覺通常很快就會出現。

處理自己對金錢的信念，並不只是為了到某個地方享受一個夢幻假期與買一部較好的新車（儘管我並不排斥這些東西），也是為了更大利益。當我們告訴自己金錢是不好的故事，就是剝奪了自己能為世界做出良好貢獻的最大潛能。我們擁有的財富越多，就能做出越多好事。當善良、有意識的人不跟金錢做朋友，結果就是有很多空有好心腸、卻無力改變世界的人。想像一下，如果那些富有同情心且正直的人，也有能力調動龐大資本，世界會有多麼不同呢？人們會有飯吃，社區會獲得支持，藝術將豐富我們的生活。讓我們將金錢從卡住的地方釋放出來，交到藝術家、音樂家、療癒師、說書人及小農的手上吧！

你不需拒絕金錢，你可以愛錢，同時知道它能幫你成為讓世界美好的力量。對金錢說好話，邀請它進入你的生命。吸引金錢到自己身旁，好讓你能以一種快樂的方式把它散布出去。你可以說：「嘿，金錢，我覺得你很酷，我很喜歡跟你一起出去玩，看看我們能一起做些什麼吧。」關於這一點，我還有很多可以說的，不過我想再次向你推薦本田健的《快樂錢商》這本書，書中對於要如何與金錢做朋友作了絕佳的描述。

用自己的話語種下種子，然後用意圖與注意力幫它們施肥，看著它們長成與你的真實自我校準的生命花園。

第十五章

第三眼：拓展你的視野

第三眼能量中心位於左右眉毛之間，掌管大腦、眼睛及松果體，與我們的直覺及思考過程有關。第三眼平衡時，它會帶來頭腦清晰、專注、洞察力、信任與臣服，也讓我們有能力看出生命的更大遠景。能量在這個中心流動順暢，會讓我們更能活在當下、心智平靜，與直覺、內在指引、遠見力密切連結，以及對自己的天賦及人生使命有更大的覺察。在可見光的光譜中，第三眼輪發出的顏色是**靛藍色**，作為音波發出的音調是**A大調**，**聲音則是「AUM」或「OM」**（在吠陀系統的宇宙觀裡，是這種本初聲音〔primordial sound〕造就了整個宇宙。）。

談到第三眼，大家常常會有神祕學及超自然領域的浪漫聯想，但就我的看法，它與我們**活在當下的能力**更為相關。當心智處於當下，我們就能清楚看到當下發生的事，而非透過舊有信念、故事與批判的扭曲鏡頭來看待事物。**靈視力**（clairvoyance，有清楚看見之意）是帶著初學者心智處於當下時自然出現的結果，這真的非常簡單，只要完全活在當下，與內在及外在世界深度調頻，我們就會接收到預視、靈光一閃，以及精微磁場的引導。當第三眼完全開啟、運作正常，我們不只能在對的時間點看到需要看見的事物，也能夠超越自身的幻相，清楚看到當下的真實狀況。

我發現第三眼會不平衡，通常是由類似下列的事造成的：想太多、擔憂未來、懊悔過去、無法分辨真假、懷疑自己的看法與傾向、記憶力問題、腦震盪以及創傷後壓力症候群（PTSD）。當第三眼被遮蔽，我們會感到心智不清、腦霧、注意力無法集中、不確定感與懷疑，並與我們自身的內在指引系統產生分離感。

創傷後的壓力通常會造成第三眼的嚴重失衡。在創傷後壓力症候群患者身上，我經常會遇到厚重的能量雲，以及從能量場邊界到頭部左右側的明顯靜電干擾聲。我的感覺像是身處某間大房子，裡面所有房間的燈與電器都打開了。他們腦部的神經過度活躍，而因為缺乏足夠的腦力，所以幾乎無法再承受任何的資訊輸入。我發現聲音療法對於降低這些雜音、讓大腦恢復正常運作具有高度效果。

不只是創傷後壓力，其他的心理習慣及思考模式都會將我們**帶離**當下，阻礙第三眼的清晰訊號流動。不處於當下的心智，就是處於過去或未來的心智。在第三眼的左側，我發現一些對未來的擔憂及預期的模式。在距離頭部左側約十吋處有個結構，我稱之為

憂慮的倉鼠輪，只要我們開始擔心事情，例如：如何付帳單、我們的事業能不能生存下去、某件事該怎麼辦、我的頭痛是不是因為長了腦瘤等等，就會讓倉鼠輪精力充沛地運轉。而當我們老是想著過去，第三眼右側的能量便會在原地自旋。在距離額頭右側大約十吋處，我們會遇到**悔恨的倉鼠輪**，它是由懊悔、內疚與羞恥的想法所驅動，例如：**要是那樣就好了；我當時應該這麼做；我當時不應該這麼做；那時候我過得比較好**。通常來說，這些回想都是負面的，但有時也會反映出過度關注「過往的美好」。

我們都有能力成為有遠見的人：能被賦予夢想、願景及使命，清楚知道下一步該怎麼走，並獲得去執行計畫的提示。但如果想要那樣做，我們就必須處於當下。只要我們沒有處在當下，這些倉鼠輪就會開始運轉，我們的左右腦之間的能量就會不斷盤旋，最後糾結在一起。當我們放縱自己沉溺於過去及未來，就不是處在當下清晰的振動中。

在生物場解剖學裡，第三眼中心的背後握有關於雙眼的訊息，以及位於「你的後腦勺」之處的事物的印記。它也跟敞開心胸接受自己的靈視力、創意靈感及突然下載的訊息有關。你讓什麼進入自己的意識？有哪些新的想法、願景與靈感正進入你腦中並激勵著你？此處的梵咒是：「我是敞開的。」你可以說：**不管是什麼訊息，只要是當下需要，我都敞開心胸接受；我敞開心胸，以新的視野看待事物；我敞開心胸，在舊的問題裡看到新的解決方案**。

擁有改變思維的能力，就擁有改變現實的力量。我曾經處理過數以千計的個案，見證了許多人的轉變，而他們之中沒有一個不是從改變思維開始的。改變通常是從小處開始。我想起一次特別的生物場調頻療程，我在這位個案的第三眼處發現許多沉重的靜電噪音，我們用音叉幫她清理了超過一小時。第二天她寫電子郵件告訴我，早上醒來時，她環顧著自己的家，對自己說：「這些垃圾到底是什麼啊？」「為什麼會有這些箱子和成堆的雜誌？」「我家不應該有這些東西。」一旦她的心智變得清明，就清楚發現環境中的雜物一直在她的心智中製造噪音，反過來也一樣。這種思維的轉變會帶來新的行為，進而在她的人生中產生實質的改變。

你的磁場感知力

厲害的是，在將大腦與當下連結運作的同時，也是在訓練我們與生俱來的超感官力。

跟第三眼有關的腺體是松果體，因其形狀與松果相似而得名。松果體就坐落在前額中央，跟我們的雙眼一樣，擁有錐狀細胞（cones）與桿狀細胞（rods）以接收光。難怪在從古至今的歷史裡，有這麼多的文化將松果體視為「內在之眼」。的確，它實際上是某種視覺器官。我常常感知到松果體像一個紫色小燈泡，在大腦中央散發著光芒。我的感覺是，松果體感知到的光頻率是來自穿過頭骨的更高波長的能量，只有透過心靈之眼才能看到。就想成它在**感知**著所有我們看不見的光。當松果體是清醒且全力運作中，我們便能與周遭更細緻的頻率高度協調。我們得以接收並理解這些頻率攜帶的資訊，並利用那些訊息引導我們在這個世上生活。

我認為松果體也掌控著我們的磁場感知力。它就像一支內在的天線，不斷擷取精微電磁場裡的訊號，因此，它也與我們能夠感知宇宙及地球的振動訊息有關。人們常說松果體是我們與上帝或高靈的關連，我則形容它為我們跟宇宙的關連，宇宙就是一個電磁有機體，而我們每個人則是其中的一個微小細胞。就像我們體內的任何一個細胞，我們都會想要某種合一感，能讓我們體內的一切與一個中央組織智能協調一致。

一個調頻好的松果體會留意場域中的各種音樂，以及我們在宇宙之舞的後續舞步。當我們啟動松果體，完全地處於當下，就能對宇宙的磁性場域敞開，同時與舒曼共振[24]的頻率以及地球的電磁脈衝協調一致。而地球的代表性空腔（cavity）[25]產生的連續背景脈衝，似乎扮演著松果體節拍器的角色，後來成為我們二十四小時生理節奏的基礎。

古老靈性信仰或當代神經科學都一致認為，松果體的活動與直覺、靈視、所謂的通靈，或各種超感知力有關。說到底，超感知力並沒有那麼神祕，那只是松果體自然且健康的表現。加州大學柏克萊分校出身的生物物理學家貝佛利．魯比克（Beverly Rubik）的研究發現，大腦松果體周圍的區域總是以四十赫茲的頻率運行，這種高頻與直覺、靈視，以及愛、感激、赤子之心有關。在還是孩子的時候，這種特質就是我們的自然狀態。我們看得見也知道很多事，我們對鬼魂與看不見的朋友說話，也會展現出可能被稱為**通靈的行為**。如果當你說出那些感知到的事物，你生命中的大人就被嚇壞且責怪你，你就很有可能關閉那些能力。就算他們沒有那樣做，隨著年齡的增長，你也會開始意識到那些事不適合你被教導的唯物主義世界觀，就很可能否定這些能力，自己將它們關閉。

我的兩個兒子接近五歲及八歲時，我發現他們能看見人的能量場。他們幾乎可以看見每個人周圍的色彩，也很驚訝我看不見。多年以後，到了他們青少年時期，我記得我

24 編按：Schumann resonance，一九五四年由德國物理學家溫弗里德．奧托．舒曼（Winfried Otto Schumann）所發表的理論。指的是地球電磁場頻譜的極低頻部分，是一種產生於地表和電離層間的全球性電磁共振，由閃電放電激發，其頻率為七．八三赫茲。

25 編按：舒曼認為距離地面約一百哩的天空有一層環電離層（Ionosphere），它會隨著日光強弱發生變化，與地球表面剛好形成一個類似空腔共振器（Cavity resonator）的空間。大氣內的各種振動頻波與電波則不停地於其間到處傳播，有的越傳越弱，終至銷聲匿跡；有的則發生共振而持續存在。作者此處指的「地球代表性的空腔」，指的應為這個空間。

問他們是否仍能看見人們周圍顏色時，他們的回答是：「不，看不太到了。」在人生旅途的某處，那種能力就不見了——那當然不是因為他們的母親告訴他們這很奇怪！我們關閉這些內在天賦的原因很多，但它們可以再次被打開，重要的第一步是要認識到，這些超感知能力的開啟狀態，是它們平衡、和諧的表現。

這些能力也與科學家所稱的**磁感**（magnetoreception）有關。那是一個有機體偵測磁場的感受力，可以感知方向、高度或地點。海龜、候鳥、鰻魚、海豚、狐狸、蜜蜂，甚至是特定種類的細菌，都會以地球磁場作為導航。事實上，**所有的**有機體都可能具備這種感受力。海龜利用這種歸航設備作為導航，穿越廣闊的海洋，回到之前牠們孵化的海灘產卵。這也是數百隻成群的椋鳥能以令人嘆為觀止的方式，在天空中以同樣的姿勢飛舞的原因。而在向南遷徙到墨西哥時，帝王蝶會在多雲與陰天利用內在的磁感羅盤保持在航道上。此外，趨磁細菌（magnetotactic bacteria）也會利用磁鐵礦沿著地球磁場的場力線（field lines）遷徙，而科學家也在松果體及人類大腦中發現這種化學物質。

自然界的所有事物都具有磁感。事實上，我最近讀的一篇文章正提及狗的排泄物與地球磁場的校準方式！這就是生命的一部分，我們人類與自然界的其他事物並無不同。根據最近的一項估計，松果體是由百分之三十的磁鐵礦組成，這是一種可以感應電磁場的天然礦物。不過，不只是人類大腦會接受磁場資訊，就連我們的眼睛也有磁感，我們真的可以看見磁場！這種磁場感應力也被前工業時期的人們大量運用，就算沒有指南針與地圖，世界各地的原住民也能巡行到難以想像的遙遠地方，而且通常是在景觀中完全看不到線索的狀態下。

直到一九九〇年代，科學家們才首次發現大腦中含有這些磁性粒子。研究人員迅速排除這些粒子是由磁汙染所引起的可能性，事實上，每個大腦相關的研究都有類似的磁性粒子分布現象，也證明它們具有生物功能。而因為這些粒子主要集中在大腦的下部，到了上部就逐漸減少，研究人員便假設這些粒子可能扮演某種角色，幫助人體將電子訊號從脊椎往上傳至大腦。

即便如此，科學界的共識仍是人類不具磁感。但這種立場在二〇一九年受到了重大打擊，加州理工學院的一個研究團隊第一次發現決定性的神經科學證據，證明人類具有地磁導航系統。當研究人員改變實驗室的磁場，受試者腦電圖的大腦活動會顯示某種磁力反轉現象，並觸發強烈且可重複的大腦反應。此時，阿爾法腦波振幅突然下降，這是人在突然接收到感官刺激時通常會產生的反應。然而，這一切都在潛意識層面運作，受試者並不知道磁場以及大腦活動的改變。這項研究的作者進一步解釋：「我們發現的證據指出，人類具有運作中的磁感，可以不斷傳送訊號給大腦，這也是之前人類心智潛意識中未知的感受力。人類全部的磁力遺傳尚待探索。」

這種「磁力遺傳」是一種與生俱來的能力，每個人都可以開發與培養。與周遭電磁環境保持協調的能力，感覺到生命之流要帶我們去的地方，是一種現代人已經遺忘的天賦，但也是處於能量流動狀態，進而維持身體健康的關鍵。我們一出生就內建了衛星導航系統，我們體內就有一具與地球電磁場校準的電磁指南針，無時無刻為我們指出真正的北方。這種天生潛能並未消失，我們只是與它們失聯。人們告訴我們只能感知眼睛看得到的事物，所以我們並未想過要進一步去看，我們一直戴著眼罩遮住它。但一旦你知道自己具有這種感知能力，就跟視覺和嗅覺一樣自然，你就可以開始運用它。如果你了解並相信這種感知力，你就會體驗到它。如果你既不了解這種可能性，也不相信它，那麼你根本就不會去尋找它。

這裡有個簡單的冥想，我常用來練習與自己的磁感連結。花一點時間回到自己的中心，看看你是否能感覺到雙眉之間的明亮紫色光。感覺它就像燈塔一般，從你的頭部中心向各方散發光芒。接著慢慢開始將你的意識從頭部中心擴展至身旁的空間，再慢慢將意識擴大，直到跟你周圍的磁力泡泡一樣大。感覺自己就在這個泡泡裡，感覺這個磁力泡泡在地球泡泡之中，地球泡泡也在太陽泡泡之中。感覺太陽的磁力泡泡處於銀河系的磁力泡泡之中。所有共振波正在磁力泡泡間穿梭著，感覺一下自己與所有共振波的連結：你的身體、地球、太陽及銀河系。繼續擴展你的意識，與宇宙意識融合。讓你的天線、松果體與這個無限頻率的真實振動領域精準對頻。從太陽與星星，從源頭本身，感覺你的天線對宇宙中心的星際波動敞開。聽見並感覺到舒曼共振的脈衝，讓它引導你朝著人生該去的方向邁進。如果你將自己的聲音當作樂器，這是一個很棒的空間，可以讓你運用想像力去練習與不同的頻率共振。

在電磁環境中保持健康

松果體沒有正常運作，通常是因為擷取過多的電磁資訊導致能量過載。而對我們的天線來說，環境中的電磁靜電會成為訊號干擾器，阻礙我們的天線接受自然界真實、精微的訊號。

在療癒這個能量中心時，我經常發現一堆雜音與碎片，我把它們比作太空垃圾，就是那些漂浮在地球大氣層周圍的舊衛星金屬碎片。這是個沉重的干擾負荷，通常會產生一種感知受損以及與環境脫節的壓力感，這與我們的其他感官受損的感受不同。我最近與我的一位聽力喪失百分之五十、戴著助聽器的朋友相處了幾天，我注意到無法聽到正在發生的事、錯過人們在說什麼，對她來說壓力有多大。所以，當我們的磁感被阻塞，我們的意識就會感到緊張，因為我們很難與周圍的能量協調。我們想要解決這種訊號干擾問題，因為它阻止我們調頻到更和諧、有益的振動。一旦我們消除了這種雜音，清晰和放鬆的感覺就會回到我們身上。

增強我們的電磁健康代表提高所有體內電子的訊噪比。我們自身的訊號越強，體內的電壓就越高，我們訊號越清晰，受環境中所有雜音的影響就越小。這是在我們目前的環境中生存的關鍵。目前環境中，資訊正以不斷增加的衝突訊號的電子煙霧，在我們周圍流動並流經我們。

試著將意識帶入你的腦中，看看能否感覺或注意到任何可能正在發生並造成干擾的事物，例如：食物過敏、重金屬汙染與電磁波敏感，都是這裡的常見問題。如果你正面對腦霧、記憶力差或無法集中注意力等問題，我鼓勵你研究一下這些事物，看看能否了解可能發生在你身上的事。當然，我們也要知道，想太多通常是最大的訊號干擾器！

左側：憂慮的倉鼠輪

我在第三眼處發現的失衡狀況，最常出現在頭部左側，大腦的左半球，這裡控制著身體右半邊（陽性）的能量運作。我們會在這裡發現思考未來的模式，通常以一種強迫式的憂慮、焦慮迴圈，以及負面預期的形式出現。有時候，這裡會出現內在監工失控的聲音，不斷重複、改寫你的待辦事項清單。其他時候，它會變成一種逃避到幻想中的美好未來的心理習慣，在那個未來中我們覺得自己終將變得幸福。在探討膝蓋的那一章，我們談過這種「地平線上某一點」以及「揀石頭」的思維，這種模式也會大量出現在這個區域。陷入這種思維時，我們就無法歸於中心、向下接地，或是保持能量平衡。

在頭部左側外大約十吋之處，我們會發現我稱之為「**憂慮的倉鼠輪**」的能量結構。那是一隻公的（陽性）小倉鼠正瘋狂地踩著牠的小輪子，一直向前跑向未來。驅使倉鼠的是例如這樣的聲音：**我必須做這個；我必須做那個；我必須繳稅；我必須送小孩上大學；我必須想清楚我的事業**。當這種必須、必須、必須的狀況出現，我們自己會變得不重要，並把自己的能量投射到前方、投入未來。當能量處在這種原地自旋的狀態，我們就離開了當下。在右髖骨處有個由內疚驅動的做太多之輪，而這個倉鼠輪便是與做太多之輪連結，並給予能量支持，因為想太多會驅動做太多。這兩個輪子湊在一起，就成為我在大部分人身上看到的能量滲漏的主要原因。

有時候這裡不只有一個倉鼠輪，某些人會擁有多個倉鼠輪。我曾遇過一位女性個案身上的倉鼠輪多達三個，其中一個還歪向一邊傾斜著跑。她的腦中無時無刻都充滿了各種聲音，導致她長期受嚴重失眠所苦。不過，我們可以透過把意識帶到那些思想模式，讓那些倉鼠慢下來，再用音叉將那些受困能量重新融入中央通道，把她的能量帶回當下。而另外一次，我療癒一名有腎臟問題的男子。很明顯地，他腎臟的能量真的非常虛弱，然而我進入他的場域後，卻發現在他頭部的左側有個過度活躍的倉鼠輪，正以令人難以置信的高速運轉著。說實在的，我從沒有看過這麼活蹦亂跳的倉鼠！他是一個想太多的人，而他的想太多正從他的腎臟與全身汲取能量。想太多是由他的舊有信念所驅動，他認為為了保護自己並讓自己安全，他需要把一切事情都想清楚。許多人都懷有這種信念，但這根本不是真的。

我在青少年期罹患暴食症時，那種未來思維的能量便以各種成癮症表現出來，簡直要把我逼瘋了。我不斷想著我要吃什麼、什麼時候吃，以及要不要把它們吐掉。我們幾乎對任何事都可能產生這種強迫性思維。這種思維也與右髖骨輪息息相關，許多人在工作及生產力方面都有同樣的問題。

當我們開始想太多未來的事，我們就會拖延。這感覺並不舒服，會產生焦慮與壓力，接著我們就會屏住呼吸。假如能與你的呼吸一起安住於當下，假如可以只處於**這個**時刻，你就會沒事。而要安全地離開正在比賽思考的倉鼠輪，就是意識到當下發生的事，好讓你抓住自己，回到當下。我所說的並非新鮮事，而是正念的基本知識。當你意識到倉鼠開始奔跑，就是專注呼吸、歸於中心、向下接地的時刻。現在將你的意識放在前額中央的位置，把注意力帶回到當下。若感覺對了，可以順便進入你的太陽神經叢或心輪。把事情都帶回現在，並對自己這一刻擁有的一切表達感激。

此外，解決未來思維的不平衡的另一種解藥，就是**學會相信未來的自己**。如果不信任未來的自己會處理好未來，你就會認為自己需要用當下這一刻的時間去擔心未來。不相信自己的人，通常也不會相信人生，抑或不相信自己過去做過的事，他們認為自己總是在犯錯。這些只是需要仔細審視的故事。假如你能信任未來的自己有能力處理未來的每一刻，那會如何呢？這樣一來，你就不需要過去的自己來處理一切，也不用在事情尚未發生前，就把一切抓在手上，試圖掌控。那不代表我們不做計畫，你可以每天花點時間坐下來，以最適合當下情境的方式計畫今天、明天、下週或明年的事。不過，一旦你花時間做了計畫、安排行程，並將待辦事項寫下來，你就不再需要倉鼠輪繼續運作。

右側：向後跑

第三眼右側的場域與負責控管身體左側的大腦左半球有關，這裡攜帶著較多陰性能量、女性心理的失衡，與較容易沉思、反覆思考及回顧過去的思維方式有關。這也包括了內在批判家，就是那個不讓我們過好日子，常常數落我們過去錯誤的人。

這裡大部分的靜電噪音都與我們難以放手的事物有關——那些仍持續重演的舊有不

滿與故事。在這裡，我常發現在因腦中不斷糾結過去而滿載電量的記憶，以及帶有創傷、艱難及強烈情緒的傷口貼布，仍然對我們第三眼的感知力發揮斷流器的功效。假如某人的生命中有一件事一直在他腦海裡盤旋不去，這裡的能量就會過多。悔恨的倉鼠輪便會由向後跑、看著過去的倉鼠驅動。這是一隻過度活躍的母倉鼠，換句話說，就是過度沉溺於過去的傾向，牠會驅動無力感、沮喪感及受害者情結，最後在左髖骨附近產生電力與壅塞。

讓倉鼠在那邊亂跑並不理智，既沒必要也沒有用處，還會在生物場裡創造大量的訊號干擾，像雲霧般遮蔽我們清楚看見、感知與覺察事物的能力。如果你的倉鼠失去控制，就是個問題。牠們可是**你的**倉鼠！如果你不控制牠們，還有誰能辦到呢？要不要擁有牠們取之在你，所以不管這些倉鼠表現是好是壞，你自己都要負起責任。你必須養成習慣，隨時注意你的倉鼠是否開始失控，並把自己拉回當下。

克服想太多的習慣

我們必須承認自己已被植入「想太多」的程式。事實上，大部分人都帶著一個不斷思考的大腦在生活，那些思考正在把他們逼瘋。事情並非一向如此，大約在近兩百年間，這種不健康的「思考腦」架構才成為我們現實生活的一部分。經過幾個世代後，我們已看著意識所在之處從太陽神經叢及心輪向上進入頭部及大腦，但這裡並非大部分傳統文化看見與相信的地方。大腦作為意識所在之處其實是個非常現代的架構。在我們朝上方轉變之後，我們也從自己內在傾向中有較多空間與具體化的狀態，變成非常精神性、線性與抽象的狀態。我們也用理性概念思維取代直覺思維，讓自己從一個感覺生物轉變成思想生物。這種向上的轉變也造就了想太多這種極端的不平衡。

以整體能量供給而言，大腦使用的能量大約等同於美國的國防預算，才能維持正常運作。如果想太多，人體系統就會開始從體內取出能量，作為應付這些額外心智活動所需的燃料。要知道自己有沒有想太多，最簡單的方式就是觀察自己一天中的能量流動狀態。如果到了下午你就覺得能量開始走下坡，需要咖啡因與糖分才能保持警覺，那我幾乎可以斷言你的大腦執行了太多程式。你必須要找出是哪個程式消耗了大部分的電力，並開始將那這些標籤關閉。

這些程式完全一無是處。根據研究指出，人們很容易一次又一次地想著同一件事。我們會深陷於思考慣性，然後我們的心理能量便繼續順著那些既定模式流動。這裡有一個很好用的觀想法，就是想像在一塊黑板寫上所有這些日復一日的愚蠢、慣性及無聊的舊有想法，然後想像自己拿著一塊好用的大板擦，一口氣將黑板擦乾淨。試著在每天早上做一次這個觀想，每天都用一塊乾淨的黑板開始寫。如果想要，你可以一直把想法寫回去再擦掉。

為了要控制自己的「思想腦」，首先你必須知道這是有可能的。接著，你必須知道這個「思想腦」並沒有如你所想的那麼必要。在腦中反覆想著同一些事，對於釐清問題並沒有太大幫助。你可以質問任何引起想太多的信念。你覺得自己必須「釐清問題」，才可以讓生活正常運作嗎？你相信自己隨時都要處於一種壓力狀態嗎？試著念誦以下的梵咒：**我承認在潛意識裡，我認為自己需要承擔壓力。我願意放下這樣的信念。我敞開心胸，相信自己不需要承受壓力；我願意相信少了我的擔心，人生也會如它所需地開展。**

我的兒子卡西迪了解我所有的智慧，我將這件事告訴他時，他跟我說：「媽，我懂。但我腦中的聲音就是不斷回來啊！」那我們要如何擺脫這種狀況呢？事實上，這個問題沒有快速修復或快速解決的方法，我也花了很多年的時間，才到達一種對自己的思想擁有管理權的狀態。在這趟完成療癒與合一的旅途上，有些部分需要我們長時間去適應，而「思想腦」就是其中之一。這是一個對自己的心智清明所做的承諾，長期下來會慢慢產生改變。

同時，我發現讓大腦安靜下來的最佳方法之一，就是練習深度聆聽，那可以讓我們的大腦進入一種平靜、放鬆的阿爾法波狀態。每次有人記錄我的腦波，都有長達好幾分鐘的阿爾法波狀態，這顯然很不尋常。坦白說，我每次能維持好幾分鐘不思考的唯一原因，是因為我花了很多年在幫別人療癒時仔細聆聽音叉的聲音。我的大腦已被訓練成進入阿爾法波的狀態。聆聽可以將你拉回當下。聆聽身旁的聲音，聆聽流水聲，走出戶外，仔細聆聽大自然的聲音。聆聽可以帶我們進入與聲音協調一致的狀態，就算是聆聽隔壁鄰居除草機發出的聲音，也是一次回到當下的機會。你不需要耳機、手機應用程式或老師來教導你，大自然就處於一種輕鬆、流動的狀態，只要好好利用，我們就會進入那個狀態。不過，你也不必真正身處大自然，聆聽音樂也是一種擺脫忙碌大腦的絕佳方式。

如果連靜下心來聆聽都很困難，另一個策略是有意識地移除腦中運行的任何程式，並用一個更有益的程式取代，推翻對自己無用的思維模式！使用大腦的方式有很多種，我們可以選擇兼具建設性及創造性、而非破壞性的方式。透過大腦，我們可以確認自己是否變得更健康、更自由，也可以對自己表達愛與感激，甚至是祈禱。我不認為自己有任何宗教信仰，但我總是在祈禱。在開車的時候，如果思緒開始散漫，我會祈求地球上的眾生都能離苦得樂，或是為世界上最有需要的地方祈禱，藉此扭轉喋喋不休的內在對話。

第十六章

頂輪：與宇宙共舞

當意識一路往上在頂輪達到平衡狀態，我們就能真正開始在順流狀態下運作。我們可以聽到宇宙之歌在細胞中響起。在頂輪中心，我們也超越了受限的自我、小我、受苦肉身，體驗與一切萬有的本質合一。我們與自己的本質完全共振，這讓我們得以與乙太集體場域共振。

頂輪位於我們頭頂正上方的位置，是我們進出統一場（宇宙電磁體）的出入口。頂輪從太陽之星（這個等離子球體位於頭頂上方約八吋處）汲取正電流，這裡也是我們從太陽、星星及整個宇宙汲取能量之處。當宇宙能量的正電流進入我們內在電池的電極，它會透過人體中央通道下降，並與地球能量的上升電流交錯旋轉，最後從足部中心離開，再沿著環形圈的外緣盤旋回到頂輪。頂輪與**白色**相關（在某些傳統中是紫色），其**母音是「咿——」**（eeee），**種子音是「OM」**，與第三眼相同（在某些傳統中，在發出

「OM」之後需要停頓一下）。

我剛開始處理此處的問題時，我對頂輪的認識來自於我所讀過的奧祕學書籍，書裡說這裡與靈性以及我們與神性的連結有關。除了這些傳統智慧外，這些年來我也發現頂輪似乎握有關於**我們與時間的關係**的能量。我第一次觀察到這種關連性時並不知道該如何看待。所有我讀到的資料都說，頂輪與上帝及較高意識有關，那這跟時間有什麼關係呢？直到偶然看見下列的引文，我才開始搞清楚其中的連結：「信仰就是知道自己擁有足夠的時間，可以完成需要做的事。」信仰在此與時間畫上了等號！就在那一剎那，我了解到我們只有在心智處於當下的狀態，才能體驗到與自然、上帝及宇宙的連結感。意思是不只是要完全臨在，還要跟著神聖的時間安排流動，與乙太的行動共振。如果我們處於匆忙及分心狀態、擔憂未來或對過去耿耿於懷，我們就沒有回到頂輪中心，也沒有與大自然的流動保持一致。

與時間保持正確關係是什麼感覺呢？就是順順地度過每一天，不會因為待辦清單感到壓力，開車時不會因為車況動怒，不會預期接下來將發生什麼事，也不任由你的內在監工擺布，你會在輕鬆與努力間找到適當的平衡點，不會逆流而行。當你讓自己進入對的時間點，你就會放下緊握的事物，安心地待在自然的完美幾何架構中。這就是你體驗神奇共時性的時刻，你會在對的時間遇見對的人，你會找到完美的停車位，你會吸引到想要的機會以及實現一切所需的資源，說不定有人會買一顆鳳梨送你。在生命更偉大的交響樂裡，你會演奏出正確的音調。這確實是一種非常幸福的生活方式！

不同於其他能量中心，我在頂輪中心兩側都沒有發現與情緒有關的資訊，但對任何頭部曾受傷的人，我絕對可以找出他們受傷的年紀。頂輪的能量也會顯示出這個人是否長時間待在日光燈下，那樣可能會嚴重破壞能量場上方外緣的雙層等離子膜的完整性，更不用說那會造成我們對自然界的疏離感，因為我們長時間待在室內與人工照明為伍。在我們的腺體系統，頂輪也與腦下垂體相連，這個「主腺體」正好坐落於大腦正中央的位置，它會產生身體大部分的荷爾蒙，也指揮著整個腺體系統的運作，並發送影響生長、消化、睡眠、血壓和無數其他身體功能的指令。我有時候會在腦下垂體周圍發現錯誤信念及幻想的雲狀結構，令我突然想起那就像是謊言的投射，遮蔽了我們的感知力，並創造出一種分離的假象。

釋放壓力閥

在我們大部分人的人生裡，長期都有一種時間不夠用的感覺，這真是沉重的負擔。在時間壓力下，我們會陷入無止盡的掙扎。這比任何東西都還要快耗盡我們的喜悅、愉快與創造力。

無法與時間校準，我們就會經常感到有股能量壓在身上，進而創造出一種處於壓力下的感覺。在我經歷人生中難以承受的那幾段時期，我的頭部會真正感受到一種壓迫感。之後我也在他人的能量場觀察到同樣的壓迫感，那會在頂輪周圍形成一種能量的收縮與凝聚。在生物場調頻法中，頂輪出現的抵抗程度，即反映一個人正在承受的壓力水平，以及他們人生中前幾次面對壓力的紀錄。這種頭部周圍的收縮力量，很容易在音叉的音調與振動中感測出來。

處於壓力下的時候，我們健康的音調表現上方會產生一層靜電噪音。一個人的能量場如果長期處於壓力中，自然就很難避免產生疾病。壓力會導致疾病，時間壓力也會。當遇到時間與金錢的壓力，有害的關係、吸乾能量的工作，或收到巨額稅單時的壓力，我們的**壓力墊圈**就會爆掉。我常用壓力墊圈爆掉來形容當你處在壓力下，身體的某部分因為正好是你的弱點區域而崩潰的情況。我們都想讓身體運作得像一艘牢固且滿載船員的船，好完成所有的任務，讓一切都能同時忙碌地運作著。你是否曾在團隊中有一半的人請病假時，不得不完成一個龐大的案子？情況感覺就像如此。時間久了以後，這種壓力狀態就會讓你的脾臟、肝臟或是另一個壓力墊圈出毛病。

你也可以把壓力狀態想像成：電力太多但磁力不足；熵作用太多但負熵作用不足；

重力太多但輕力不足；下降電流太多但上升電流不足。這時你可以做一件很簡單的事：把鞋子脫下來，雙腳踩在草地上走，感覺輕力從你體內升起。

當我們在自己思想模式及限制性信念的壓力下掙扎，最好的解藥就是找到輕力。每一種往下的力量，都會有一個相對應的往上力量。所以，找到那種提升的力非常重要——對那些難搞的人物或狀況，你需要保持平衡以免被壓垮。抓住上升氣流！扔掉那些時間、金錢及思想壓力！大部分時候，那只不過是心智腦所創造出的無盡壓力。在很多人身上，那會在頭部周圍產生我所謂的「**暴風雲**」——混亂的思想形式阻礙從頂輪往下流的光與能量。有很多心智與心靈自由都是從釋放這種壓力而來，就像是打開閥門，讓蒸氣排出一樣。

要療癒頂輪，我們需要改寫自己「時間不夠用」的故事及信念。多年來，我常聽到人們說：「**工作總是那麼忙。**」「**我沒有時間。**」「**還有很多事情要做。**」「**我快受不了了。**」「**我被工作淹沒了。**」「**我永遠追不上進度。**」**如果你不忙，你就沒有生產力。**這些只是我們必須質問與倒過來想一想的故事。請你深入質疑自己與「我沒有足夠時間」這個故事的關係。這就是你的生活方式嗎？是有時候還是一直都是呢？你對自己的生活步調滿意嗎？你相信自己擁有足夠的時間做每一件該做的事嗎？你是否長期都很匆忙？你是否覺得自己需要立即回覆每封簡訊與電子郵件？你覺得生活在時間充裕的狀態下會是什麼樣子？要願意去思考時間的不同故事，例如：**「我相信自己擁有足夠時間。」「我不需要匆匆忙忙。」「我擁有足夠的時間與能量來完成所有需要完成的事。」「我能做到事半功倍。」**

「時間不夠」只是一種心態。如果你開始進入這種狀態，就需要問問自己什麼是可以等明天或是後天再做的。如果你注意到自己與時間的關係不對，就檢視一下自己的待辦清單。哪些是可以等的？你真的需要給自己這些壓力嗎？這只是一種習慣嗎？你會把所有事情累積在一起做，很可能是因為感覺身處壓力之下是你的習慣，那是你的「已知區域」帶來的舒適感。但是只要誠實評估需完成的任務，通常就會發現有些事是可以等的。要抓住上升氣流，而非逆流而上。看看自己要做的事有哪些，然後選擇去做當下對你來說感覺最好的事。

與主流看法相反的是，在發揮全力加快腳步時，我們並沒有變得更有效率，也不會完成更多事。就我的經驗而言，古諺語所說的「欲速則不達」非常正確。在這裡，我們再次回到海底輪的不平衡迴圈，陷入由內疚感驅使的做太多，那會讓我們做更多、壓力更大，卻沒有得到更有效的結果。

我們都想要與時間保持清晰且連貫的關係，這樣我們才不會做什麼事都加快速度，苦苦追趕。我的一項堅持就是從不讓自己怒氣沖沖與操之過急，我相信這真的是我們能對健康所做的最糟事情之一。你可以完成許多工作但不被惹怒。一旦覺得某件事時間緊迫，我就乾脆不做。那種壓力和收縮的感覺告訴我，要努力擠出時間來做這件事情，對我來說並沒有與時間校準。

我深深相信，即便花最少的力氣，你也可以盡心盡力。這並不是說對你做的事草草了事，而是要聰明地去做。我認為你應該只做自己需要做的事情，否則只是在浪費能量。我們想要順著風翱翔與滑行，而不是像隻斷頭雞一樣到處亂跑，漫不經心地消耗自己的能量。我們不只需要處於頂輪中心，也要歸於海底輪中心，也就是正命的中心，這樣才能讓我們能量系統的迴路變得完整。

與時間的正確關係

不過，就算你一輩子都沒有活在當下，和時間的關係也不對，現在開始回到中心都不算太晚。有無數的方法可以將你帶回當下，設法找出哪一種對你有效，然後進行相關的練習。對頂輪來說，最療癒的事情之一就是花時間與大自然相處。

在佛蒙特，我曾經療癒過許多獵人及伐木工人。因為長時間在大自然中活動，他們通常都擁有一個非常健康、平滑的頂輪。他們在戶外與各種自然元素連結，靠自己的雙手工作，享受安靜的內心所帶來的平和感。他們通常也都與時間保持著很健康的關係。他們只是單純地處於那個時刻與那個環境，不會因為其他事而分心或忙著要去其他地方。

大自然的萬物都有著自己的循環，我們也想要讓自己內在的指南針與自然的循環校準。世上沒有一年到頭盛開的花朵，萬物都有出生、成長、凋零、死亡與重生的時刻。星星繞著銀河系轉動，銀河系也繞著宇宙轉動，一切都在這完美的宇宙之舞中流動。你在急什麼呢？時間還很多啊！

要療癒自己與時間的關係，我所知的最佳途徑就是回到大自然。因為歸根究柢，大自然與時間是密不可分的。宇宙的一切都跟規律與週期有關，月球繞著地球轉有特定週期，地球繞著太陽轉也有其週期，而太陽也以特定週期繞著太陽系轉。這一切都只是一個巨大古老的時空連續體。所有的流動，都只是與這些更大週期的連結狀態。

這就是活在我們體內的祖先的古老智慧。那些比我們早來到這個世界的人們，本能上就知道如何與自然和諧共處。古人認為每個人都是一個**微觀世界**，是整體的一個縮影。你**就是**宇宙，宇宙就在你體內。當你能做到依循真正的內在中心而運作，而非跟隨受苦肉身的偏離振動，就能自然地與更大的生命節律校準。

現代人已與大自然的韻律失去連結，因為我們的生活已經與人造的、加速的節奏同步。我們的生命在加速，身體也是。我們的心率增加，腦波也變快。地球上的生命，包含人類大腦，都是自我調整好與舒曼共振的音調，也就是電離層組織化的背景節奏一致的。舒曼共振七．八三赫茲的頻率，就是當我們的大腦進入阿爾法—貝塔波的波峰，或是處於臨在、覺察與寧靜心靈狀態時的腦波頻率。這是一個透過冥想或深刻靜默才能到達的頻率狀態，我相信這也是我們預設的自然心智狀態。不過，心智腦是位於十三至十六赫茲的高貝塔波頻率，當我們在駕馭它或甚至更高的頻率時，就處於猴子腦的加速電活動狀態，動個不停，這就是壓力的真正定義。只要感到壓力，你的腦波就會加速，神經系統也會切換至戰逃模式，你的心率加快，血壓也變得更高。那不是一種流動的狀態，也不是與自然及一切萬有幸福連結的狀態。

當你隨著自然之流運作，你就會成為宇宙的僕人，由一個超越自我的更大計畫所指揮與引導。活出理想人生的祕訣，就是不用任何推力與努力來讓夢想成真。這與你內在是否有足夠的自由有關，那樣你才能執行宇宙給你的夢想。當你釋放自己，跟隨自然的流動，一切都會變得可能。我要告訴你的是，宇宙對你的計畫，遠比你能為自己編造的還要精采豐富許多，但唯有你能放下對自己日常工作的堅持，那些計畫才能實現。

這一切都需要你對生命的信任。你相信星星、月亮、太陽的流動，以及自然的循環嗎？你相信自己可以進入這種自然流動，並接受它的引導嗎？根據我的經驗，生命知道自己在做什麼。允許自己安住於對宇宙的信任中，就像躺在一個大而舒適的懶人沙發裡。我知道宇宙就是我的靠山，大自然知道正在進行的事，我不用試著把一切都搞清楚。呼，終於鬆了一口氣！即使當下發生的事看似怪異、困難或錯誤，我都知道那是某種為了我好的方式，就算我無法立刻了解。

進入宇宙的律動

日復一日，我們受到各種壓力源、問題與分心事物所干擾，對身旁的奇蹟視而不見。我們忘了這整個景致是如此古怪又美好。身而為人的意義是什麼？我們的身體發生了什麼事？我們沒有享受萬物的奇妙、喜悅、驚奇、愉悅、喜樂及樂趣，反而整個人都糾結在受苦肉身中。就像是被釣魚線纏住一樣，你深陷於自己及祖先的痛苦、你的故事、你的過去及未來之中，以致無法對人生的奇蹟感到敬畏。

頂輪的一大重點，其實就是對生命的偉大奧祕抱持孩子般的好奇心，你不一定要相信上帝才能打開頂輪。頂輪也跟自然界的完美神聖幾何有關。只要透過頂輪讓自己與天體的樂聲、創造的更深層和諧調和，我們就能讓這生命的完美幾何流動引導身體的運作。我們可以啜飲生命之流，讓它滋養我們體內每一個細胞。

看看地球、星辰與銀河，整個天空的交響樂，都是完美的。生命是完美的。我們都被植入帶著雜音的程式，這雜音說著：生命就是一大團混亂的狀態，我們都是墜入人間的罪人。而同時，行星正在誕生，花兒正在盛開，我們周遭充滿了生命的完美律動。我們是從何時開始相信自己不屬於這種律動的一部分？從何時開始相信生命是不完美的？我們所有人都應該審視與反思一下此事。那種想法到底從何而來？為什麼我們要在那種幻相之下費力前行？

分離的幻相是一種深層的不平衡，會呈現在頂輪附近。這種與完整生命分離的虛假認知真的會阻擋我們的流動。從很小的年紀，我們就被教導要把宇宙視為機器，而非有機體。我們與神、大自然、人類家族分離。無論我們是否知道，那個程式都存在於我們的內心並造就了我們。那是我們的訊號中非常關鍵、重要的阻礙，在頂輪與心輪可以很明顯地看見。而我們跟它一點關係也沒有！我們生於這個故事中，它讓我們感覺自己在宇宙中是孤獨的，它會產生所謂的**笛卡兒式焦慮**（Cartesian Anxiety）：因為相信自身與一切的根本分離，所造成的根深蒂固的恐懼。

在頂輪上方的場域中，我有時會遇見一種有點像是潛意識中的一道牆的結構，把我們自己與宇宙分隔開來。跟所有我們能量場中的牆式結構一樣，它會吸取我們大量的能量。看看這是否就是出現在你自己能量場中的東西，若是，就試著觀想它。它是由混凝土塊組成的嗎？它是鋼鐵做的嗎？還是石頭？看看那道牆在你的心靈之眼中看起來如何，對它感到好奇，然後開始探索牆的另一面有什麼。如果沒有這道牆的阻擋，什麼樣的能量會過來？要知道，你有能力移除這道牆。然後問你自己：在我的想像中，我可以採取什麼行動去消除這道牆？是把它擊碎嗎？用推土機把它推倒嗎？是碰它一下，它就「砰！」地一聲神奇消失了嗎？要成功打倒任何在你心智中讓你與一切萬有分離的結構，方法就是相信任何在此時出現的想法。

在療癒頂輪的過程中，我也接收到另一幅圖像，圖中是一支會從大自然、神與宇宙汲取資訊的內在天線。這整支天線都被包在一團阻礙訊號的膠帶中。我們可以解開這團膠帶，讓它再次成為清晰的接收器。所有阻擋在前的垃圾，像是時間壓力、認為自己渺小不足的信念、分離的幻相，都可以被清除。

我也喜歡把這支宇宙天線與我們的腦下垂體聯想在一起。腦下垂體對頭部周圍的信號干擾源非常敏感，例如：手機基地台、無線網路、牆壁裡的六十赫茲電流。雖然我們真的沒必要活在對科技的恐懼中，或是對環境中無法控制的事物撒手不管，但這只是另一個提升自己電壓的理由，這樣才能在任何情況下都讓你的訊號保持強大而健康。此外，腦下垂體的信號也會被幻相與錯誤信念所阻擋。在一次自體免疫疾病的團體調頻療程中，我非常驚訝地發現這個現象。一如往常地，療程一開始時我並不知道要處理能量系統的哪一部分，我會讓團體的能量告訴我該從哪裡著手。在這個特別的療程開始時，我的後腦收件口收到了一封訊息，告訴我要處理腦下垂體，但我從未對它做過完整的療程。我發現這些幻相的結構環繞著腦下垂體，那是一團沉重、黏稠及無用的錯誤信念，看起來就像是不同幻相不斷翻轉形成的全景圖。這感覺就像被困在矩陣中，讓你的思想被錯誤的現實世界觀所拉攏。

透過頂輪，我們可以有意識地練習吸收宇宙的能量，在能量沿著中央通道下降時，用它為各個能量中心補充燃料。以下這個觀想法我稱為「**虹光身**」。

現在，開始將你的意識焦點放在頂輪，感覺有一道白光從頭頂上方流入，體驗到自己的中央通道變成一個光柱。敞開內心接受下降電流與上升電流混合的感覺。當白光經過頂輪往下流動，就像是碰到稜鏡般分裂成可見光譜的所有顏色，我們體內充滿著各種寶石與鑽石，當我們的虹光身與原始幾何校準，就像收音機的靜電噪音被清除，我們會清楚聽到美妙的音樂。當雜訊從訊號中消失，會是很大的解脫。進入這種清晰的存在狀態，看著體內每個能量中心的顏色，知道自己就是一個虹光身。感覺你的電磁體的內在閃耀著光芒，要記得，這種光芒就是所有造物及整個宇宙的光芒。透過這道光，透過中央通道，你便與一切萬有連結。

破解幸福方程式

我們的體內也有一種程式，告訴我們幸福與開悟（兩者其實是同一件事）是高不可攀的。但我的經驗並非如此。正如我說過的，我們大部分人都被植入這樣的程式，但我並不認為開悟是一種虛幻的經驗。我認為那就是保持覺察並舒適地安住在自己的光體中。開悟就是從內到外，體驗到自己是與其他生物連結的純淨光體。你就是天堂與地球的緊密結合！你是泥土與礦物質，也是星光。你就是乙太。當你覺醒，意識到自己的光明本質，就會越來越能以這種方式看待自己。而當你與自己的電磁體連結，同時也是跟宇宙的電磁體連結。在與自己的真正本質共鳴後，你就會與大自然產生共鳴。那就是幸福！這種經驗唾手可得，不是在未來等我們在靈性上更進階、吃生素食後的某個時間點，而是此時此刻。

我們會害怕臣服於這些身歷其境、無法抗拒的美好感覺，因為深怕接下來會發生什麼事，把我們推回現實（就是我們受苦肉身熟悉的那個現實）中，甚至我們也不允許自己進入那種狀態，因為我們太害怕那種失去的感覺。不過這是真的，這種感覺真的會被帶走，這就是人生。不過，你可以在它出現時享受它，也永遠可以回去再把它激發出來。但是，透過練習，我們可以讓自己待在一個協調的內心空間越來越久。讓我們大部分的日子、甚至一生都對自己、他人及所有生物充滿愛與感激，是有可能的。那是一種穩定且省力的狀態，我們可以達到，也能以這種狀態生活。我花了許多年清理自己內心的垃圾，但我做到了。我們都可以做到。

太空是一個巨大的電磁有機體，而為星星提供電力的一切，也為我們的心臟及大腦提供電力，我第一次了解到這一切時，內心曾深刻體驗到宇宙之歌在我的細胞中響起，我感覺到自己在最深的層面上是與整個宇宙連結的。對我來說，覺察到自己的光體與萬物連結在一個巨大光場中，正是我需要的，我不用再去尋找了。對你來說，抵達這種境界的方式可能完全不同，但是條條大路通羅馬，我們在找尋的就是一種深刻體驗到與萬物合一的感覺。那是我們靈魂真正的解放，也是與更偉大存在結合的狂喜。

我相信，這是我們身而為人所能體驗的終極狀態。它既崇高又謙虛。從生物場的觀點來看，這只是在所有噪音及垃圾都被清除後會發生的事，然後我們就可以自由地以自己獨特的頻率特徵振動。這就是開悟、解脫及覺醒，不管你想怎麼稱呼都可以。

我們的內在本質都是鑽石，我們是個閃閃發亮的多面體，可以朝著各個方向反射各種光。體驗清澈透明的自己，活在我們自身光體的純淨光芒中，擺脫我們一直在面對的沉重負擔，是我們與生俱來的權利。但我們必須經過一些考古挖掘才能抵達那裡，因為那道光已經被埋藏了好幾個世代。我們必須把這些世代累積的垃圾挖掘出來，例如：幻相、剝奪權利以及不連貫的波形等。不過，我們挖掘出來的黃金其實是一種真實自我的體驗。一旦能安住在你的真實自我中，你就會變成一個宇宙的樂器，在創造的交響樂中發出清晰的音調。

你有能力進入與一切萬有合一的意識狀態。透過你自己的乙太體載具，你可以與乙太、與擁有無限潛能的統一場連結。現在，我將此留給你做為參考點，讓你知道那是可能的，不是在遙遠地平線上的某一點，而是此時此地。

【後記】

我們就是自己在等待的人

我們正經歷著時代的改變，舊模式正在瓦解，新模式正在誕生。在我們文化的各處，舊有的故事都正被揭露，新的故事也正被寫下。這可能是個恐怖、混亂的過程，而我們許多人也深刻感受到歷史上這一刻所發生的苦難。不過，正如音流學的研究所顯示的，當振動頻率改變，舊有模式就會瓦解，一個完全不同的新模式便會自然出現。即便我們看到的一切是那麼混亂且具破壞性，只要將自己校準到新的頻率，我們就會看到正在興起的新模式。

在我們每個人的生活裡，也是一樣的狀況。當自身的頻率改變，因為我們熟悉的舊有模式正在讓位給一個較協調的新頻率，所以會有一段混亂的時期。混亂會在新秩序之前出現。這就是療癒、成長、進化。漸漸地，我們會放下這具受苦肉身的噪音，並越來越與我們的基本頻率校準。

每個人都內建著程式編碼，以應付地球這艘太空船上發生的看似緊急的狀況。在電磁學這個嶄新範疇裡，我們擁有許多工具可以解決個人與集體的問題。如果每個人都善用自己的偉大，不會覺得自己不配進入此時此刻應該扮演的角色中，那會如何呢？如果每個人都被賦予散發自身光芒、做出改變的權力，情況又會是如何？所有問題的解決之道都在我們的內心，我們只需要啟動銜接到這些解決方案的能力。

就在此時此地，解決問題所需的資源都在我們眼前！在薩滿文化裡，人們相信每一種疾病在自然界中都有療癒的方法。神不會創造一種疾病，然後不給解藥。我們的問題也是一樣，每一個問題都有解決之道。不過，**只有相信解決之道存在，我們才會看見它們**。

自然界蘊含著我們正在找尋的密碼，它一直在那裡等著我們與它調頻。如果敞開心胸接受，療癒自己與整個地球、解決我們個人與集體問題的資訊，一直都在我們身邊。當我們擴展視野接受人體與萬物的帶電本質，就能敞開心胸接受許多新的解決方案。我們身邊充滿了光、能量與連結網，可以讓我們隨時發掘與運用。只要我們選擇提問、接受，統一場的無限潛能、大自然的智慧，都可任由我們運用。

要記得：此時，此地，跟所有時間地點可能發生的狀況一樣酷炫有趣！別再悶悶不樂了。假如世界末日真的到了（我只是說假如），那就讓我們好好享受剩餘的時光吧！

如果環境正在崩壞，我們也已無能為力，那麼至少讓我們享受自己、享受身體、彼此與這個星球。或許，只是或許，只要將投降轉為快樂與臨在，我們就可以扭轉局勢。不過，坐在那邊悶悶不樂、陷入絕望，並不能改變現況。

生命本來就是值得慶賀的，大自然也為我們做了最佳示範。大自然是豐盛、和諧、可愛與喜樂的。生活在喜樂（甚至是幸福）的自然狀態是一種革命性的行動。**我們必須成為幸福的反叛者、愛的戰士與講真話的人。這就是我們對抗今日世界黑暗的方式**，這真是個非常了不起的使命！我們人生的戰鬥，就是要奮力將美麗、和諧與真理帶回地球。這不必然是一場鬥爭，也可以是一場偉大的冒險。這是我們都在找尋的深層目標與天職。你要做的只是有意識地提高電壓並表現出來，透過自身能量場將光散發至更遠的地方。

等你這樣做了，誰知道宇宙將會透過你創造什麼奇蹟呢？

【附錄一】

提升電壓的十五個簡單技巧

充足的休息

這是最重要的事。當你真正需要的是休息，請**拒絕**東奔西忙。不管是任何時候，請避免逼迫自己要完成工作，或是已經很累了還要命令自己出門去跑步。中國的諺語也說：「休息是為了走更長遠的路。」理想的睡眠時間是晚上十點到隔日早晨六點。

更深層的呼吸

我們主要的能量來源是呼吸。開始注意自己何時會屏住呼吸，設法做幾次深長的呼吸。你可以在吐氣的時候發出「啊——」的聲音。理想的狀況是一整天都做著完整、簡單的腹式呼吸。

向下接地

雖然坊間有許多像是接地毯、接地墊之類的產品，但沒有什麼比光腳站在地上更好。如果天氣寒冷或是不方便外出，在室內時可以穿著襪子或非膠底鞋。

攝取完整、天然、新鮮的食物

盡可能經常攝取這類食物。我們從食物中攝取到的陽光化身與電磁能量，會滋養我們的電磁體。精緻、包裝好的食物幾乎不含任何生命力或營養素。

飲用泉水

理想上最好是喝能量水。坊間有很多製水設備可以選擇，這些都優於水龍頭流出來的死水與滿載化學物質的水。

有意識地接收愛、感恩及讚美

這些他人想給你的能量都是一種貨幣。請別拒絕他們，你值得擁有這些。

與電子捐贈者而非電子偷竊者為伍

任何時候，只要可以的話，請確定你有盡最大的努力滿足自己的需求，來設法讓自己成為電子捐贈者。

允許情緒流經全身而非壓抑它們

給自己空間，去找到健康的方式表達這些情緒波動。要記得，一切都會過去的。

利用音樂的力量

聆聽充滿能量的音樂、唱歌、吟誦、調整音調，以及跳舞。

走進大自然

出去散步，享受森林浴，聆聽蟲鳴鳥叫，走到水邊，並呼吸離子化的空氣。

笑口常開

笑聲是最好的解藥。觀看或閱讀好笑的事物，與有趣的朋友出去玩，練習讓自己笑出聲來。

尊重自己的自然取向

允許自己做那些當下覺得正確、自然的事。

選擇「啊」而非「呃」

任何時候，只要可以，請選擇去做讓你感覺振奮的事，而非讓你感覺受壓迫的事。

避免使用添加化學香精的蠟燭、清潔劑及其他用品

化學香味被稱為「新菸草」，已證實會造成許多健康問題。

做日光浴

每天出門晒太陽，不塗任何防晒用品。充足的陽光對我們的身體系統保持適當電量非常重要。

【附錄二】

生物場解剖圖——能量失衡的意義

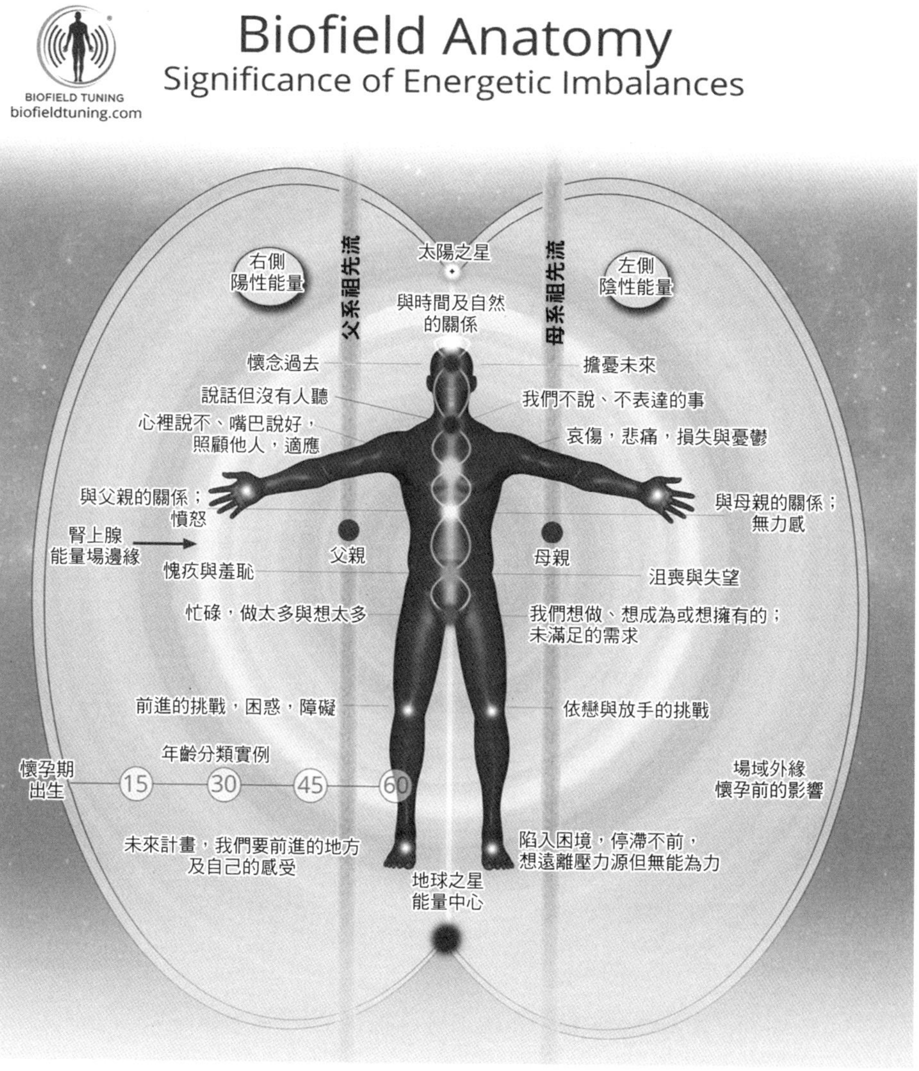

國家圖書館出版品預行編目資料

不費力的身心充電法：反映身心議題的人體電磁場祕密／
艾琳．戴．麥庫西克（Eileen Day McKusick）著；王譯民 譯.
-- 初版. -- 臺北市：遠流出版事業股份有限公司, 2021.10
400面；14.8 × 21公分
譯自：Electric body, electric health : using the electromagnetism within (and around) you to rewire, recharge, and raise your voltage
ISBN 978-957-32-9254-8（平裝）
1. 另類療法　2.能量　3.生物電磁學
418.995　110013182

不費力的身心充電法
反映身心議題的人體電磁場祕密

作者／艾琳．戴．麥庫西克（Eileen Day McKusick）
譯者／王譯民
總監暨總編輯／林馨琴
資深主編／林慈敏
行銷企劃／陳盈潔
封面設計／王瓊瑤
內頁排版／新鑫電腦排版工作室

發行人／王榮文
出版發行／遠流出版事業股份有限公司
地址：臺北市中山北路一段11號13樓
電話：（02）2571-0297
傳真：（02）2571-0197
郵撥：0189456-1

著作權顧問／蕭雄淋律師
2021年10月1日　初版一刷
2023年3月1日　初版三刷
新台幣 定價500元（如有缺頁或破損，請寄回更換）

ISBN 978-957-32-9254-8

遠流博識網
http://www.ylib.com
E-mail: ylib@ylib.com

ELECTRIC BODY, ELECTRIC HEALTH：Using the Electromagnetism Within (and Around) You to Rewire, Recharge, and Raise Your Voltage